胎児発育不全

Fetal Growth Restriction

三重大学医学部産科婦人科学 教授 **池田智明**
浜松医科大学医学部産婦人科学 病院長 **金山尚裕** 編著
昭和大学医学部産婦人科学 教授 **関沢明彦**

中外医学社

執筆者一覧（執筆順）

田中 博明	三重大学医学部産科婦人科学　助教
二井 理文	三重大学医学部産科婦人科学
吉田 穂波	神奈川県立保健福祉大学ヘルスイノベーションスクール設置準備担当　教授
横山 徹爾	国立保健医療科学院生涯健康研究部　部長
板橋家頭夫	昭和大学病院長／昭和大学特任教授
森岡 一朗	日本大学医学部小児科学分野　主任教授
前山 花織	神戸大学大学院医学研究科小児科学分野
杉山 隆	愛媛大学医学部産科婦人科学　教授
草開 妙	富山大学医学部産科婦人科学
中島 彰俊	富山大学医学部産科婦人科学　講師
齋藤 滋	富山大学医学部産科婦人科学　教授
佐村 修	東京慈恵会医科大学産婦人科学講座　准教授
岡本 愛光	東京慈恵会医科大学産婦人科学講座　主任教授
田中 佳世	三重大学医学部産科婦人科学
瀬山 貴博	東京大学医学部産婦人科学
中山 敏男	東京大学医学部産婦人科学
永松 健	東京大学医学部産婦人科学　准教授
藤井 知行	東京大学医学部産婦人科学　教授
前川 亮	山口大学大学院医学系研究科産科婦人科学　講師
杉野 法広	山口大学大学院医学系研究科産科婦人科学　教授
菅 幸恵	国立病院機構長崎医療センター産婦人科
安日 一郎	国立病院機構長崎医療センター産婦人科　部長
大平 哲史	信州大学医学部産科婦人科学　講師
塩沢 丹里	信州大学医学部産科婦人科学　教授
三好 剛一	国立循環器病研究センター再生医療部／三重大学病院臨床研究開発センター
市川 千宙	大阪府立病院機構大阪母子医療センター病理診断科
竹内 真	大阪府立病院機構大阪母子医療センター病理診断科　主任部長
小口 秀紀	トヨタ記念病院周産期母子医療センター産科　副院長
日高 庸博	九州大学病院総合周産期母子医療センター　講師
加藤 聖子	九州大学医学研究院生殖病態生理学分野　教授
宮下 進	獨協医科大学病院総合周産期母子医療センター産科部門　教授
安田 俊	福島県立医科大学医学部周産期小児地域医療支援講座　講師／公立岩瀬病院産婦人科　部長
経塚 標	福島県立医科大学医学部産科婦人科学講座　助教
藤森 敬也	福島県立医科大学医学部産科婦人科学講座　教授
小野 政徳	金沢大学医薬保健研究域医学系産科婦人科学　講師
飯塚 崇	金沢大学医薬保健研究域医学系産科婦人科学　助教
藤原 浩	金沢大学医薬保健研究域医学系産科婦人科学　教授
戸田 薫	鹿児島市立病院総合周産期母子医療センター産婦人科
上塘 正人	鹿児島市立病院総合周産期母子医療センター産婦人科　部長
小谷 友美	名古屋大学大学院医学系研究科産婦人科学講座　准教授
味村 和哉	大阪大学大学院医学系研究科産科学婦人科学　助教
遠藤 誠之	大阪大学大学院医学系研究科産科婦人科学　講師
川合 健太	浜松医科大学医学部産婦人科学
金山 尚裕	浜松医科大学医学部産婦人科学　病院長
中村 友彦	長野県立こども病院　病院長
真川 祥一	三重大学医学部産科婦人科学
德中真由美	昭和大学医学部産婦人科学講座　助教
関沢 明彦	昭和大学医学部産婦人科学講座　教授
真木晋太郎	三重大学医学部産科婦人科学
梅川 孝	三重大学医学部産科婦人科学　助教
池田 智明	三重大学医学部産科婦人科学　教授
熊澤 惠一	大阪大学大学院医学系研究科産科学婦人科学／東京大学医学部附属病院女性診療科・産科　助教
木村 正	大阪大学大学院医学系研究科産科学婦人科学　教授
小野 良子	榊原記念病院産婦人科
吉田 純	榊原記念病院産婦人科　副部長
桂木 真司	榊原記念病院産婦人科　部長
中田 雅彦	東邦大学大学院医学研究科産科婦人科学講座　教授

序

　胎児発育不全（fetal growth restriction）は，周産期医療における最も重要な問題の一つである．周産期死亡の原因として重要であるのみでなく，低身長，注意欠如・多動症，自閉症スペクトラム，学習障害などの発達障害，また成人となった後に糖尿病，高血圧，脂質異常症などのメタボリック症候群にも罹患しやすいとされている．さらに，わが国は，先進諸国の中で唯一，平均出生体重が減少している国であり，過去20年で約200g減少をみている．このように，現代の医療として重要な話題であるにもかかわらず，これまでわが国では，胎児発育不全をテーマとしたまとまった書籍は出版されてこなかった．

　そこで今回，われわれは，現時点における胎児発育不全をめぐる問題を網羅的にレビューし，一冊の本とした．それぞれの項目は，第一線で臨床，研究に当たっている医師にお願いした．

　第Ⅰ章は，胎児発育不全の定義と，新生児期，乳幼児期，さらに成人にまでにわたる医療上の問題点について解説した．

　第Ⅱ章は，多種類にわたる病因・病態の最新の説が述べられている．胎盤形成，胎児病，母体疾患などとの関連，胎児発育不全の動物モデル，さらに胎児発育不全に特有の胎盤病理所見が述べられている．

　第Ⅲ章は，実臨床における管理方法についてアップデートな解説をした．各国，各地域で様々なガイドラインが作成されているが，コンセンサスが少ない印象がある．産婦人科診療ガイドライン産科編においても，明確な記載が比較的少ない．ここでは，体重曲線がわが国で2つある理由，胎児発育不全の妊娠初期からの予測法，胎児健康度の評価方法，妊娠のターミネーションの基準，分娩方法として経腟か帝王切開のどちらを選ぶべきか，新生児の管理方法について述べられている．

　第Ⅳ章は，新しい分野である．昨今，アスピリンをはじめ，予防法と治療法に関する研究が多く報告されるようになった．ホスホジエステラーゼ5阻害薬，スタチンやメトホルミンなどの臨床研究が開始され，胎児発育不全を子宮内で治療する方法が現実のものとなろうとしている．まさにパラダイムシフトが起こりつつある．

　以上のように，本書では，周産期医療の中で最も注目されている胎児発育不全についての最新情報をまとめ，エビデンスのある解説を試みた．わが国の周産期医療の発展のための試金石となれば幸いである．

2018年6月

編者一同

目 次

Chapter I ● 定義・疫学

1 ● 胎児発育不全の定義 〈田中博明, 二井理文〉 2
- 定義 ……………………………………………………………………………………… 2
- 分類 ……………………………………………………………………………………… 3

2 ● わが国の出生体重の推移 —ナショナルデータベースの解析から— 〈吉田穂波, 横山徹爾〉 7
- 低出生体重児の現状と国際的動向 ……………………………………………………… 7
- LBW児増加要因の分析方法 …………………………………………………………… 12
- 分析結果 ………………………………………………………………………………… 12
- まとめ …………………………………………………………………………………… 14

3 ● 胎児発育不全—新生児期の問題— 〈板橋家頭夫〉 16
- SGAとは ………………………………………………………………………………… 16
- 在胎期間別出生時体格値とは …………………………………………………………… 16
- SGA児の疫学 …………………………………………………………………………… 18
- 新生児期の合併症 ………………………………………………………………………… 19
- 早産SGA児の短期予後に対する影響 ………………………………………………… 21

4 ● 死亡率や障害などへのインパクト（乳児〜幼児） 〈森岡一朗, 前山花織〉 24
- 成長障害（低身長） ……………………………………………………………………… 24
- 運動発達遅滞 ……………………………………………………………………………… 25
- 神経発達症群 ……………………………………………………………………………… 26

5 ● DOHaD（developmental origins of health and disease） 〈杉山 隆〉 29
- Barkar仮説からDOHaD仮説へ ………………………………………………………… 29
- DOHaD仮説と倹約表現型仮説 ………………………………………………………… 29
- ヒトにおける疫学研究 …………………………………………………………………… 30
- DOHaDの分子機構: エピジェネティクス …………………………………………… 30
- オランダの飢饉におけるエピジェネティクスとより最近の考え方 ………………… 31

目次

Chapter II ● 病因・病態

1 ● 胎盤形成の異常　〈草開　妙，中島彰俊，齋藤　滋〉 34
　　胎盤形成とは……………………………………………………………………………………………… 34
　　妊娠高血圧腎症の発症機序："two-stage disorder" theory ………………………………………… 35
　　Autophagy とは………………………………………………………………………………………… 35
　　胎盤形成不全の原因：オートファジー抑制 ………………………………………………………… 36
　　胎盤形成不全の原因：免疫機構の破綻 ……………………………………………………………… 37
　　今後の研究課題 ………………………………………………………………………………………… 38

2 ● 胎児異常　〈佐村　修，岡本愛光〉 40
　　染色体異常と胎児発育不全…………………………………………………………………………… 40
　　18 トリソミー ………………………………………………………………………………………… 41
　　13 トリソミー ………………………………………………………………………………………… 41
　　21 トリソミー ………………………………………………………………………………………… 42
　　ターナー（Turner）症候群…………………………………………………………………………… 42
　　微小重複/欠失による胎児発育不全 ………………………………………………………………… 43
　　CPM（confined placental mosaicism）胎盤限局性モザイク ……………………………………… 43
　　Russell Silver（ラッセル・シルバー）症候群 ……………………………………………………… 44
　　Smith Lemli Opitz 症候群 …………………………………………………………………………… 45
　　Cornelia de Lange（コルネリア　デ　ランゲ）症候群…………………………………………… 45

3 ● タバコ，アルコール，薬剤，栄養　〈田中佳世，田中博明〉 47
　　タバコ…………………………………………………………………………………………………… 47
　　アルコール……………………………………………………………………………………………… 48
　　薬剤……………………………………………………………………………………………………… 48
　　栄養……………………………………………………………………………………………………… 51

4 ● 先天感染と胎児発育不全　〈瀬山貴博，中山敏男，永松　健，藤井知行〉 54
　　FGR の原因となる先天性感染症 ……………………………………………………………………… 54
　　先天性サイトメガロウイルス感染症………………………………………………………………… 54
　　先天性トキソプラズマ感染症………………………………………………………………………… 56
　　先天性風疹感染症……………………………………………………………………………………… 57
　　先天性ヘルペス感染症………………………………………………………………………………… 57
　　先天性梅毒……………………………………………………………………………………………… 58
　　ジカウイルス感染症…………………………………………………………………………………… 59

5 ● 多胎妊娠と高度生殖医療　〈前川　亮，杉野法広〉 61
　　多胎妊娠と胎児発育不全……………………………………………………………………………… 61
　　高度生殖医療と胎児発育不全………………………………………………………………………… 64

6 ● 合併症妊娠と胎児発育不全 〈菅 幸恵，安日一郎〉 69

- FGR の原因となる母体合併症 ……………………………………………………… 69
- 妊娠高血圧症候群 ……………………………………………………………………… 69
- 自己免疫疾患 …………………………………………………………………………… 72
- 甲状腺機能異常 ………………………………………………………………………… 73
- 糖尿病合併妊娠 ………………………………………………………………………… 74

7 ● 凝固・線溶 〈大平哲史，塩沢丹里〉 76

- 先天性血栓性素因 ……………………………………………………………………… 76
- 後天性血栓性素因 ……………………………………………………………………… 78

8 ● 実験動物と胎児発育不全モデル 〈三好剛一〉 80

- FGR モデル動物 ……………………………………………………………………… 80
- 母獣栄養制限モデル …………………………………………………………………… 80
- 子宮血流制限モデル …………………………………………………………………… 81
- 胎盤障害モデル ………………………………………………………………………… 82
- 胎児奇形モデル ………………………………………………………………………… 83
- 小動物用超音波高解像度イメージングシステム …………………………………… 83

9 ● 胎児発育不全と胎盤 〈市川千宙，竹内 真〉 86

- FGR における胎盤の大きさと肉眼所見 …………………………………………… 86
- 超音波所見と胎盤病理の関連 ………………………………………………………… 86
- FGR の分類 …………………………………………………………………………… 87

Chapter III ● 管理・予知

1 ● 推定体重と 2 つの体重曲線 〈小口秀紀〉 96

- 超音波断層法による推定体重の測定 ………………………………………………… 96
- 2 つの胎児発育標準曲線 ……………………………………………………………… 96
- 超音波検査による FGR の診断 ……………………………………………………… 99

2 ● 胎児発育不全，妊娠高血圧症候群の予知法 〈日高庸博，加藤聖子〉 100

- 母体生化学マーカー …………………………………………………………………… 100
- 母体背景因子からの評価 ……………………………………………………………… 101
- 超音波断層法による予知 ……………………………………………………………… 102
- 複数のパラメータの組み合わせによる予知 ………………………………………… 103

3 ● 超音波ドプラ法による評価と管理　〈宮下　進〉107

- 「血流速度」の生理学的意義 ………………………………………………………………… 107
- 血流速度計測の実際 …………………………………………………………………………… 107
- 胎児発育不全（FGR）における血流速度計測と意義 ……………………………………… 109
- 血流速度波形異常と児予後 …………………………………………………………………… 112
- 血流速度波形異常と分娩のタイミング ……………………………………………………… 113

4 ● 胎児心拍数陣痛図　〈安田　俊，経塚　標，藤森敬也〉116

- 早発型FGRと後発型FGR，それらの急性期・慢性変化を捉えるパラメータとCTGに関して ……… 116
- FGR管理におけるCTG ……………………………………………………………………… 118

5 ● 胎動チェック，バイオフィジカルプロファイルスコア，羊水量，その他　〈小野政徳，飯塚　崇，藤原　浩〉122

- 胎動チェック …………………………………………………………………………………… 122
- バイオフィジカルプロファイルスコア（BPS） …………………………………………… 122
- 羊水量 …………………………………………………………………………………………… 124
- 新技術 …………………………………………………………………………………………… 125

6 ● 胎児発育不全児のターミネーションの基準（1）　〈戸田　薫，上塘正人〉127

- 胎児循環の特徴 ………………………………………………………………………………… 127
- 低酸素刺激に対する胎児循環の変化 ………………………………………………………… 127
- 超音波ドプラ法による血流評価 ……………………………………………………………… 128
- 分娩時期決定のためのRCT ………………………………………………………………… 129

7 ● 胎児発育不全児のターミネーションの基準（2）　〈小谷友美〉132

- ターミネーション基準の検討 ………………………………………………………………… 132
- 海外の診療ガイドラインにおけるターミネーション基準について ……………………… 132
- その他のターミネーション基準について …………………………………………………… 133
- ステロイド投与の可否 ………………………………………………………………………… 133

8 ● 胎児発育不全の分娩方法：経腟分娩か，帝王切開か？　〈味村和哉，遠藤誠之〉136

- SGA児の分娩転帰 …………………………………………………………………………… 136
- 分娩前テストと分娩転帰 ……………………………………………………………………… 136
- 分娩誘発 ………………………………………………………………………………………… 139
- 帝王切開 ………………………………………………………………………………………… 140

9 ● 分娩時の管理　〈川合健太，金山尚裕〉143

- 各国のガイドラインについて ………………………………………………………………… 143
- 分娩前の評価について ………………………………………………………………………… 144

　　　　分娩中の評価について……………………………………………………………………………… *144*

10 ● 新生児管理 〈中村友彦〉 148

　　　　身体的特徴…………………………………………………………………………………………… *148*
　　　　神経学的所見と精神運動発達………………………………………………………………… *148*
　　　　診察上の注意点……………………………………………………………………………………… *148*
　　　　出生後のリスクとその対応……………………………………………………………………… *148*

TOPICS 胎児発育不全における画像検査 〈真川祥一,二井理文〉 *151*

Chapter IV ● 予防・治療

1 ● アスピリン 〈德中真由美,関沢明彦〉 156

　　　　アスピリン効果発現の機序……………………………………………………………………… *156*
　　　　アスピリン内服開始の至適時期……………………………………………………………… *156*
　　　　アスピリンの効果的投与量……………………………………………………………………… *157*
　　　　アスピリン内服の副作用………………………………………………………………………… *159*
　　　　アスピリン内服を勧める対象…………………………………………………………………… *160*
　　　　最近のアスピリン研究…………………………………………………………………………… *161*

2 ● ホスホジエステラーゼ5阻害薬 〈真木晋太郎,梅川 孝,池田智明〉 165

　　　　PDE5阻害薬……………………………………………………………………………………… *165*
　　　　PDE5阻害薬タダラフィルを用いたFGR治療: 基礎検討…………………………… *166*
　　　　PDE5阻害薬の周産期領域での臨床応用: これまでの報告 ……………………… *167*
　　　　PDE5阻害薬タダラフィルを用いたFGR治療: 臨床研究…………………………… *167*
　　　　PDE5阻害薬タダラフィルを用いたHDP治療: 臨床研究…………………………… *168*
　　　　多施設共同第II相試験…………………………………………………………………………… *169*

3 ● プラバスタチン 〈熊澤惠一,木村 正〉 171

　　　　妊娠高血圧症候群の治療方法─治療方法開発の試み…………………………… *171*
　　　　将来の展望…………………………………………………………………………………………… *174*

4 ● メトホルミンなど 〈小野良子,吉田 純,桂木真司〉 176

　　　　メトホルミン…………………………………………………………………………………………… *176*
　　　　メラトニン……………………………………………………………………………………………… *179*

5 ● 胎児発育不全における治療薬開発の歴史 〈中田雅彦〉 183

　　　　母体酸素吸入の試み……………………………………………………………………………… *183*
　　　　母体への栄養素投与の試み…………………………………………………………………… *184*

目 次

胎児へ直接栄養の可能性 ……………………………………………………………………… *184*
L-arginine—PDE5 阻害薬以外の NO 産生促進の可能性 ……………………………………… *185*
成長ホルモンや IGF-I の可能性 ……………………………………………………………… *185*

付録（超音波胎児計測項目と基準値，新生児評価項目）………………………………………… **187**
索引 ……………………………………………………………………………………………… **193**

Chapter I

定義・疫学

Chapter I 定義・疫学

1 胎児発育不全の定義

　胎児発育不全（fetal growth restriction: FGR）は，出生する児の生命・神経学的予後に大きく関与しており，古くから，FGRを診断するための様々な試みが行われてきた．現在は，超音波検査装置の発達により，超音波検査を用いて診断することが一般的である．本項では，FGRの診断の歴史，現在の日本および欧米の診断基準，FGRの病型を中心に解説する．

定義

胎児発育不全（FGR）の定義

　胎児発育不全（FGR）は，子宮内で胎児の発育が，何らかの原因により障害され，週数相当の発育ができなかった状態と定義されている[1-3]．以前は，子宮内発育遅延（intrauterine growth retardation: IUGR）と呼称されていたが，現在は「胎児発育不全（fetal growth restriction: FGR）」で統一されている．

　1900年代以前より，低出生体重が新生児死亡率に関与していることは指摘されていたが，標準的な体重よりも小さい体重で生まれた新生児の予後も不良であることも知られていた．第2次世界大戦下での，レニングラードで起きた極限までの飢餓によるFGRについての報告が，それを裏付けている[4]．しかし，子宮底の高さを目安に胎児の大きさを大まかに推測する方法は存在したが，近年まで子宮内の胎児体重を正確に推定する方法はなく，FGRを胎児期に診断することは不可能であった．そのため，FGRを胎児期に診断することは，産科医療における悲願でもあった．超音波診断装置が開発される以前，子宮底長測定は，歴史的に妊娠週数を推定するために用いられてきたが，超音波検査の発展により，関心が薄れてきた．しかし，超音波検査が使用できない施設では，いまだに重要で費用対効果の高い方法である．子宮底長は，妊娠経過中にFGRを疑う契機となるパラメータであり，いくつかのガイドラインでは，中期，後期に超音波検査での確定診断につなげるためのスクリーニング法として推奨されている．海外では26〜28週から継続的に超音波検査を行う症例を抽出するために有用であるとされる[5]．1980年代から，子宮底長計測がsmall for gestational age（SGA）を見つけるために有用であることが報告され始めた[6]．子宮底長はFGRの診断率が17〜93%であり感度65%，偽陽性率50%である[7]．1999年には，Morseらが弾力性のないテープで子宮底長計測を行う方法を確立した．子宮底長の継続的評価によって成長異常の検出率が約2倍となること，26〜28週からcustomized chartにplotし，10パーセンタイルを下回る伸び率の場合に超音波検査で成長評価と血流評価を行うことを提唱した[8,9]．さらにRoexらは，初産においてこの方法が，SGAの妊娠中検出率を2倍にしたことを報告した[10]．Cochrane分析では，FGRの検出に子宮底長計測は有用ではないことが示されたが[11]，英国王立産婦人科学会（Royal College of Obstetricians and Gynaecologists: RCOG）のGreen Top Guidelinesでは推奨されている[12]．

　1970年代に入り，超音波診断装置の進化と計測された複数の胎児パラメーターを用いた統計処理が可能となり推定胎児体重（estimated fetal weight: EFW）の計算式が報告された[13,14]．2003年に，複数報告されていた推定体重の計算式を標準化するため，日本超音波学会により"超音波胎児計測の標準化 日本人の基準値"が作成され，2005年に日本産科婦人科学会でも正式に採用した．まとめられた内容は，2012年に発表された"「推定胎児体重と胎児発育曲線」保健指導マニュアル"の中に詳細が記載されている[15]．これまで出生体重をもとにした胎児発育曲線しか作成することができなかったが，超音波検査における計測値から胎児発育曲線が作成されたことは，極めて画期的なことであった[16]．"超音波胎児計測の標準化 日本人の基準値"で採用された推定体重の計算方法などについては，Ⅲ-1「推定体重と2つの体重曲線」の項（p.96）を参照されたい．FGRは，胎児が週数相当の発育ができなかった状態を意味する用語であり，"超音波胎児計測の標準化 日本人の基準値"をもとに作成された胎児発育曲線において−1.5 SDを下回る場合に，FGRと臨床診断することが日本では一般的である．

表1　FGRの定義

	胎児評価項目	数値
日本産科婦人科学会	推定体重	−1.5 SD 未満
アメリカ産婦人科学会 カナダ産婦人科学会 英国王立産婦人科学会	推定体重 or 腹囲	10パーセンタイル未満

海外でのFGRの定義を列挙する 表1 ．アメリカ産婦人科学会，カナダ産婦人科学会は「胎児の推定体重または腹囲が10パーセンタイル未満」[17,18]，英国産婦人科学会も同様に「胎児の推定体重または腹囲が10パーセンタイル未満」[19]である．いずれの学会も，3パーセンタイル未満を重症FGRと定義している．海外のFGRの定義は，パークランド病院において調査された後方視的研究が根拠とされる[20]．24～36週で出生した12,317例の早産児を対象に，出生体重を10パーセンタイル毎に分類し，新生児死亡と呼吸障害の発症率が調査されたが，1～10パーセンタイルにおいて新生児死亡と呼吸障害を最も多く認めた[20]．さらに，24～36週（9,219例）と36週以上（82,361例）のそれぞれにおいて，＜3，4～5，6～10，11～15，16～25，26～75パーセンタイル別に新生児予後が調査された．24～36週では，臍帯動脈pH 7.0未満，Grade 3以上の脳室内出血（intraventricular hemorrhage: IVH），出生後24時間以内の呼吸窮迫症候群（respiratory distress syndrome: RDS），外科的介入を必要とした壊死性腸炎，敗血症，生後28日以内の新生児死亡が調査された．37週以上では，Apgar scoreの5分値が3点未満，臍帯動脈pH 7.0未満，生後24時間以内の痙攣，敗血症，生後28日以内の新生児死亡が調査された．24～36週では，3パーセンタイル未満群が26～75パーセンタイル群と比較して，有意にGrade 3以上のIVH，出生後24時間以内のRDS，生後28日以内の新生児死亡が増加していた[20]．37週以降では，3パーセンタイル未満群が26～75パーセンタイル群と比較して，調査されたすべての合併症が有意に増加していた[20]．これらのことから，3パーセンタイル未満で出生した児は，24週以降のすべての週数において，26～75パーセンタイルで出生した児と比較して新生児予後が悪く，重症FGRと分類される．

一方で，胎児期にFGRを確実に診断することは難しいことが報告されている[21-23]．1984年に超音波所見と，超音波検査と出生した新生児の167例を対象に分娩1週間前の推定体重と出生時体重の誤差について調査された[24]．複数の計測項目を組み合わせることで，誤差が減少すると報告されたが，児頭大横径（biparietal diameter: BPD），腹囲（abdominal circumference: AC），大腿骨長（femur length: FL）を組み合わせた場合でも，10％程度の誤差は生じていた[24]．2000年にも同様に，分娩前1週間の推定体重と出生体重の誤差について50例を対象に，4つの計測方法で調査された[25]．2つの計測方法（Aoki法，Shepard法）では，高い精度で一致していたものの（両方法のintraclass correlation coefficient はともに0.90），10％以上の誤差を生じていた症例も，一定数あった[25]．2005年に報告された推定体重の誤差に関するシステマティックレビューでは，推定体重を計測する11の方法について検討されたが，すべての計測方法においても，14％以上の誤差が生じていた[26]．そのため，FGRは1点での診断ではなく，経時的な変化を確認した上で診断することが極めて重要である．

small for gestational age（SGA）の定義

日本においては，small for gestational age（SGA）は，出生体重をもとに作成された在胎期間別出生時体格基準値から，10パーセンタイル未満であると定義されている．SFD（small for date）は，SGAと同義として考えてよいが，出生体重に加え，身長も10パーセンタイル未満である場合と定義される[15]．また，在胎週数相当の出生体重を持つ新生児のことを appropriate for gestational age（AGA），10パーセンタイル以上の出生体重を持つ新生児を large for gestational age（LGA）と表記する．SGAは，在胎期間別出生体重標準曲線から診断され，出生した新生児のリスクの予知や早産児の出生後の発育を評価するために用いられる[15]．

分類 図1

発症時期（early onset と late onset）

FGRは heterogeneous な疾患であるが，特に妊娠第2三半期から発症するFGRは先天感染，遺伝子異常，先天奇形が原因であることが多く，介入によるFGRの予後改善の可能性は低いと考えられてきた．一方で，妊娠第2三半期から発症するFGRの中には，hypertensive disorders of pregnancy（HDP）の関与を含めた胎盤機能低下を原因とする群が含まれている[17]．胎盤機能低下によるFGRは，妊娠第3三半期より妊娠第2三半期に発症した場合の方が予後不良であるため[19]，FGRの発症時期によって，early onsetと late onsetに次第に分けられるようになった．early onsetと late onsetは，定義は報告によって異なるものの，32～34週を境界として分けられることが多い[27,28]．

early onset FGRの予後に関しては，2013年に大規模な前向き観察研究（TRUFFLE study）が報告された[29]．2005～2010年の間に，ヨーロッパを中心とした施設で，26～32週に分娩となった503例の early onset FGRが登録された．FGRは，胎児の推定腹囲が10パーセンタイル未満，かつ臍帯動脈血流の pulsatility index が95パーセンタイル以上の症例と定義された．503例中27例（5.5％）が周産期死亡，118例（24％）が重度の新生児合併症（気管支肺異形成，Ⅲ度以上の脳室内出血，脳室周囲白質軟化症，新生児

1 胎児発育不全の定義

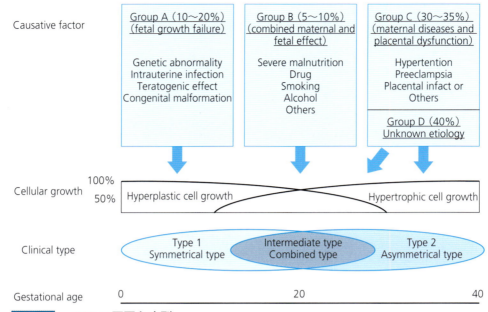

図1　FGRの原因と病型

敗血症，壊死性腸炎）を認め，early onset FGRの予後は不良であった．また，登録から分娩までの期間と周産期死亡，重度の新生児合併症は，母体のHDPの発症，重症度と相関していた．さらに，TRUFFLE studyでは，生後2年での生存率，神経学的予後が追跡調査されている[30]．生存児の中で，神経学的評価がなされた402例中41例（10%）に神経学的異常を認めていた．2017年に，28週未満に診断され22～31週に分娩となったearly onset FGRの予後に関して，フランスのPopulation-basedコホート研究（EPIP-AGE 2 Study）から報告された[31]．3,698例中の新生児で，28週前にFGRと診断された新生児は436例（11.8%）であった．週数別の生残率は，25週では66%，26～27週では90%以上であった．FGRの診断時期が，新生児予後を予測する上で重要であると述べている．

late onset FGRは，early onset FGRと比較して，予後良好であるものの，正常な発育の胎児と比較して，死産率は高く問題点も残されている．2015年に"Shining light in dark corners"として，late onset FGRについての管理方法を中心に報告されている[32]．将来的には，胎盤発育に関連した特異的遺伝子が特定され，FGRが予測されるであろうと締めくくられている[33,34]．

細胞発育と臨床分類

胎児の細胞発育は，妊娠第1三半期（妊娠初期から妊娠16週）は細胞数そのものが急速に増加する時期，妊娠第2三半期（妊娠17～32週）は細胞数の増加と共に細胞そのものが肥大する時期，妊娠第3三半期（妊娠33週以降）は細胞数がほとんど増加せず細胞が肥大する時期である[35]．

表2　FGRの原因と臨床分類

Type 1
先天性異常
先天性感染
薬剤による催奇形
Combined type
重度の低栄養
薬剤
喫煙
アルコール
Combined type または Type 2
高血圧
妊娠高血圧症候群
母体疾患（抗リン脂質症候群など）
胎盤因子

胎児の細胞発育によって，FGRは大きく3つに分類される．原因論は，事項に譲るため，臨床分類と原因についての関係を表2に示した．ただ例外も多く，現在Type 1，Type 2に分類することは少なくなっている．

①Type 1（symmetrical type）

染色体異常など胎児自身の異常やTORCH症候群などにより妊娠初期に胎児が障害された場合，胎児臓器の細胞分裂，細胞増殖が阻害されるため，臓器を構成する細胞の大きさは正常であるが，細胞数が少ないhypoplasiaを呈し，Type 1に分類される．hypoplasia typeは，胎児数が少ないことから，頭部も躯幹も同程度に抑制された均整のとれた発育をすることが特徴で，均整のとれた発育不全をsymmetrical typeと呼称する[36]．Type 1（symmetrical type）は，FGR全体の約20程度を占める．

②combined type（intermediate type）

細胞数の増加と共に細胞そのものが肥大する時期に障害されたFGRがcombined typeとされ，FGR全体の約10%を占める．妊娠早期発症の妊娠高血圧症候群，慢性腎炎，高血圧，胎盤臍帯因子などが原因となる．

③Type 2（asymmetrical type）

妊娠第3三半期に障害が起きると，すでに細胞分裂は終了しているため，細胞肥大が抑制される．細胞数が正常であるが，細胞自体が小さい場合にType 2と呼称されるmalnutritionをきたす．主に，妊娠後期発症の妊娠高血圧症候群や糖尿病など母体疾患に起因した胎盤の病理学的異常が原因となることが多い．胎児胎盤循環が悪化すると，脳や心臓，副腎といった重要臓器を保護するようにbrain sparing effect（血流再分布）が起こり，脳血流の維持が優先されるため頭部の発育は保たれているが，躯幹，肝臓，腸管などの内臓への血流は低下し，腹部の小さい皮下脂肪の少ない痩せ細った体型の発育障害が起こり，symmetricalと表現される．Type 2（asymmetrical type）は，FGR全体の約70%を占める．しかし，brain sparing effectが破綻し，頭部の発育も障害されると，symmetrical typeに移行することには留意しなければならない．

文　献

1) American College of Obstetricians and Gynecologists. ACOG Practice bulletin no. 134: fetal growth restriction. Obstet Gynecol. 2013; 121: 1122–33.
2) Dunsworth HM, Warrener AG, Deacon T, et al. Metabolic hypothesis for human altriciality. Proc Natl Acad Sci USA. 2012; 109: 15212–6.
3) 日本産科婦人科学会．産科婦人科用語集・用語解説集．改訂第3版．東京: 杏林舎; 2014.
4) Antonov AN. Children born during the siege of Leningrad in 1942. J Pediatr. 1947; 30: 250–9.
5) The Royal College of Obstetricians and Gynaecologists. The investigation and management of the small-for-gestational-age fetus. Green Top Guidline, No. 31, 2nd ed（1 February 2013, Downloaded from www.rcog.org.uk.）kome Quaranta P, Currell
6) Quaranta P, Currell R, Redman CW, et al. Prediction of small-for dates infants by measurement of symphysial-fundal-height. Br J Obstet Gynaecol. 1981; 88: 115–9.
7) Rondó PH, Maia Filho NL, Valverde KK. Symphysis-fundal height and size at birth. Int J Gynaecol Obstet. 2003; 81: 53–4.
8) Gardosi J, Francis A. Controlled trial of fundal height measurement plotted on customised antenatal growth charts. Br J Obstet Gynaecol. 1999; 106: 30917.
9) Morse K, Williams A, Gardosi J. Fetal growth screening by fundal height measurement. Best Pract Res Clin Obstet Gynaecol. 2009; 23: 809–18.
10) Roex A, Nikpoor P, van Eerd E, et al. Serial plotting on customised fundal height charts results in doubling of the antenatal detection of small for gestational age fetuses in nulliparous women. Aust N Z J Obstet Gynaecol. 2012; 52: 78–82.
11) Robert PJ, Ho JJ, Valliapan J, et al. Symphysial fundal height（SFH）measurement in pregnancy for detecting abnormal fetal growth. Cochrane Database Syst Rev. 2012 7: CD008136.
12) The Royal College of Obstetricians and Gynaecologists. The investigation and management of the small-for-gestational-age fetus. Green Top Guidline, No. 31, 2nd Edition, 1 February 2013, Downloaded from www.rcog.org.uk.
13) Shinozuka N, Okai T, Kohzuma S, et al. Formulas for fetal weight estimation by ultrasound measurements based on neonatal specific gravities and volumes. Am J Obstet Gynecol. 1987; 157: 1140–5.
14) Yoshida S, Unno N, Kagawa H, et al. Prenatal detection of a high-risk group for intrauterine growth restriction based on sonographic fetal biometry. Int J Gynaecol Obstet. 2000; 68: 225–32.
15) 平成23年度厚生労働科学研究補助金（生育疾患克服等次世代育成基盤研究事業）「地域における周産期医療システムの充実と医療資源の適正配置に関する研究」．研究代表者: 海野信也．「推定胎児体重と胎児発育曲線」保健指導マニュアル．平成24年3月．
16) 篠塚憲男．超音波胎児計測における基準値の作成．超音波医学．1996; 23: 879–88.
17) American College of Obstetricians and Gynecologists. ACOG Practice bulletin no. 134: fetal growth restriction. Obstet Gynecol. 2013; 121: 1122–33.
18) Lausman A, Kingdom J; Maternal Fetal Medicine Committee. Intrauterine growth restriction: screening, diagnosis, and management. J Obstet Gynaecol Can. 2013; 35: 741–8.
19) Royal College of Obstetricians and Gynaecologists. Green-top Guideline No. 31. The Investigation and Management of the Small-for-Gestational-Age Fetus. January 2014.
20) McIntire DD, Bloom SL, Casey BM, et al. Birth weight in relation to morbidity and mortality among newborn infants. N Engl J Med. 1999; 340: 1234–8.
21) Salafia CM, Charles AK, Maas EM. Placenta and fetal growth restriction. Clin Obstet Gynecol. 2006; 49: 236–56.
22) Kingdom J, Huppertz B, Seaward G, et al. Development of the placental villous tree and its consequences for fetal growth. Eur J Obstet Gynecol Reprod Biol. 2000; 92: 35–43.
23) Mifsud W, Sebire NJ. Placental pathology in early-onset and late-onset fetal growth restriction. Fetal Diagn Ther. 2014; 36: 117–28.
24) Hadlock FP, Harrist RB, Carpenter RJ, et al. Sonographic estimation of fetal weight. The value of femur length in addition to head and abdomen measurements. Radiology. 1984; 150: 535–40.
25) Chien PF, Owen P, Khan KS. Validity of ultrasound estimation of fetal weight. Obstet Gynecol. 2000; 95: 856–60.
26) Dudley NJ. A systematic review of the ultrasound estimation of fetal weight. Ultrasound Obstet Gynecol. 2005; 25: 80–9.
27) Baschat AA, Cosmi E, Bilardo CM, et al. Predictors of neonatal outcome in early-onset placental dysfunction. Obstet Gynecol. 2007; 109: 253–61.
28) GRIT Study Group. A randomised trial of timed delivery for the compromised preterm fetus: short term outcomes and Bayesian interpretation. BJOG 2003; 110: 27–32.

29) Lees C, Marlow N, Arabin B, et al. Perinatal morbidity and mortality in early-onset fetal growth restriction: cohort outcomes of the trial of randomized umbilical and fetal flow in Europe (TRUFFLE). Ultrasound Obstet Gynecol. 2013; 42: 400-8.
30) Lees CC, Marlow N, van Wassenaer-Leemhuis A, et al; TRUFFLE study group. 2 year neurodevelopmental and intermediate perinatal outcomes in infants with very preterm fetal growth restriction (TRUFFLE): a randomised trial. Lancet. 2015; 385: 2162-72.
31) Monier I, Ancel PY, Ego A, et al. Gestational age at diagnosis of early-onset fetal growth restriction and impact on management and survival: a population-based cohort study. BJOG. 2017; 124: 1899-906.
32) MacDonald TM, McCarthy EA, Walker SP. Shining light in dark corners: diagnosis and management of late-onset fetal growth restriction. Aust N Z J Obstet Gynaecol. 2015; 55: 3-10.
33) Whitehead C, Teh WT, Walker SP, et al. Quantifying circulating hypoxia-induced RNA transcripts in maternal blood to determine in utero fetal hypoxic status. BMC Med. 2013; 11: 256.
34) Whitehead CL, Walker SP, Mendis S, et al. Quantifying mRNA coding growth genes in the maternal circulation to detect fetal growth restriction. Am J Obstet Gynecol. 2013; 209: 133. e1-133. e9.
35) Williams RL, Creasy RK, Cunningham GC, et al. Fetal growth and perinatal viability in California. Obstet Gynecol. 1982; 59: 624-32.
36) Campbell S, Thoms A. Ultrasound measurement of the fetal head to abdomen circumference ratio in the assessment of growth retardation. Br J Obstet Gynaecol. 1977; 84: 165-74.

〈田中博明,二井理文〉

Chapter I 定義・疫学

2 わが国の出生体重の推移 —ナショナルデータベースの解析から—

　低出生体重（出生体重が2,500g未満, low birth weight: LBW）児の割合は，その国の医療レベルや医療制度を反映する指標として位置づけられている．近年，わが国におけるLBW児の増加が国際的に注目されるようになっており，この割合を減らすことが国の母子保健政策上重要な課題となっている．ここでは，LBW児割合の国際比較を通して日本の現状を把握し，その要因ならびに根拠となるデータを示しながら今後の解決策について解説する．

低出生体重児の現状と国際的動向

　わが国におけるLBW児の出生割合は世界的にも顕著に高く，かつ，増加傾向にある．出生時平均体重は，1975年

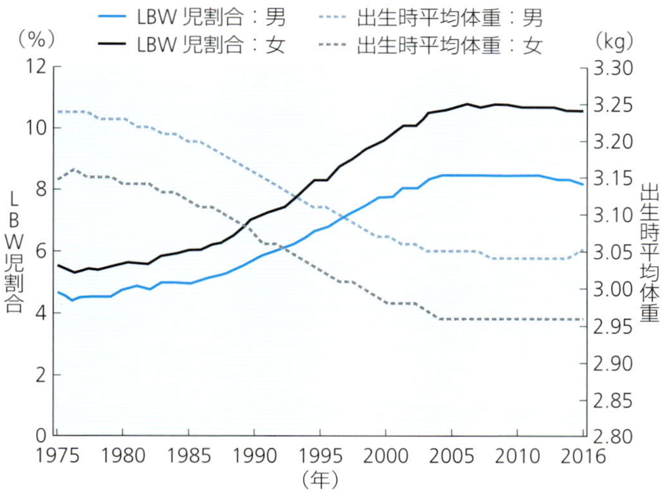

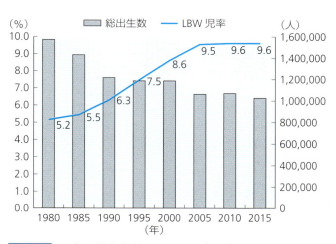

図1 出生児平均体重および低出生体重児割合の年次推移
左目盛がLBW児割合，右目盛が出生時平均体重．
（厚生労働省．平成30年 我が国の人口動態[2]）

図2 日本の総出生数とLBW児率の変遷
右目盛が出生数，左目盛が低出生体重児率．
（吉田穂波，他．保健医療科学．2014; 63: 2-16[1]）

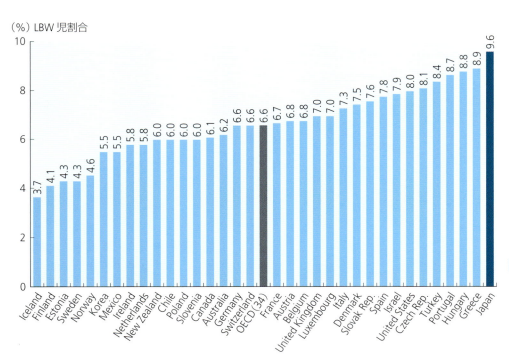

図3 OECD加盟国における低出生体重児割合の国際比較
〔OECD（2015）, "Infant health: Low birth weight" in Health at a Glance 2015[3]〕

2 わが国の出生体重の推移—ナショナルデータベースの解析から—

にピークを迎えた後，その後も減少を続けている 図1 [1,2]．LBW児の全出生数における割合は1980年には5.2%であったが，2010年には9.6%と，30年でほぼ倍増した 図2 [1,2]．2015年のOECD（Organization for Economic Co-operation and Development）の公式発表 "Health at a Glance 2015" でも，日本は2013年に引き続き，"the highest proportion of low birth weight infants among OECD countries" と記載されており 図3 [3]，諸外国に比してスピードの速いLBW児増加 図4 の要因は，産科的介入，特に帝王切開率の上昇であると述べられている[4]．OECD加盟国の中では最もLBW児が増加しているわが国であるが，それでは，日本と同じアジア・環太平洋地域の国々におけるLBW児の動向はどうであろうか．こちらも前述のOECDによる健康指標の国際比較調査結果が出ている[3]．毎年，世界中で年間1,500万人が早産で出生し，そのうち1万人以上が早産に伴う合併症で亡くなっているが，アジア・環太平洋地域ではインド，中国，パキスタン，インドネシア，バングラデシュとフィリピンで早産率が高く，世界のほぼ半数の早産児がこの国々で産まれている．2014年の調査では，アジア諸国20カ国において，平均して100人

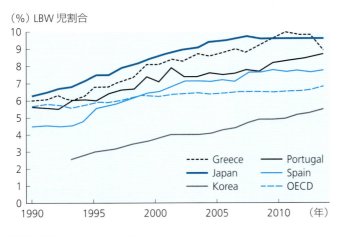

図4 LBW児の時系列分析，1990-2013

〔OECD（2015），"Trends in low birth weight infants, selected OECD countries, 1990-2013", in Health at a Glance 2015[3]〕

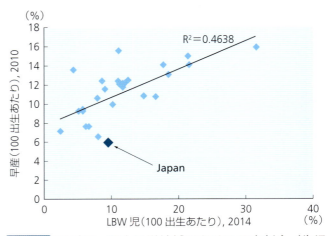

図6 アジア・環太平洋地域における早産割合（生児100万対）と低出生体重児割合との相関（OECD, 2016）

〔OECD（2016），"Preterm birth and low birth weight", in Health at a Glance: Asia/Pacific 2016[5]〕

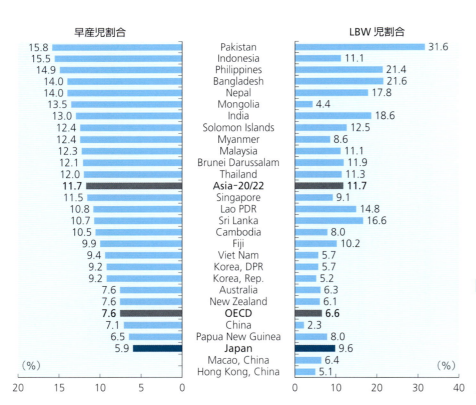

図5 アジア・環太平洋地域における早産割合（生児100万対）とLBW児割合（OECD, 2016）

〔OECD（2016），"Preterm birth and low birth weight", in Health at a Glance: Asia/Pacific 2016[5]〕

表1 メタ解析による低出生体重児の要因

1. 最重要因子
- 妊娠前の体重*：RR（<49.5 kg）=1.84, EF（15%）=11.9%, EF（29%）=19.6%, EF（48%）=28.7%. 母親の妊娠前の体重が1 kg増加するごとに出生時体重が9.5 g/kg増加する
- 母親の年齢（非常に若い場合）
- 母親の教育レベル
- 妊娠中の体重増加：総体重増加<7 kg（栄養状態のよい女性の場合）
- カロリー摂取
  - ・RR（100 kcal/日）=0.47（栄養状態の悪い女性がカロリーを摂り、栄養状態を改善すると低出生体重児出生リスクが半分以下となる）
  - ・RR（100 kcal/日）=0.82（栄養状態の良い女性でも、カロリーを摂ると低出生体重児出生リスクが8割に減る）
  - ・出生時体重99.7 g/100 kcal/日（栄養状態の悪い女性が1日に100キロカロリー摂取するごとに児の出生体重が約100 g増加する）
  - ・出生時体重34.6 g/100 kcal/日（栄養状態の良い女性でも、1日に100キロカロリー摂取するごとに出生体重が約35 g増加する）
- 喫煙（喫煙者では平均して全妊娠期間を通じ149.4 gの出生体重減少がみられ、1日1本喫煙するたびに11.1 g/本/日の出生体重減少がみられる）

2. 因果関係が証明されており長期的にみて介入可能なもの
- 母親の身長：RR（157.5～158 cm未満）=1.27, EF（25%）=6.3%, EF（63%）=14.5%, EF（85%）=18.5%
- 社会的要因
- 体調や疾病

3. 因果関係は証明されているが影響量や頻度が小さく重要度が低いもの
- 父親の身長と体重
- マラリア感染
- 大量のアルコール摂取：RR（2杯/日以上）=1.78, EF（3%）=2.3%, 2杯/日以上飲む女性では児の出生時体重が155.0 g減少する

4. 因果関係は証明されているが介入できないもの
- 子どもの性別（女児）：RR（女児）=1.19, EF（48.5%女児）=8.4%
  （参考：先進国の男児・女児の出生時体重差：126.4 g）
- 人種・民族的背景（黒人）RR（黒人）=1.39, EF（16.5%黒人）=6.0%
- 母親の出生時体重
- 出産経験：RR（初産 vs 経産）=1.23, EF（50%）=10.3%, EF（33%）=7.1%, 初産は経産と比べ、出生時体重が82.7 g小さい、1経産増えるごとに、出生時体重は43.3 g上昇
- LBW児の出産既往：LBWの既往1回以上あればRR=2.75, 出生時体重は138.6 g減少する

5. 因果関係は立証されていないが重要で介入可能なもの
- 母親の血行動態
- 麻薬中毒
- 環境有害物質・騒音
- 妊婦健診等の質

6. 因果関係は立証されておらず影響もわずかであるもの
- 短い妊娠間隔
- 激しい運動
- その他のビタミンや微量元素

7. 因果関係は立証されていないが完全に否定できないもの
- 婚姻状態
- 性生活
- 不妊症の既往
- 蛋白質状態・蛋白質摂取
- 葉酸とビタミンB_{12}
- カルシウム、リン、ビタミンD
- ビタミンB_6
- 尿路感染症
- マリファナ使用
- 妊婦健診を開始した時期
- 妊婦健診の回数

8. 因果関係が否定されたもの
- 母親の心理学的因子
- 自然流産の既往、人工流産の既往
- 死産・新生児死亡の既往
- DES（ジエチルスチルベストロール）への子宮内曝露
- 鉄と貧血
- 亜鉛と銅
- 性器感染症
- カフェインとコーヒー摂取

RR: relative risk（相対危険度）, EF: etiologic fraction（寄与危険度分画）
*妊娠前の体重が49.5 kg未満の場合は、それ以上の場合よりも低出生体重児出生率が1.84倍となり（RR）、49.5 kg未満の母体が15%減少すればLBW率は11.9%減少する（EF）.
（Kramer MS. Bull World Health Organ. 1987, 65: 663-737[7]）およびKramer MS. J Nutr. 2003; 133: 1592S-6S[8]）をもとに作成）

2 わが国の出生体重の推移―ナショナルデータベースの解析から―

表2 米国IOMの妊娠中体重増加推奨量（2009年）

Prepregnancy BMI	Total Weight Gain	Rates of Weight Gain 2nd & 3rd Trimester Mean (range) in kg/week
やせ（<18.5）	12.5〜18 kg	0.51（0.44〜0.58）
標準（18.5〜24.9）	11.5〜16 kg	0.42（0.35〜0.50）
過体重（25.0〜29.9）	7〜11.5 kg	0.28（0.23〜0.33）
肥満（30.0〜）	5〜9 kg	0.22（0.17〜0.27）

(Institute of Medicine. Weight gain during pregnancy: reexamining the guidelines. Washington DC: The National Academies Press; 2009[10])

に12人が早産児であり，早産割合（出生100対）においては，日本の5.9からパキスタンの15.8まで幅がある 図5 [5)]．出生体重は，妊娠期間と子宮内の胎児の成長速度により決定されるため，早産（preterm birth: 妊娠期間37週未満での出生）とFGR（fetal growth retardation）をも含む概念であり，発展途上国のように在胎週数や予定日が正確でないと，早産・LFD（light for dates）といったアウトカムが不正確となる．アジア・環太平洋地域においては，LBW児割合と早産割合との相関がみられ，早産児が多ければ多いほどLBW児が増えるという正の相関がみられる 図6 （$R^2=0.4638$）．また，LBW児割合は，母体の低栄養，貧困，経済格差，その国の経済状態や医療レベル，保健医療サービスへのアクセスの悪さや医療保険制度の未整備などと関連があることがわかっており，発展途上では

表3 30年間の低出生体重児における背景因子

年		1980 出生数（%）	LBW%	1985 出生数（%）	LBW%	1990 出生数（%）	LBW%
総数		1,576,372（100）	5.2	1,431,068（100）	5.5	1,221,151（100）	6.3
母体年齢	<20	14,574（0.9）	8.7	17,849（1.2）	8.5	17,465（1.4）	8.9
	20–24	296,769（18.8）	5.7	247,283（17.3）	5.9	191,794（15.7）	6.9
	25–29	810,019（51.4）	4.8	682,754（47.7）	5.1	550,884（45.1）	6.1
	30–34	388,797（24.7）	5.0	381,330（26.6）	5.2	355,926（29.1）	5.8
	35–39	59,072（3.7）	7.7	93,404（6.5）	7.0	92,304（7.6）	7.5
	40+	7,141（0.5）	11.3	8,448（0.6）	11.4	12,778（1.0）	10.7
児の性別	Male	811,159（51.5）	4.8	735,012（51.4）	5.0	626,742（51.3）	5.7
	Female	765,213（48.5）	5.6	696,056（48.6）	6.0	594,409（48.7）	7.0
単産・複産	Single	1,557,187（98.8）	4.6	1,413,131（98.7）	4.9	1,204,427（98.6）	5.6
	Twin<	19,185（1.2）	51.2	17,937（1.3）	50.9	16,724（1.4）	57.9
出生順位	1st	667,456（42.3）	5.9	601,711（42.0）	6.1	531,406（43.5）	7.2
	2nd	642,444（40.8）	4.5	562,831（39.3）	4.8	459,499（37.6）	5.7
	3rd<	266,472（16.9）	5.2	266,526（18.6）	5.3	230,246（18.9）	5.8
出生児の妊娠週数	<23	139（<0.1）	98.6	222（<0.1）	100.0	218（<0.1）	100.0
	24	222（<0.1）	99.1	299（<0.1）	99.7	365（<0.1）	99.7
	25	329（<0.1）	99.7	433（<0.1）	98.9	418（<0.1）	99.8
	26	505（<0.1）	99.2	608（<0.1）	99.7	554（<0.1）	99.5
	27	752（<0.1）	98.8	724（<0.1）	98.6	753（<0.1）	98.9
	28	1,053（<0.1）	95.5	1,021（<0.1）	97.0	852（<0.1）	97.2
	29	1,178（<0.1）	95.0	1,136（<0.1）	95.2	981（<0.1）	96.1
	30	1,620（0.1）	94.1	1,460（0.1）	94.5	1,241（0.1）	95.3
	31	2,121（0.1）	93.5	1,896（0.1）	95.6	1,633（0.1）	96.5
	32	3,101（0.2）	90.7	2,692（0.2）	93.8	2,372（0.2）	97.0
	33	4,662（0.3）	83.8	3,877（0.3）	89.9	3,369（0.3）	93.5
	34	7,509（0.5）	69.9	6,694（0.5）	76.2	5,500（0.5）	82.0
	35	13,136（0.8）	51.1	11,688（0.8）	55.4	10,622（0.9）	60.4
	36	28,532（1.8）	28.3	27,022（1.9）	29.9	26,325（2.2）	34.4
	37	82,942（5.3）	12.5	82,915（5.8）	13.3	84,491（6.9）	15.0
	38	240,993（15.3）	5.2	235,475（16.5）	5.5	224,351（18.4）	6.3
	39	439,337（27.9）	2.7	413,036（28.9）	2.7	366,497（30.0）	2.9
	40	476,742（30.2）	1.8	416,285（29.1）	1.6	338,800（27.7）	1.7
	41	201,633（12.8）	1.5	178,481（12.5）	1.3	131,337（10.8）	1.3
	42+	69,866（4.4）	1.7	45,104（3.2）	1.4	20,472（1.7）	1.2

LBW 児の割合が最もわかりやすい母子保健政策の指標であると位置づけ，改善に取り組んでいる．日本では，アジア諸国の中では早産割合が低いものの LBW 児割合が高く外れ値となっており，地理的に近い韓国，中国，モンゴルでは日本よりも早産児割合が多いにもかかわらず LBW 児が少ない．これらのことから，わが国の LBW 児増加の背景には，国の貧困，経済状態や医療レベルとは別の要因が関連しているのではないかと考えられてきた．

LBW 児への課題意識が大きい米国では，1985 年に Institute of Medicine（IOM: 米国医学研究所）がリスクファクターを同定した[6]．同時に，母子保健疫学の大家である米国の Kramer は，1987 年に低出生体重児の決定要因を調べたメタ解析を行い，1970〜1984 年の間に英文または仏文で発表された関連する論文 921 のうち，895 論文を検討した[7,8]．表1 に示すリスク因子は，先進国において，胎児発育に影響する因子として，現在でも LBW 児研究の基礎資料となっている．

これらのエビデンスに基づき，妊娠中に介入可能なものとして妊娠中の体重増加に着目した IOM は，1997 年と 2009 年に妊娠前の BMI（body mass index）を 4 区分に分けた妊娠中体重増加のガイドラインを作成した 表2 [9,10]．

わが国の母子保健政策の基盤である「健やか親子 21」でも，第 1 次計画（平成 13〜26 年）で悪化した指標が十代の自殺率と全出生数中の LBW 児割合の 2 つであった[11]ことから，この状況を重くみて，「健やか親子 21」の第 2 次計画や「健康日本 21（第二次）」では引き続き LBW 児の割合の減少が課題となった．現在，わが国の要因としては，①若い女性のやせ，②喫煙，③不妊治療の増加等による複

1995			2000			2005			2010		
出生数	（%）	LBW%	出生数	（%）	LBW%	出生数	（%）	LBW%	出生数	（%）	LBW%
1,186,428	(100)	7.5	1,189,975	(100)	8.6	1,062,039	(100)	9.5	1,070,869	(100)	9.6
16,077	(1.4)	9.4	19,733	(1.7)	9.6	1,578	(0.1)	9.6	13,508	(1.3)	10.7
193,389	(16.3)	7.7	161,251	(13.6)	8.5	128,046	(12.1)	8.7	110,886	(10.4)	9.0
492,536	(41.5)	7.2	470,705	(39.6)	8.3	339,232	(31.9)	8.8	306,831	(28.7)	8.9
371,610	(31.3)	7.3	396,763	(33.3)	8.5	404,567	(38.1)	9.6	384,263	(35.9)	9.4
99,974	(8.4)	8.5	126,320	(10.6)	9.9	153,354	(14.4)	11.2	220,005	(20.5)	10.7
12,842	(1.1)	11.5	15,203	(1.3)	12.6	20,325	(1.9)	13.8	35,376	(3.3)	13.3
608,205	(51.3)	6.7	611,852	(51.4)	7.8	544,776	(51.3)	8.5	550,525	(51.4)	8.5
578,223	(48.7)	8.3	578,123	(48.6)	9.5	517,263	(48.7)	10.6	520,344	(48.6)	10.8
1,165,975	(98.3)	6.5	1,166,363	(98.0)	7.4	1,037,913	(97.7)	8.1	1,050,678	(98.1)	8.4
20,453	(1.7)	64.2	23,612	(2.0)	69.3	24,126	(2.3)	72.9	20,191	(1.9)	73.8
567,175	(47.8)	8.2	582,926	(49.0)	9.2	512,111	(48.2)	9.9	509,438	(47.6)	9.9
428,263	(36.1)	6.7	434,853	(36.5)	7.9	399,233	(37.6)	8.9	390,149	(36.4)	9.1
190,990	(16.1)	7.2	172,196	(14.5)	8.6	150,695	(14.2)	10.0	171,282	(16.0)	10.1
289	(<0.1)	100.0	312	(<0.1)	100.0	424	(<0.1)	100.0	445	(<0.1)	100.0
339	(<0.1)	100.0	387	(<0.1)	100.0	423	(<0.1)	100.0	434	(<0.1)	100.0
456	(<0.1)	99.8	480	(<0.1)	100.0	502	(<0.1)	100.0	489	(<0.1)	100.0
591	(<0.1)	99.7	578	(<0.1)	100.0	607	(<0.1)	100.0	647	(<0.1)	100.0
705	(<0.1)	99.7	779	(<0.1)	99.5	706	(<0.1)	100.0	763	(<0.1)	99.7
890	(<0.1)	96.4	984	(<0.1)	95.2	912	(<0.1)	96.8	931	(<0.1)	97.0
1,065	(<0.1)	94.6	1,171	(<0.1)	93.0	1,081	(<0.1)	98.9	1,026	(<0.1)	98.9
1,344	(0.1)	96.6	1,415	(0.1)	95.7	1,390	(0.1)	98.4	1,332	(0.1)	98.9
1,759	(0.1)	95.7	2,263	(0.2)	80.5	1,754	(0.2)	97.7	1,729	(0.2)	99.4
2,349	(0.2)	97.3	2,482	(0.2)	97.1	2,454	(0.2)	99.0	2,390	(0.2)	99.0
3,517	(0.3)	94.5	3,591	(0.3)	94.6	3,428	(0.3)	97.2	3,534	(0.3)	97.6
5,907	(0.5)	85.7	6,176	(0.5)	87.9	5,718	(0.5)	90.7	5,652	(0.5)	91.2
10,970	(0.9)	65.0	12,179	(1.0)	69.7	11,033	(1.0)	74.2	11,153	(1.0)	74.0
28,072	(2.4)	39.2	31,192	(2.6)	43.7	29,933	(2.8)	48.2	30,767	(2.9)	47.7
90,740	(7.6)	18.2	102,372	(8.6)	20.2	100,299	(9.4)	21.7	113,673	(10.6)	21.0
224,101	(18.9)	7.5	228,601	(19.2)	8.4	205,787	(19.4)	9.1	217,478	(20.3)	8.8
351,756	(29.6)	3.4	346,084	(29.1)	3.9	300,026	(28.2)	4.1	300,480	(28.1)	4.0
322,528	(27.2)	1.8	317,373	(26.7)	2.0	282,463	(26.6)	2.0	276,472	(25.8)	1.9
125,007	(10.5)	1.3	121,718	(10.2)	1.4	107,062	(10.1)	1.3	97,892	(9.1)	1.1
14,043	(1.2)	1.4	9,838	(0.8)	1.2	6,037	(0.6)	1.4	3,582	(0.3)	1.0

2 わが国の出生体重の推移—ナショナルデータベースの解析から—

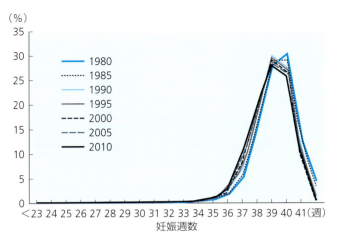

図7 出生時妊娠週数割合の年次推移

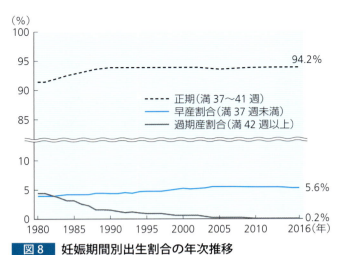

図8 妊娠期間別出生割合の年次推移
（厚生労働省．平成30年 我が国の人口動態）

産の増加，④妊婦の高齢化，⑤妊娠中の体重管理，⑥帝王切開の普及等による妊娠週数の短縮，⑦医療技術の進歩，などが指摘されている[11,12]．

平成23年度厚生労働科学研究費補助金・成育疾患克服等次世代育成基盤研究事業「乳幼児身体発育調査の統計学的解析とその手法及び利活用に関する研究」（研究代表者: 横山徹爾）における乳幼児身体発育調査結果の評価及び活用方法に関するワーキンググループの報告では[13-15]，出生体重と関係する要因について比較検討を行ったところ，出生体重減少の約半分は妊娠期間の短縮で説明できたが，残りについては調査されていた各要因（母の身長，非妊時BMI，初産経産の別，胎児数，妊娠中の喫煙）の寄与が比較的小さく，母親の年齢，出生順位，多胎妊娠の推移によって説明できる部分が約半分以下であったことが明らかになった．わが国ではこの30年で200gの平均体重減少がみられており，出生体重が低下し続けると新生児期を皮切りにして，その後の発育への影響や生活習慣病発症の可能性もあり，早期介入と適切な対応が必要となる[16]．そこで我々は，LBW児増加の要因などを明らかにし，低体重で産まれる児の減少を目指すことを目的として，わが国の全数調査である人口動態統計の分析を行った．その分析より明らかになった諸項目を考察し，わが国の未来を支える次世代の健康づくりのための方策を考えていきたい．

LBW児増加要因の分析方法

使用データ

人口動態統計特別集計（1980～2010年の出生票，平成24年3月雇用均等・児童家庭局母子保健課）（n＝8,737,902）を用いた．

1980～1991年までは出生体重が100g未満切り捨てで表されているため，これに50gを加えた値を出生体重として処理した．

分析対象

1980～2010年の30年間のうち，1980年，1985年，1990年，1995年，2000年，2005年，2010年の7回分の出生データ（n＝8,737,902）を用い，人口動態統計で得られる出生時妊娠週数，性別，単産・複産，出生順位，母体年齢という5項目について，頻度とLBW児割合を求めた．統計解析には，SAS ver. 9.1（Windows版）を用いた．出生体重は100gごとにカテゴリー分類し，母親年齢は5歳刻みとした．性別，妊娠週数，出生順位，単産・複産の因子はそのままの形で使用した．各年ごとのLBW児の変遷を示したものが 表3 である．

分析結果

30年間にわたる人口動態統計の解析から明らかになった低出生体重児増加の原因とは何か．

人口動態統計で分析が可能な項目は出生時妊娠週数，性別，単胎・多胎，出生順位，母体年齢とわずか5項目ではあるが，この中で妊娠期間短縮が最も大きなインパクトをもたらしていることがわかった．

図7 は，この30年間の出生時妊娠週数が減少していることを示しており，妊娠36週から37週にかけてのlate pretermの増加が出生体重の減少に関して大きな要因となっていた．この30年で全出生における早産率が上昇していること，過期産分娩がほとんどみられなくなったことも全数データの分析から明らかになった 図8 ．

これまで女児の方が平均出生体重が低い結果であった

2 わが国の出生体重の推移―ナショナルデータベースの解析から―

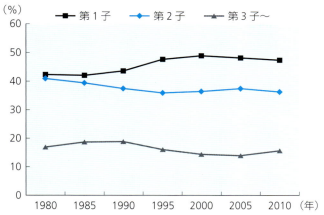

図9 全出生に占める出生順位別割合の年次推移

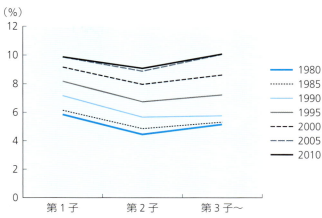

図10 出生順位におけるLBW児の割合

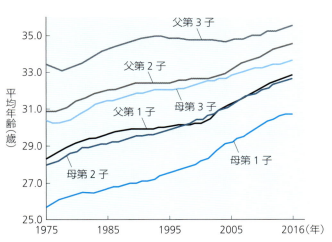

図11 出生順位別にみた父母の平均年齢の年次推移
（厚生労働省．平成30年 我が国の人口動態）

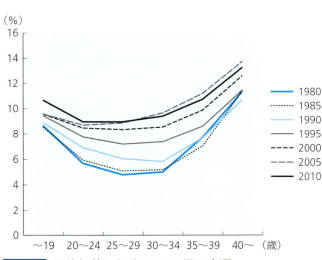

図12 母体年齢におけるLBW児の変遷

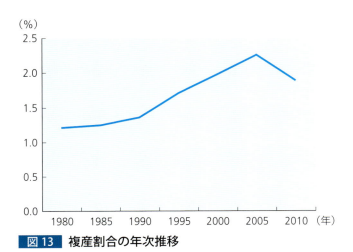

図13 複産割合の年次推移

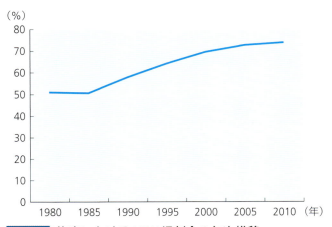

図14 複産におけるLBW児割合の年次推移

が，出生児の性別割合には変化がみられず，性別の影響は小さいということがわかる．

出生順位が遅い児の方が平均出生体重が大きいことが明らかになっているが 図9 ，出生順位はここ30年のLBW児割合にはあまり大きな影響がない 図10 ことが示唆される．

晩産化の影響については，平均出産年齢が上昇し続けており，2016年の人口動態統計では第1子を出産する母親の

2 わが国の出生体重の推移―ナショナルデータベースの解析から―

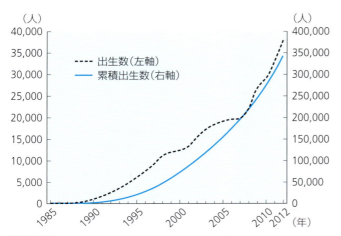

図15 生殖補助医療による出生数推移

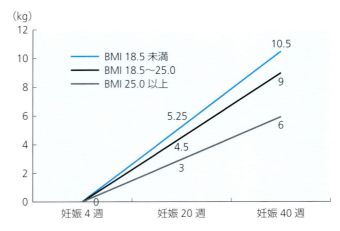

図16 妊産婦のための至適体重増加チャート
(厚生労働省．「妊娠期の至適体重増加チャート」について．第5回「健やか親子21」推進検討会資料．2006年[21])

表4 厚生労働省　妊産婦のための食生活指針（2006年）

体格区分	推奨体重増加量	中期から末期における1週間あたりの推奨体重増加量
低体重（やせ）：BMI 18.5 未満	9〜12 kg	0.3〜0.5 kg/週
ふつう：BMI 18.5 以上 25.0 未満	7〜12 kg	0.3〜0.5 kg/週
肥満：BMI 25.0 以上	個別対応	個別対応

(厚生労働省．「妊娠期の至適体重増加チャート」について．第5回「健やか親子21」推進検討会資料[21])

平均出産年齢が30.7歳，第2子が32.6歳，第3子が33.6歳[17]となっている．しかし，図11〜図12にみられるような人口動態統計の分析結果からは，LBW児の出生に関して母体年齢の影響は小さいことがわかった．

加えて，様々な報告から不妊治療（assisted reproductive technology: ART）の影響は看過できないものと考えられている[18,19]．ただ，複産（特に双胎）増加の影響について分析したところ，図13〜図14でみられる通り，その LBW児増加に与える影響は大きなものではなかった．図15に示す通り[18]，うなぎ上りに上昇している ART数の増加が今後の出生体重の変化に対してどのような影響を及ぼすのか，引き続き関連学会のもとで正確なデータを把握しながらみていく必要がある．

まとめ

これまで，地域や医療施設レベルで LBW 児の原因とその介入方法について多くの研究がなされてきた[20,21]．介入可能な方法としては，IOM 表2 や Kramer のメタ解析にもある通り妊娠中の体重増加における指針であり，わが国でも厚生労働省が定めた妊産婦のための至適体重増加チャート 表4，図16 が活用されているところである[22]．

それとは別に，妊娠週数の延伸に向けて，私たちが予防的戦略を持って成し遂げられることはないのだろうか．原発性の早産予防や，医原性の早産予防，つまり，late preterm または early term における分娩を減らし，可能な限り妊娠期間の延長を目指せば，LBW 児率が減少するかもしれないという可能性を，この30年間の統計学解析は示唆しているのではないか．今後，子どもたちの健康を長期的な視野に入れながら，さらなる妊娠・分娩管理体制の検討と周産期医療提供体制における取り組みが望まれる．

謝辞

本研究は下記の助成を受けて行われたものであり，ここに深謝する．

厚生労働科学研究費補助金（成育疾患克服等次世代育成基盤研究事業（成育疾患克服等総合研究事業））「低出生体重児の予後及び保健的介入並びに妊婦及び乳幼児の体格の疫学的調査手法に関する研究（H24—次世代——般—004）（研究代表者: 横山徹爾）」http://www.niph.go.jp/soshiki/07shougai/birthcohort/

また，本稿の執筆にあたり，ワシントン州保健省の千原泉先生には多大なるご示唆をいただいた．心より感謝する．

文献

1) 吉田穂波，加藤則子，横山徹爾．人口動態統計から見た長期的な出生時体重の変化と要因について．保健医療科学．2014; 63: 2-16
2) 厚生労働省．平成30年 我が国の人口動態統計．p9-13. http://www.mhlw.go.jp/toukei/list/dl/81-1a2.pdf
3) OECD (2015), Health at a Glance. http://dx.doi.org/10.1787/health_glance-2015-graph31-en
4) Yorifuji T, Naruse H, Kashima S, et al. Trends of preterm birth and low birth weight in Japan: a one hospital-based study.

5) OECD (2016), Health at a Glance: Asia/pacific 2016. http://doi.org/10.1787/health_glance_ap-2016-19-en
6) Institute of Medicine. Preventing low birthweight. Washington DC: the National Academy of Sciences; 1985.
7) Kramer MS. Determinants of low birth weight: methodological assessment and meta-analysis. Bull World Health Organ. 1987; 65: 663-737.
8) Kramer MS. The epidemiology of adverse pregnancy outcomes: an overview. J Nutr. 2003; 133: 1592S-6S.
9) Institute of Medicine. Nutrition during pregnancy. Part I: Weight gain. Washington DC: the National Academy Press; 1990.
10) Institute of Medicine. Weight gain during pregnancy: reexamining the guidelines. Washington DC: The National Academies Press; 2009.
11) 厚生労働省.「健やか親子21」第2回中間評価報告書. 平成22年3月. http://www.mhlw.go.jp/shingi/2010/03/s0331-13a.html（accessed 2017-02-13）
12) 厚生労働省. 妊産婦のための食生活指針―「健やか親子21」推進検討会報告書―. 平成18年2月. http://www.mhlw.go.jp/houdou/2006/02/h0201-3a.html（accessed 2017-02-13）
13) 横山徹爾, 他. 平成23年度厚生労働科学研究費補助金「乳幼児身体発育調査結果の評価 及び活用方法に関する研究―出生時の体重の低下に関連する要因―」分担研究報告書. 2011.
14) 横山徹爾, 他. 乳幼児身体発育調査結果の評価及び活用方法に関するワーキンググループの報告. 厚生労働科学研究費補助金成育疾患克服等次世代育成基盤研究事業「乳幼児身体発育調査の統計学的解析とその手法及び利活用に関する研究」. 第3回乳幼児身体発育調査企画・評価研究会（資料）. 平成24年3月22日. http://www.mhlw.go.jp/stf/shingi/2r985200000269f8.html（accessed 2014-02-13）
15) 横山徹爾, 加藤則子, 瀧本秀美, 他. 乳幼児身体発育評価マニュアル. 平成23年度厚生労働科学研究費補助金成育疾患克服等次世代育成基盤研究事業「乳幼児身体発育調査の統計学的解析とその手法及び利活用に関する研究」（研究代表者: 横山徹爾）平成23年度総括研究報告書. http://www.niph.go.jp/soshiki/07shougai/hatsuiku/index.files/katsuyou.pdf（accessed 2017-02-13）
16) 日本DOHaD研究会. 第一回日本DOHaD研究会年会講演集. DOHaD研究. 2012: 11(1): 101. http://square.umin.ac.jp/Jp-DOHaD/_src/sc497/1291E682P89F194N89EF81408Du89898FWCD94C5.pdf（accessed 2017-02-13）
17) 厚生労働省. 平成28年人口動態統計月報年計（概数）の概況, 表3 第1子出生時の母の平均年齢の年次推移. 2017年. http://www.mhlw.go.jp/toukei/saikin/hw/jinkou/geppo/nengai15/dl/kekka.pdf
18) 岡本悦司. 知的障害児の増加と出生時体重ならびに母年齢との関連. 厚生の指標. 2014; 61: 1-7.
19) 平成25年度倫理委員会登録・調査小委員会報告. 2012年分の体外受精・胚移植等の臨床実施成績および2014年7月における登録施設名. Acta Obstetrica et Gynaecologica Japonica. 2014; 66: 2455.
20) 吉田穂波, 加藤則子, 横山徹爾. 我が国の母子コホートにおける近年の状況, 及び母子保健研究から今後への展望. 保健医療科学. 2014; 63: 2-16.
21) 吉田穂波, 加藤則子, 横山徹爾. 人口動態統計解析から見た出生時体重減少の要因. 厚生労働科学研究費補助金成育疾患克服等次世代育成基盤研究事業（成育疾患克服等総合研究事業）低出生体重児の予後及び保健的介入並びに妊婦及び乳幼児の体格の疫学的調査手法に関する研究（H24―次世代――般―004）平成24～26年度. 総合研究報告書. p36-58 https://www.niph.go.jp/soshiki/07shougai/birthcohort/data/sougouhoukoku24-26.pdf
22) 厚生労働省.「妊娠期の至適体重増加チャート」について. 第5回「健やか親子21」推進検討会資料. 2006年. http://www.wam.go.jp/wamappl/bb16GS70.nsf/0/0d74afadabc1bfc34925710a00179ec4/

〈吉田穂波, 横山徹爾〉

Chapter I 定義・疫学

3 胎児発育不全―新生児期の問題―

small for gestational age（SGA）となる原因の多くが胎児発育不全（fetal growth restriction: FGR）である．したがってSGA児はハイリスク新生児として位置づけられており，出生後に様々な異常を合併する．SGA児で出生したことが死亡率や重篤な合併症に対して大きなインパクトを与えるのは早産である．正期産SGA児では低出生体重児とならなくとも低血糖や多血症，高ビリルビン血症などの発生には留意しなければならない．ここでは，SGA児の定義や短期予後について解説する．

SGA とは

SGA の定義

small for gestational age（SGA）は在胎期間別出生時体格値をもとに評価される．そのため，出生した児の正確な身体計測のみならず，在胎期間が適切に評価されていることが前提であることは言うまでもない．International Small for Gestational Age Advisory Board[1]やInternational Societies of Pediatric Endocrinology and the Growth Hormone Research Society[2]のSGA児の定義は，出生時の体重または身長，あるいはその両者が−2 SDを下回る場合とされている．この理由は，長期にわたって成長を見守っていく必要のある児が多く含まれていることによる[2]．

ICD-10では，出生時の体重と身長がともに10パーセンタイルを下回る児をSGAとしている．出生体重のみが10パーセンタイルを下回っている場合は，light for gestational ageとして区分されているが，最近の論文ではあまりこの表記は用いられていない．その理由は推測の域を出ないが，重症児の場合出生時の身長計測が困難であるためかもしれない．

頭囲も出生時の重要なパラメータの一つである．出生体重，身長とともにカットオフポイントを下回る場合はsymmetric SGAといい，妊娠早期から頭囲発育も抑制された状態を示唆する．一方，出生体重はカットオフポイントを下回るが，頭囲が維持されている場合はasymmetric SGAといい，妊娠後期から成長が抑制される環境にあったものの中枢神経系の成長が維持されていたことを推測させる．

胎児発育不全と SGA

SGAという用語はしばしば胎児発育不全（fetal growth restriction: FGR）と同義のように使用される．しかしながら，SGAは在胎期間別出生時体格値をもとに判定されるのに対し，FGRは胎児発育基準値から判定され，さらに胎児超音波ドプラ検査で臍帯血流の異常を伴うことが多い病的状態であり，子宮内で何らかの要因により発育のポテンシャルが抑制された状態を示唆する．このように判定の参照値が異なっているため，FGRであった胎児が出生後SGA児と判定されるとは限らない[3]．SGAの原因の多くはFGRに由来するが，一部は人種や社会環境，両親の体格など胎児期の病的状態と無関係の要因もある 表1 [1]．

在胎期間別出生時体格値とは

基準値と標準値

SGAは在胎期間別出生時体格値をもとに評価される．ある特定のpopulationにおいて胎児発育に影響を与えるような要因（母体疾患や母体年齢，先天異常など）を除外せずに，在胎期間別に横断的に集積された出生時の体重や身長，頭囲のデータをもとに統計学的処理が施されて作成されたものが在胎期間別出生時体格基準値（reference）である[4]．これまで作成され報告されたもののほとんどが在胎期間別出生時体格基準値である．胎児の成長は母体の体格や栄養状態など子宮内環境の依存度が高く，当然ながら作成された在胎期間別出生時体格基準値に影響を与える．また，早産児の生命予後が向上するにつれて，より未熟な在胎の児や高度な胎児発育不全の児に対し，より積極的な介入が行われるようになってきており，このような背景も基準値に影響を与える．そのため，在胎期間別出生時体格基準値は年代によるsecular trendを評価する上でも利用される．

一方，胎児発育に影響を与えると考えられる諸因子をできるだけ除外した対象を用いて横断的なデータによって作成されたものが在胎期間別出生時体格標準値（standard）である[4]．胎児発育基準値に近似する可能性が高くFGRの有無が評価できるとともに，在胎期間別出生時体格基準値に比べて早産児の栄養管理や成長の指標として用いる場合に

表1 SGA児として出生するリスク要因

胎児側の要因	
・染色体異常	21, 18, 13トリソミー ターナー症候群
・他の染色体異常	常染色体の欠損, 環状染色体
・遺伝疾患	骨形成不全, Bloom症候群
・先天異常	Potter症候群, 心奇形
母体側の要因	
・全身疾患	高血圧, 腎疾患, 進行期の糖尿病, 膠原病
・感染症	トキソプラズマ, 風疹, サイトメガロウイルス, マラリア, トリパノソーマ, HIV
・栄養状態	やせ, 妊娠中の体重増加不良
・嗜好など	喫煙, アルコール, 覚醒剤, 薬剤（ワルファリン, 抗てんかん薬, 抗腫瘍薬, 葉酸を低下させる薬物）
子宮/胎盤要因	
・胎盤の形態異常	単一臍帯動脈, 臍帯卵膜付着, 二葉胎盤, 胎盤血管腫, 梗塞
・子宮-胎盤血流不全	
・前置胎盤	
・低置胎盤	
・常位胎盤早期剥離	
統計学的要因	
・母体年齢	若年妊娠, 高齢妊娠
・母体の体格（体重, 身長）	
・母体や両親の人種	
・既往分娩歴	初産, 多産, SGA児出産
その他	
・多胎妊娠	双胎間輸血症候群

(Lee PA, et al. Pediatrics. 2003; 111: 1253-61[1])

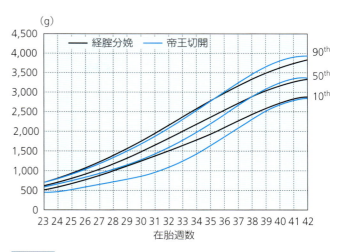

図1 経腟分娩例と帝王切開分娩例の在胎別出生体重の分布の相違
（板橋家頭夫, 他. 日児誌. 2010; 114: 1271-93[5]）

より有用な指標となりうるかもしれない．しかし，早産そのものが正常な分娩ではないことを考えると，早産児の横断的データによって作成された標準値が在胎期間別にみた望ましい出生時の体格であるのかどうかの保証はない．

わが国の在胎期間別出生時体格値の特徴

最新版のわが国の在胎期間別出生時体格値は，2010年に厚生労働科学研究班により作成された[5-7]．作成のためのデータは，日本産科婦人科学会周産期登録委員会の協力を得て，同委員会登録データベース（2003〜2005年，147施設）を用いた．得られたデータのうち，多胎児や死産児，胎児水腫，重篤な先天奇形，在胎期間や性別が不明な児，在胎42週以後で出生した児，出生時の計測値が明らかな外れ値である例を除く143,370名を対象に，在胎期間別出生体重および身長に関する基準値の作成を試みた．しか

し，作成された在胎期間別出生体重基準値は，それ以前に作成されたもの[8]に比べて男女ともに早産において10パーセンタイル値が下方にシフトしており，最大で約400g程度も少ないことが明らかとなった．この要因は，帝王切開で出生した早産児の出生体重が経腟分娩児に比べて著しく低いためであった 図1[5]．経腟分娩と帝王切開で出生した児を共に含んだ対象で作成された在胎期間別出生体重基準値は，近年のわが国の周産期医療を反映した結果ではあるが，これまで用いられていた基準値に比べて出生体重の10パーセンタイル値が大きく低下する．これにより，従来 light for gestational age であった児の多くが appropriate for gestational age (AGA) 児として判定されることになる．また，この基準値を発育指標として栄養管理を行うことが神経予後や長期的な成長にも影響を与えることが懸念される．このような理由により，経腟分娩で出生した104,748名を抽出し，基準値というよりは標準値に近い位置づけで作成する方針となった＊．また，今回初めてLMS法を用いた．これは，Box-Cox変換を使い現量値曲線のセンタイル値を求める方法で，スプライン関数により平滑化した．Lはλ（Box-Cox変換係数あるいは歪度）を，Mはμ（中央値）を，Sはσ（変動係数）を意味し，これらのパラメータを用いることにより，ある在胎のSDスコアの計算も可能である[9]（SDスコア＝［(計測値/M)^L－1］/［L×S］）．

在胎期間別出生時体格値は，出生体重については男女間およびそれぞれの性別で初産・経産で差を認めたため4つのグループで作成した．身長と頭囲については男女および初産・経産で差を認めなかったため一括して作成した

＊これによって作成されたものは，基準値ではないが，厳密には標準値でもないので，単に「在胎期間別出生時体格値」と呼称した方がよいと考えられる．

3 胎児発育不全―新生児期の問題―

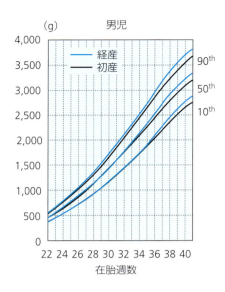
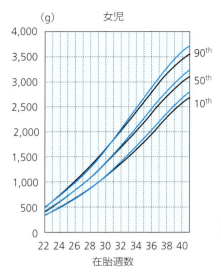

図2 在胎期間別出生体重曲線
(日本小児科学会新生児委員会報告「新しい在胎期間別出生児体格標準値」修正版[10])

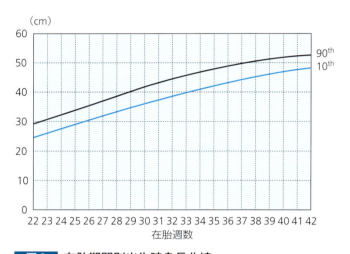

図3 在胎期間別出生時身長曲線
(日本小児科学会新生児委員会報告「新しい在胎期間別出生児体格標準値」修正版[10])

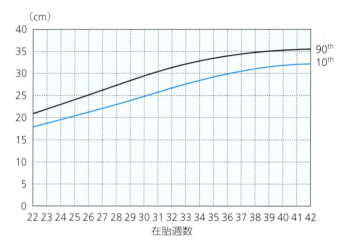

図4 在胎期間別出生時頭囲曲線
(日本小児科学会新生児委員会報告「新しい在胎期間別出生児体格標準値」修正版[10])

図2〜4．なお，在胎期間別出生時体格値については日本小児科学会ホームページを参照されたい[10]．

SGA児の疫学

元来SGAの判定はカットオフポイントの設定やその基準値によって異なるため，単純に国別の比較やseculartrendを単純に比較することは意味がない．ここではわが国の在胎期間別出生時体格値を用いた特定の集団の頻度について述べる．

ローリスク新生児の出生体重分布

新たに作成された在胎期間別体格値を用いて，正確に妊娠期間が評価され，母体の合併症がなく一次医療機関で分娩となった在胎37週以上の正期産児を対象に分布を検討すると，約85％の児が10〜90パーセンタイルの範囲にあり，約6〜7％の児が10パーセンタイルを下回っていた 表2[11]．このことは何ら問題のない児であっても一定程度SGA児が含まれていることを示唆している．

表2 ローリスク正期産児の出生体重分布

		N	<10th P (%)	10〜90th P (%)	>90th P (%)
男児	初産	433	7.2	84.5	8.3
	経産	492	5.9	85.1	9.0
女児	初産	399	7.2	84.5	8.3
	経産	507	7.3	86.0	6.7

(板橋家頭夫．日本人在胎期間別出生時体格基準値の作成に関する研究．厚生科学研究費補助金・子ども家庭総合研究事業「周産期母子医療センターネットワーク」による医療の質の評価と，フォローアップ・介入による改善・向上に関する研究（総括分担研究報告書），2009[11])

3 胎児発育不全―新生児期の問題―

表3 超早産児の出生体重分布（2003〜2010年出生）

BWSDS Gestational weeks	<−2.0 n (n/N%)	−2.0 to <−1.5 n (n/N%)	−1.5 to <−1.0 n (n/N%)	−1.0 to <−0.5 n (n/N%)	≧−0.5 n (n/N%)
22 (N=388)	14 (3.6)	6 (1.5)	19 (4.9)	47 (12.1)	302 (77.8)
23 (N=1062)	32 (3.0)	36 (3.4)	71 (6.7)	135 (12.7)	788 (74.2)
24 (N=1550)	106 (6.8)	76 (4.9)	133 (8.6)	277 (17.9)	958 (61.8)
25 (N=1816)	205 (11.3)	76 (4.2)	144 (7.9)	296 (16.3)	1095 (60.3)
26 (N=2068)	305 (14.7)	114 (5.5)	165 (8.0)	327 (15.8)	1157 (55.9)
27 (N=2265)	388 (17.1)	135 (6.0)	201 (8.9)	347 (15.3)	1194 (52.7)

Chi-square test P<0.001.
（Yamakawa T, et al. Early Hum Dev. 2016; 92: 7-11[12]）

表4 超早産児 9,149 名の出生体重別にみた臨床的背景

Characteristics		<−2.0 N=1050	−2.0 to <−1.5 N=443	−1.5 to <−1.0 N=733	−1.0 to <−0.5 N=1429	≧−0.5 N=5494	Total N=9149
Gestational age (wks)	Mean	26.3±1.2[a]	25.9±1.4[a]	25.8±1.4[a]	25.7±1.4[a]	25.4±1.5	25.6±1.5
Birth weight (g)	Mean	523±114[a]	639±120[a]	688±136[a]	735±150[a]	828±192	758±200
Sex (male)	n/N (%)	539 (51.3)	223 (50.3)	395 (53.9)	782 (54.7)	2931 (53.3)	4870 (53.2)
Cesarean section	n/N (%)	958 (91.2)[§1]	369 (83.3)[§1]	561 (76.5)[§1]	1001 (70.0)[§1]	3352 (61.0)	6241 (68.2)
Plurality (multipara)	n/N (%)	335 (31.9)[§1]	174 (39.3)[§1]	323 (44.1)[§1]	648 (45.3)[§1]	2815 (51.2)	4295 (46.9)
Multiple birth	n/N (%)	224 (21.3)[§2]	125 (28.2)[§1]	205 (28.0)[§1]	379 (26.5)[§1]	970 (17.7)	1903 (20.8)
Maternal hypertension	n/N (%)	479 (45.6)[§1]	117 (26.4)[§1]	101 (13.8)[§1]	80 (5.6)[§1]	113 (2.1)	890 (9.7)
Clinical chorioamnionitis	n/N (%)	76 (7.2)[§1]	71 (16.0)[§1]	152 (20.7)[§1]	371 (26.0)[§3]	1613 (29.4)	2283 (25.0)
Antenatal steroids	n/N (%)	499 (47.5)[§1]	220 (49.7)[§2]	337 (46.0)[§3]	680 (47.6)[§1]	2267 (41.3)	1710 (43.2)

§1 (P<0.001), §2 (P<0.01) and §3 (P<0.05) are for non-growth restricted infants with the BWSDS≧−0.5.
[a] (P<0.001) is for the comparison with non-growth restricted infants with the BWSDS≧−0.5.
（Yamakawa T, et al. Early Hum Dev. 2016; 92: 7-11[12]）

超早産児の出生体重分布

Neonatal research network of Japan に登録された 2003〜2010 年に出生した在胎 28 週未満の超早産児 9,149 名を対象に，在胎別に新たに作成された在胎期間別体格値をもとに算出された出生体重 SD スコア（BWSDS）の分布を表3[12]に示した．全体でみると−1.5 SD 未満の児は 16.3%で，在胎週数が増えるほど−2.0 SD 未満の児の割合が高くなる傾向がみられている．これらの児の出生前の臨床的背景をみると，−0.5 SD で出生した児に比べ SD スコアが小さいほど母体高血圧（妊娠高血圧症候群や HELLP 症候群を含む）の割合が高く，帝王切開率も高かった．その一方で，臨床的絨毛膜羊膜炎の割合が低かった 表4[12]．

新生児期の合併症

低血糖

発症頻度

正期産 SGA 児（出生体重 10 パーセンタイル未満）を対象に，低血糖の定義を生後 3 時間までを 35 mg/dL 未満，3〜24 時間までを 40 mg/dL 未満，24 時間以後を 45 mg/dL と定義し，生後 48 時間まで検討した報告では，低血糖の発生率は 14.7%（95%信頼区間: 9.8〜19.6%）で，平均の発生時間は生後 6.1 時間（0.8〜34.2 時間）であったという[13]．

同様に正期産 SGA 児（出生体重 10 パーセンタイル未満）を対象に低血糖の定義を 2.6 mmol/L（47 mg/dL に相当）未満として検討した報告では，出生体重が 5〜10 パーセンタイルの児では生後 36 時間までの低血糖の頻度は 22%，5 パーセンタイル未満の児では 28%とより高頻度で，出現する時間も 1 時間ほど早かったと報告されている 図5[14]．

発症機序

生後 24 時間の新生児の血糖値の恒常性は以下の機序で保たれている．まず，分娩により新生児のカテコラミンが上昇する．これにより子宮内でエネルギーの消費と蓄積のバランスをとっていたインスリンとグルカゴンの比率は，グルカゴン濃度の上昇によって逆転する．グリコーゲン合成は抑制され，一方でグリコーゲンの分解が進行してグルコース産生が増加する．肝臓のグリコーゲンは正期産児で

3 胎児発育不全—新生児期の問題—

は生後10時間ほどはグルコースの供給に十分な貯蔵があり，生後数時間は速やかに反応してグルコース供給を行うことができる．また生後4〜6時間にはコルチゾールや成長ホルモン，増加したグルカゴンが遊離アミノ酸を利用して盛んに糖新生が増加する．このように母体からのグルコース供給の遮断による一時的な血糖値の低下は生後1〜2時間が最低となり（25〜30 mg/dL），血糖値は上記の機序による内因性のグルコース供給と授乳により生後24〜48時間までには上昇に転じる 図6 [15]．

SGA児に低血糖が出現しやすいのは，肝臓におけるグリコーゲン貯蔵の低下が主原因とされているが，一部のSGA児では高インスリン血症も伴っている．また，asymmetric SGA児では中枢神経系のグルコース利用が供給を上回る場合や，多血症によって赤血球のグルコース利用の増加も低血糖の誘因となる．

低血糖の定義とスクリーニング

健康な新生児であっても生後1〜2時間には25〜30 mg/dL程度に低下（一過性低血糖あるいは生理的低血糖）するが，何ら低血糖の徴候を示さない．このような出生直後の血糖値の低下はほとんどのほ乳類に認められており，出生後の生存のためや，糖新生の刺激のため，授乳を促すためなど出生後の適応を目的としたものではないかと推測されている．したがって，低血糖を疑わせる徴候がない限り，生後2〜4時間の血糖値の測定は過剰な介入の懸念があるため必要がないと思われる．

この時期以後の低血糖の定義については，血糖値と予後との関連性は一定しておらず，コンセンサスを得られたガイドラインは確立していない．2011年に米国小児科学会が生後24時間までの正期産SGA児，late preterm児，IDM (infants of diabetic mother)，large for gestational age児を対象とした血糖値のスクリーニングとその対応について指針を発表している 図7 [16]．SGA児やlate preterm児については生後24時間まで血糖値をモニターすることが勧められている．

多血症

新生児のヘマトクリットは生後2時間あたりが最も高値となり，生後12〜24時間で定常状態となる．新生児多血症は，静脈血ヘモグロビン濃度が22 g/dL以上，またはヘマトクリットが65％以上の場合と定義されている．発症頻度はローリスク正期産児の2％に対して正期産SGA児は15％と高率である．SGA児に高率に多血症が発症しやすいのは，子宮内での慢性の低酸素状態によるエリスロポエチン産生増加に由来する．

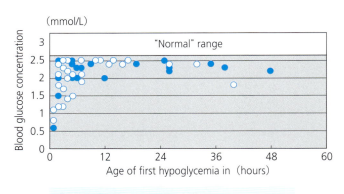

図5 最初に低血糖を認めた生後時間の分布
(Mejri A, et al. Paediatr Child Health. 2010; 15: 271-5 [14])

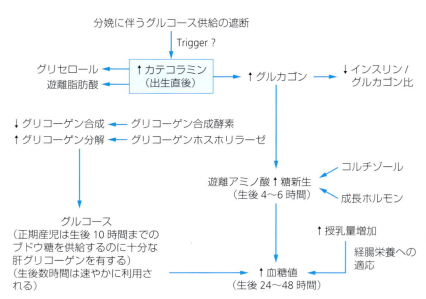

図6 生後24時間までのグルコース恒常性維持のメカニズム
(Adamkin DH. Pediatr Clin N Am. 2015; 62: 385-409) [15]

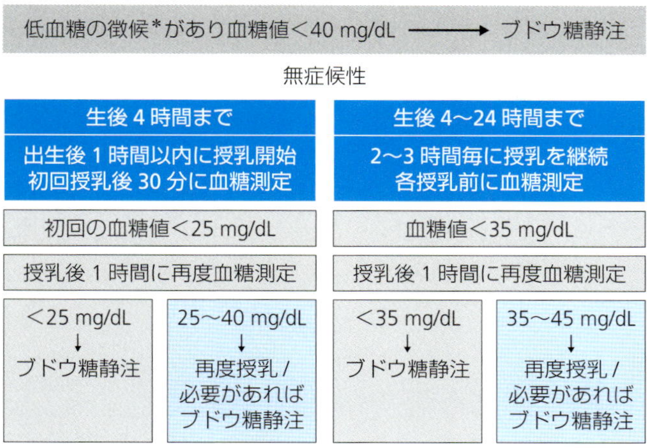

低血糖の徴候*があり血糖値<40 mg/dL → ブドウ糖静注
無症候性
生後 4 時間まで
出生後 1 時間以内に授乳開始
初回授乳後 30 分に血糖測定
生後 4〜24 時間まで
2〜3 時間毎に授乳を継続
各授乳前に血糖測定
初回の血糖値<25 mg/dL
血糖値<35 mg/dL
授乳後 1 時間に再度血糖測定
授乳後 1 時間に再度血糖測定
<25 mg/dL
ブドウ糖静注
25〜40 mg/dL
再度授乳/必要があればブドウ糖静注
<35 mg/dL
ブドウ糖静注
35〜45 mg/dL
再度授乳/必要があればブドウ糖静注

*低血糖の徴候：易過敏性，振戦，過剰なモロー反射，甲高い泣き声，痙攣，不活発，筋緊張低下，チアノーゼ，無呼吸，哺乳力低下など
・血糖値の目標：定時の授乳前血糖値 45 mg/dL 以上
・静注量：40〜50 mg/dL の血糖値を得るためには，10% グルコース 200 mg/kg（2 mL/kg）もしくは 5〜8 mg/kg/分（80〜100 mL/kg/日）

図 7 生後 24 時間までの低血糖スクリーニングとその対応

（Adamkin DH, et al. Pediatrics. 2011; 127: 575–8）[16]

多血症によって血液の粘度が増加すると全身に種々の異常をきたす **表 5** ．SGA 児を含め多血症は IDM，large for gestational age 児，一卵性双胎のうちの出生体重が大きい方の児などではそのリスクが高いため，生後 2，6，12，24，48，72 時間に静脈血ヘマトクリットを測定する．

多血症合併児の管理を **図 8** [17]に示す．部分交換輸血は末梢動脈と静脈（あるいは中心静脈）を利用し瀉血と生理食塩水の静注を同時に行う．なお，部分交換輸血が予後に及ぼす効果については質の高い研究が乏しくエビデンスが確立していない．現時点では，無症状の多血症に部分交換輸血を行うことは勧められない．

血小板減少，白血球減少

SGA 児では白血球減少がしばしば認められる．在胎週数と出生年月をマッチさせ SGA 児（出生体重 10 パーセンタイル未満）と比較検討した最近の報告[18]によれば，白血球数 1,000/μL 未満の割合は，非 SGA 児の 1%（46/3650）に比べて SGA 児で 6%（207/3650）と有意に多く，さらに血小板減少は白血球減少を伴う SGA 児の 64%に認められた．また，白血球数は，約 1 週間にわたり標準値に比べ低値を持続していたという．

SGA 児にみられる白血球減少の機序は不明な点が多い．これまで妊娠高血圧症候群や妊娠高血圧腎症が子宮内の慢性的な低酸素状態をもたらしその結果起こる骨髄抑制が白血球減少の原因と推測されてきた．しかし，先の検討[18]では，妊娠高血圧症候群や妊娠高血圧腎症との明らかな関連性は認められておらず，報告者らはおそらく胎児発育不全自体が白血球減少や血小板減少をもたらすのではないかと推測し，SGA 性白血球減少症，SGA 性血小板減少症と呼ぶことを提唱している．また，白血球減少を伴う SGA 児に対してガンマグロブリンや G-CSF（granulocyte colony-stimulating factor）が使用は有意な効果は得られなかった．なお，現時点では，SGA 児の白血球減少に対する G-CSF やガンマグロブリン投与の効果に関するエビデンスは確立していない．興味深いことに白血球減少は遅発型敗血症のリスクを増加させることはなかったが，壊死性腸炎のリスクを有意に増加させていたことも併せて報告されている．

表 5 多血症や過粘度症候群に伴う合併症

中枢神経系	嗜眠傾向，筋緊張低下，易過敏性，痙攣，脳梗塞
代謝	低血糖，高ビリルビン血症，低カルシウム血症
呼吸・循環器系	頻脈，多呼吸，呼吸窮迫，チアノーゼ，皮膚暗赤色 胸部 X 線：心拡大，肺血流増加 心エコー：肺血管抵抗増加，心拍出量低下，新生児遷延性肺高血圧症
消化器系	哺乳力低下，嘔吐，残乳量増加，壊死性腸炎
腎・泌尿器系	乏尿，一過性高血圧，腎静脈血栓症，睾丸梗塞，持続勃起症
血液	軽度の血小板減少 血栓症（稀）

静脈血ヘマトクリット（Hct）：65% 以上
脱水症を除外（体重減少率を評価）
症候性
非症候性
Hct 75% 以上
Hct 70〜74%
Hct 65〜69%
輸液を考慮
症状を観察
部分交換輸血

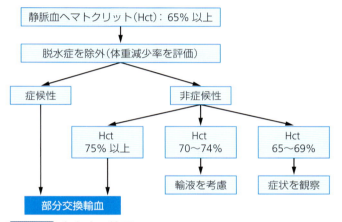

図 8 多血症の管理

（Sarkar S, et al. Semin Fetal Neonatal Med. 2008; 13: 248–55）[17]

早産 SGA 児の短期予後に対する影響

SGA として出生した早産児は，未熟性に加えて，子宮内環境の悪化による慢性的なストレスという二重の負荷により，同じ在胎であれば AGA 児に比べて予後が不良であることは広く知られているところである．だが，一部の合併

3 胎児発育不全—新生児期の問題—

表6 出生体重のSDスコア別にみた超早産児の短期予後

	n	n/N (%)	調整オッズ比 (96%信頼区間)¶
RDS			
<−2.0 (N=1050)	804	76.6 §2	0.75 (0.62−0.89)
−2.0− <−1.5 (N= 443)	351	79.2 §2	1.04 (0.81−1.33)
−1.5− <−1.0 (N= 733)	536	73.1	0.82 (0.68−0.98)
−1.0− <−0.5 (N=1429)	1025	71.7	0.86 (0.75−0.99)
≧−0.5 (N=5494)	3986	72.6	1
合計	6702	73.3	
		P=0.011	P=0.003
脳室内出血（III−IV）			
<−2.0 (N=1050)	85	8.1 §2	1.02 (0.77−1.35)
−2.0− <−1.5 (N= 443)	37	8.4	0.90 (0.63−1.29)
−1.5− <−1.0 (N= 733)	59	8.0 §3	0.81 (0.61−1.03)
−1.0− <−0.5 (N=1429)	134	9.4	0.94 (0.77−1.15)
≧−0.5 (N=5494)	593	10.8	1
合計	908	9.9	
		P=0.058	P=0.613
脳室周囲白質軟化症			
<−2.0 (N=1050)	47	4.5	0.93 (0.65−1.34)
−2.0− <−1.5 (N= 443)	20	4.5	0.93 (0.58−1.50)
−1.5− <−1.0 (N= 733)	29	4.0	0.80 (0.54−1.19)
−1.0− <−0.5 (N=1429)	61	4.3	0.87 (0.65−1.15)
≧−0.5 (N=5494)	261	4.8	1
合計	418	4.6	
		P=0.609	P=0.753
敗血症			
<−2.0 (N=1050)	214	20.4 §1	2.20 (1.80−2.70)
−2.0− <−1.5 (N= 443)	83	18.7 §3	1.72 (1.32−2.24)
−1.5− <−1.0 (N= 733)	111	15.1	1.23 (0.98−1.536)
−1.0− <−0.5 (N=1429)	203	14.2	1.09 (0.92−1.26)
≧−0.5 (N=5494)	796	14.5	1
合計	1407	15.4	
		P<0.001	P<0.001
壊死性腸炎			
<−2.0 (N=1050)	48	4.6 §3	2.41 (1.64−3.55)
−2.0− <−1.5 (N= 443)	17	3.8	1.58 (0.94−2.67)
−1.5− <−1.0 (N= 733)	22	3.0	1.11 (0.70−1.76)
−1.0− <−0.5 (N=1429)	46	3.2	1.15 (0.82−1.61)
≧−0.5 (N=5494)	166	3.0	1
合計	299	3.3	
		P=0.289	P<0.001
未熟児網膜症（国際分類 stages III−IV）†			
<−2.0 (N= 839)	373	44.5	1.36 (1.149−1.62)
−2.0− <−1.5 (N= 362)	172	47.5	1.36 (1.09−1.71)
−1.5− <−1.0 (N= 626)	267	42.7	1.04 (0.87−1.24)
−1.0− <−0.5 (N=1247)	522	41.9	0.96 (0.841−1.09)
≧−0.5 (N=4743)	2079	43.8	1
合計	3413	43.7	
		P=0.491	P=0.001
慢性肺疾患†			
<−2.0 (N= 839)	384	45.8 §1	2.21 (1.85−2.65)
−2.0− <−1.5 (N= 362)	155	42.8 §1	1.77 (1.40−2.23)
−1.5− <−1.0 (N= 626)	231	36.9	1.28 (1.07−1.54)
−1.0− <−0.5 (N=1247)	418	33.5	1.05 (0.91−1.21)
≧−0.5 (N=4743)	1596	33.6	1
合計	2784	35.6	
		P<0.001	P<0.001
死亡			
<−2.0 (N=1050)	262	25.0 §1	4.63 (3.75−5.720)
−2.0− <−1.5 (N= 443)	87	19.6 §2	2.32 (1.76−3.06)
−1.5− <−1.0 (N= 733)	127	17.3	1.69 (1.35−2.12)
−1.0− <−0.5 (N=1429)	197	13.8	1.14 (0.95−1.37)
≧−0.5 (N=5494)	812	14.8	1
合計	1485	16.2	
		P<0.001	P<0.001

¶ 在胎，初産・経産，多胎，分娩方法，母体高血圧，臨床的絨毛膜羊膜炎，出生前ステロイドの有無で調整
† 修正36週時点の判定
§1 ($P<0.001$)，§2 ($P<0.01$)，§3 ($P<0.05$) vs SDスコア≧−0.5
(Yamakawa T, et al. Early Hum Dev. 2016; 92: 7−11[12])

症については必ずしも見解が一致しているとは限らない．これは，報告者によりSGA児の判定に用いる在胎期間別出生時体格値が異なっていることや，SGA児と判定するためのカットオフポイントが異なっている（例：3あるいは10パーセンタイル，−1.5あるいは−2 SDなど）こと，検討対象の在胎期間の相違，背景となる母体合併症やその管理方法の相違などが関与しているものと推測される．

わが国のNRNデータベースによる超早産児の検討

対照（−0.5 SD以上の児）との群間比較では，死亡率や呼吸窮迫症候群（respiratory distress syndrome: RDS），敗血症，修正36週時点の慢性肺疾患の発生率はSDスコアが低いほど高率であった．しかし，在胎や性，および母体要因によって調整すると，対照に比べてRDSは−1 SD未満で発生率が低い傾向にあり，壊死性腸炎は−2 SD未満，敗血症と未熟児網膜症（stage III以上）は−1.5 SD未満，慢性肺疾患および死亡は−1 SD未満で合併するリスクが高かった．一方，重症脳室内出血や脳室周囲白質軟化症のリスクはSDスコアと有意な関連性はなかった 表6 [12]．

さらに在胎期間別に検討すると，各在胎期間において死亡率は−1 SD未満ではSDスコアが低いほど高い傾向にあり，慢性肺疾患については在胎26，27週で−1 SD未満の児が，未熟児網膜症については在胎27週で−2 SD未満の児で有意にリスクが高かった．このような結果は，慢性肺疾

患や未熟児網膜症は，より在胎が進んだ超早産児ほど胎児発育不全がより強く影響することを示すものと考えられる．

諸外国の検討

1995～2007年に出生した在胎24～31週の早産児のうち出生体重が50パーセンタイル未満の9,756名を対象としたイスラエルのpopulation-based studyでは，周産期要因を調整すると，対照（出生体重が25～50パーセンタイル）に比して25パーセンタイル未満では死亡，未熟児網膜症，および慢性肺疾患のリスクが高く，壊死性腸炎は10パーセンタイル未満でリスクが高かったという．しかし，重症脳室内出血や脳室周囲白質軟化症のリスクには有意な傾向はみられなかった[19]．この検討でも我々と同様に，SGAの程度によって死亡や合併症のリスクが異なることが示されている（ちなみに，3パーセンタイルは－1.88SD，10パーセンタイルは－1.28SD，25パーセンタイルは－1.15SDに相当）．

カナダでは，2003～2008年に出生し全国のNICUに入院した在胎33週未満の早産児11,909名を対象に，出生体重が10パーセンタイル未満の児をSGA児と定義し，non-SGA児を対照として死亡や合併症のリスクが検討されている[20]．それによれば，在胎33週未満の早産児全体では，死亡退院や壊死性腸炎，慢性肺疾患，未熟児網膜症のリスクはSGA児がnon-SGA児に比べ有意に高かったという．一方，RDSのリスクはSGA児で有意に低かった．我々やイスラエルの報告と同様に，脳室内出血や脳室周囲白質軟化症についてはSGA児でそのリスクが変化することはなかった．

これまで示してきたように，在胎28週未満あるいは在胎32～33週未満の早産SGA児の短期予後に関する日本やイスラエル，カナダにおける多数例を対象にした最近の検討結果はほぼ一致している．

◆　◆　◆

おわりに

すでに述べたようにSGA児の主要原因はFGRであり，現代の新生児医療をもってしても，特に早産SGA児の予後をさらに向上させることは容易ではない．したがって妊娠中のFGR予防や早期介入がより重要となる．

文　献

1) Lee PA, Chernausek SD, Hokken-Koelega AC, et al. International Small for Gestational Age Advisory Board. International Small for Gestational Age Advisory Board consensus development conference statement: management of short children born small for gestational age, April 24-October 1, 2001. Pediatrics. 2003; 111(6 Pt 1): 1253-61.
2) Clayton PE, Cianfarani S, Czernichow P, et al. Management of the child born small for gestational age through to adulthood: a consensus statement of the International Societies of Pediatric Endocrinology and the Growth Hormone Research Society. J Clin Endocrinol Metab. 2007; 92: 804-10.
3) Nafday SM. Abnormalities of fetal growth. In: Campbell DE, ed. Neonatology for primary care. American Academy of Pediatrics; 2015. p.323-44.
4) Bertino E, Fabris C, DeCurtis M. Neonatal anthropometric charts: what they are, what they are not. Arch Dis Child. Fetal Neonatal Ed. 2007; 92: 7-10.
5) 板橋家頭夫，藤村正哲，楠田聡，他（日本小児科学会新生児委員会）．日本小児科学会新生児委員会報告．新しい在胎期間別出生時体格標準値の導入について．日児誌．2010; 114: 1271-93.
6) 日本小児科学会新生児委員会．「新しい在胎期間別出生時体格標準値」の修正について．日児誌．2010; 114: 1771-806.
7) Itabashi K, Miura F, Uehara R, et al. New Japanese neonatal anthropometric charts for gestational age at birth. Pediatr Int. 2014; 56: 702-8.
8) 小川雄之亮，岩村透，栗谷典量，他．日本人の在胎別出生時体格基準値．日新生児会誌．1998; 34: 624-32.
9) Cole TJ. Fitting smoothed centile curves to reference data. J R Stat Soc. 1988; 151: 385-418.
10) 日本小児科学会新生児委員会報告「新しい在胎期間別出生時体格標準値」（修正版）http://www.jpeds.or.jp/saisin/saisin_100924.html
11) 板橋家頭夫．日本人在胎期間別出生時体格基準値の作成に関する研究．厚生科学研究費補助金・子ども家庭総合研究事業「周産期母子医療センターネットワーク」による医療の質の評価と，フォローアップ・介入による改善・向上に関する研究（総括分担研究報告書）．2009.
12) Yamakawa T, Itabashi K, Kusuda S. Neonatal Research Network of Japan. Mortality and morbidity risks vary with birth weight standard deviation score in growth restricted extremely preterm infants. Early Hum Dev. 2016; 92: 7-11.
13) Holtrop PC. The frequency of hypoglycemia in full-term large and small for gestational age newborns. Am J Perinatol. 1993; 10: 150-4.
14) Mejri A, Dorval VG, Nuyt AM, et al. Hypoglycemia in term newborns with a birth weight below the 10th percentile. Paediatr Child Health. 2010; 15: 271-5.
15) Adamkin DH. Metabolic screening and postnatal glucose homeostasis in the newborn. Pediatr Clin N Am. 2015; 62: 385-409.
16) Adamkin DH; Committee on Fetus and Newborn. Postnatal homeostasis in late-preterm and term infants. Pediatrics. 2011; 127: 575-8.
17) Sarkar S, Rosenkrantz TS. Neonatal polycythemia and hyperviscosity. Semin Fetal Neonatal Med. 2008; 13: 248-55.
18) Christensen RD, Yoder BA, Baer VL, et al. Early-onset neutropenia in small-for-gestational-age infants. Pediatrics. 2015; 136: e1259-67.
19) Grisaru-Granovsky S, Reichman B, Lerner-Geva L, et al. Israel Neonatal Network. Mortality and morbidity in preterm small-for-gestational-age infants: a population-based study. Am J Obstet Gynecol. 2012; 206: 150. e1-7.
20) Qiu X, Lodha A, Shah PS, et al. Neonatal outcomes of small for gestational age preterm infants in Canada. Am J Perinatol. 2012; 29: 87-94.

〈板橋家頭夫〉

Chapter I 定義・疫学

4 死亡率や障害などへのインパクト（乳児〜幼児）

周産期医療の進歩は近年ますます向上し，今まで生存できなかった重症の fetal growth restriction（FGR）/small for gestational age（SGA）児（以下，SGA児とする）や超早産で出生したSGA児が救命されるようになった．これらの児の乳幼児期や学童期の成長・発達予後への影響が注目されている．本稿ではSGA児の乳幼児期の成長障害や神経発達症群について文献を基に述べる．なお，SGAの定義に関しては共通の基準がなく，国や報告によって用いられている定義が異なる．本稿では，文献におけるSGAの定義をそのまま「SGA」として取り扱うこととする．

成長障害（低身長）

SGA児は成長障害，なかでも幼児期の低身長のハイリスクであることはよく知られている．出生体重と身長がともに在胎齢相当の10パーセンタイル未満で，かつ出生体重または身長のどちらかが在胎齢相当の−2標準偏差（SD）未満で出生したSGA児が，2歳までに身長がキャッチアップしない（−2 SD以上とならない）場合，「SGA性低身長症」と診断される[1]．SGA児の約10％の児が3歳時点でキャッチアップしない[2,3]．3歳時点でキャッチアップしなかった児の多くが成人期の低身長となることが報告されているため[1,4]，わが国では3歳時点で身長が−2.5 SD未満の重度のSGA性低身長症の児に成長ホルモン（growth hormone: GH）治療が行われている[5,6]．

GH治療の適応となる重度のSGA性低身長症の発生頻度を明らかにするために，我々は2006〜2008年に神戸市で出生した27,228人の児を対象に，population-basedコホート研究を実施した[7]．3歳時にGH治療の適応となるSGA性低身長の発生頻度は0.06％であった．正期産児と早産児において発生頻度に有意差はなかった．しかし，34〜41週群（0.05％）に比べ34週未満群（0.39％）では有意に発生頻度が高かった（P=0.02; 図1 ）[7]．わが国ではおよそ1,800人に1人の割合で3歳時にGH治療の適応となる重度のSGA性低身長症が発生していると推測される．

さらに，我々はSGA児の乳幼児期の身長の成長パターンを調べるため，神戸市で2006〜2009年に出生体重または身長が−2 SD未満で出生したSGA児1,063人を対象に，生後4カ月，9カ月，1歳6カ月，3歳時点で−2 SD以上にキャッチアップした児の割合（キャッチアップ率）を在

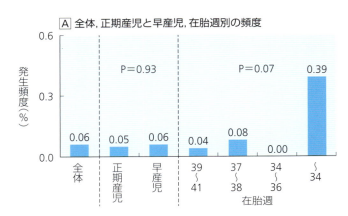

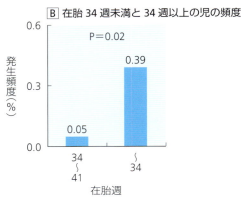

図1 成長ホルモン治療の適応となる重度のSGA性低身長症の発生頻度

A: 全体，正期産児と早産児，在胎週別の頻度．
B: 在胎34週未満と34週以上の児の頻度
(Fujita K, et al. Pediatr Int. 2016; 58: 372–6[7])

胎週別に解析した[3]．3歳時点でのキャッチアップ率は，全体で1,029/1,067人（96％）であった．つまり，この研究のSGAの定義では3歳時に約4％で低身長症が発生した．このキャッチアップ率には，在胎週依存があった（在胎39〜41週: 98％，37〜38週: 95％，34〜36週: 94％，34週未満: 86％）．在胎週の小さいSGA児ほど身長のキャッチアップ率が低く，幼児期の低身長の発症リスクが高い．その経過は，在胎39〜41週のSGA児では，生後4カ月時点で90％以上の児がキャッチアップした．一方，在胎34週未満では生後4カ月時で13％，9カ月時で41％，1歳6カ月時で73％，3歳時で91％とゆっくり増加した 図2 [3]．SGA児のキャッチアップ率は在胎週数が大きいほどより早期に増加し，その後は大きく変化しないのに対し，在胎週数が小さいほどキャッチアップ率が時間とともに増加していくという特徴がある．

4 死亡率や障害などへのインパクト（乳児〜幼児）

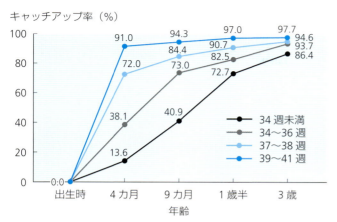

図2 SGA児の身長の在胎週別キャッチアップ率
（Maeyama K, et al. Sci Rep. 2016; 6: 38659[3]）

運動発達遅滞

我々は，対象を母体および胎盤臍帯要因で早産となった極低出生体重（very low birth weight: VLBW）に限定し，修正3歳時に新版K式発達検査を用いてSGA児の精神運動発達予後を評価した[8]．SGAの定義に関しては，−2 SDを下回って出生した児を重症SGA，−1.28〜−2 SDの間をSGAと定義した．1999〜2006年に神戸大学医学部附属病院周産母子センターで出生し，母体および胎盤・臍帯要因で早産となったVLBWで修正3歳時に発達検査を施行した104人を対象とした．在胎28週以上の64人と在胎28週未満の40人を，重症SGA，SGA，appropriate for gestational age（AGA）の3群に分け，修正3歳時での発達指数（developmental quotient: DQ）を比較した．在胎28週以上のVLBWは，AGAが36人，SGAが13人，重症SGAが15人に分類された．重症SGAの3歳時のDQは全領域95，姿勢・運動領域102，認知・適応領域92，言語・社会領域93と良好な値で，SGAやAGAと比較しても有意な差はなかった（図3A）[8]．在胎28週未満のVLBWは，AGAが30人，SGAが2人，重症SGAが8人に分類された．しかし，SGAは2人と少なかったので，AGAと重症SGAで検討を行った．重症SGAの3歳時のDQは，全領域77，姿勢・運動領域56，認知・適応領域81，言語・社会領域78であり，姿勢・運動領域のみAGAと比較して有意に低値であった（P＜0.01，図3B）[8]．姿勢・運動領域のDQが低値となるものの，重症SGA児には新生児期の頭蓋内合併症（脳室内出血や脳室周囲白質軟化症）を発症した児がいなかった．SGA児の4〜7歳時点の頭部MRI検査所見はAGA児と比較して大脳皮質面積や灰白質・白質容量の減少を伴う大脳半球容量が減少している報告があり[9]，脳の形成過程や発育の影響がこの3歳時の運動発達遅延と関連があるかもしれない．この重症SGA児にみられた3歳時の運動発達遅延は，我々の経験からいわゆる脳性麻痺よりも，将来キャッチアップする運動発達遅延と推察する．VLBWとして出生した重症SGAは，在胎28週以上では相応の精神運動発達が得られる．しかし，在胎28週未満の超早産では，新生児期の頭蓋内合併症の発症の指摘がなくても，3歳時の運動発達に影響を及ぼす可能性がある[8]．

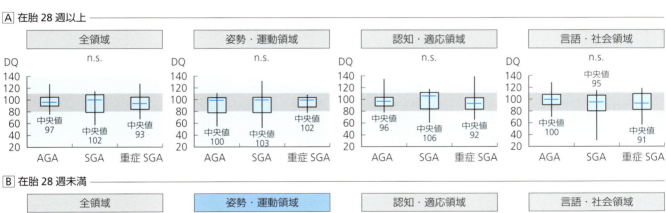

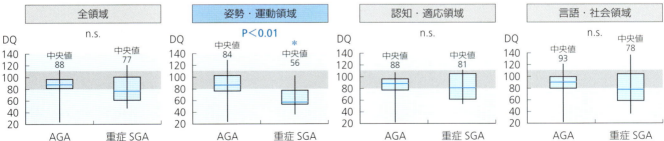

図3 極低出生体重児の修正3歳時の発達指数：AGA，SGA，重症SGA児での比較
DQ: 発達指数，n.s.: 有意差なし．DQが80〜110が正常域　（Kato T, et al. Brain Dev. 2016; 38: 188-95[8]）より作図）

4 死亡率や障害などへのインパクト（乳児〜幼児）

神経発達症群

神経発達症群の中には，知的障害（intellectual disability: ID），自閉スペクトラム症（autism spectrum disorder: ASD），注意欠如・多動症（attention-deficit/hyperactivity disorder: AD/HD），学習障害（learning disorder: LD）などが含まれるが，学習障害は基本的には就学後に診断されるものであるため，乳幼児を対象とした本稿においては，知的障害，ASDとAD/HDについて述べる．

知的障害（ID）

近年では「精神遅滞」，「精神薄弱」，「知的障害」，「知的能力障害」は同義として使用されることが多い．「精神遅滞（mental retardation）」は使用しない方が望ましいとされているため，本稿では，DQまたは知能指数（intelligence quotient: IQ）が70未満のことを「知的障害」の用語に統一する．SGA児の知的予後については，VLBWとして出生したSGA児のDQはAGA児と比較して1歳10カ月時や2歳時では差がなく[10,11]，知的予後への影響は少ないという報告もあるが，早産SGA児は乳幼児期〜就学前後年齢における知的障害のリスクであるという報告の方が多い[8,12-16]．

Sungらは，VLBWのSGA児を出生週数でマッチさせたAGA児と比較した研究を報告した[12]．1985〜1988年に，アメリカのロードアイランド州にある病院で出生し3歳までフォローし得たVLBW児（出生体重1,250 g以下，32週未満）81人を対象とした．うち27人が10パーセンタイル未満のSGA児であった．このSGA群と在胎週数でマッチさせたAGA児（AGA-GA群）を比較し，VLBWで出生したSGA児はAGA児に比べて1〜3歳時に知的予後が劣るかどうかを調べた．発達検査には，1歳時と2歳時にはBayley Scales of Infant Developmentを修正月齢で行い，3歳時にはMcCarthy Scales of Children's Abilitiesを生活年齢で行い評価した．SGA児はAGA-GA児と比べて1〜3歳において精神や認知指数は低かった 表1 ．Gutbrodらの研究では[14]，VLBWのSGA児は生後5カ月や20カ月の乳児期，幼児期早期においては，AGA-GA児よりも有意にIQが低く，生後56カ月の幼児期になると，SGA児はAGA-GA児より有意に言語・理解面において劣っていた．しかし一方で，SGA児よりも出生体重でマッチさせたAGA（AGA-BW）児の方がIQや全体的な理解力において劣っていた．Feldmanらの報告でも，早産のSGA児は1歳，2歳時の認知能力はAGA-BW児やAGA-GA児に比して劣るとし，1,000 g未満で出生したSGA児が最も予後が悪かったと述べている[17]．

表1 極低出生体重児の知的予後の比較：SGA対AGA

年齢	テスト内容	SGA群	AGA-GA群
1歳	Bayley MDI	95±16*	106±17
2歳	Bayley MDI	98±22*	116±18
3歳	McCarthy GCI	87±16*	102±16

AGA-GA群：在胎週数でマッチさせたAGA児
Bayley MDI: Bayley Mental Developmental Index
McCarthy GCI: McCarthy General Cognitive Index
*$P<0.05$ vs AGA-GA
（Sung IK, et al. J Pediatr. 1993; 123: 618-24[12]より一部改変）

一方，正期産SGA児の知的予後を検討した報告は，早産児の検討に比して数が少ない．Theodoreの報告では，正期産のSGA児はAGA児と比べて，7歳時におけるIQに有意な差はなかったとしている[18]．また，わが国における正期産児のSGA児の評価でも，2.5歳時には言語・運動ともに発達の遅れを認める傾向にあり，5.5歳になっても認知面でも遅れを認めた結果となったが，いずれも統計学的有意差の出るものではなかった[19]．正期産のSGA児は教育レベルや社会適応という点においてはAGA児と特に差はなかったとする報告もある[20]．

以上をまとめると，知的予後に関して，正期産SGA児はAGA児と変わりはない．早産自体が知的障害のリスクであるものの，早産SGA児においてはAGA児に比して知的障害のリスクが高いと言えるだろう．

自閉スペクトラム症（ASD）

SGA児とASDの関連についての報告も知的障害と同じく，早産SGA児は，早産自体がASDのリスク因子として影響している可能性があるため，正期産と早産で区別して検討している報告が多い．SGA児は正期産でも早産でもASDのリスクが高いと考えられる[21-24]．

在胎28週未満の超早産児におけるASDの合併に関する検討について，アメリカで行われた多施設大規模コホート研究がある[21]．2002〜2004年に在胎28週未満で出生し，生後10年まで生存した1,198人のうち，生後初期の血液サンプルの残っている889人を対象とした．周産期の情報としては母体感染症とSGAの有無を収集した．SGAの定義は出生体重が-2SD未満と定義した．対象者に対して，10歳時にSocial Communication Questionnaire（SCQ），Autism Diagnostic Interview-Revised（ADI-R），Autism Diagnostic Observation Schedule, Second Version（ADOS-2）を用いてASDの評価を行い，IQに関してはSchool-Age Differential Ability Scales-IIを用いて評価し，IQ 70未満を知的障害（ID）と定義した．ASD+/ID-群，ASD+/ID+群，ASD-/ID+群，ASD-/ID-群の4群に分けてASD/IDの

4 死亡率や障害などへのインパクト（乳児〜幼児）

表2 超早産児における自閉スペクトラム症と知的障害の合併リスク

	ASD+/ID− (N=27)	ASD+/ID+ (N=32)	ASD−/ID+ (N=71)	ASD−/ID− (N=710)
男児	2.1（0.9–5.0）	2.9（1.3–6.8）*	2.1（1.2–3.6）*	1.0
在胎 23〜24 週出生	4.4（1.7–11）*	2.9（1.3–6.6）*	1.8（1.03–3.3）*	1.0
SGA 児	9.9（3.3–30）*	2.1（0.5–9.9）	2.0（0.7–5.3）	1.0

ASD: 自閉スペクトラム症，ID: 知的障害
オッズ比（95%信頼区間）
*統計学的有意差あり
(Joseph RM, et al. Am J Obstet Gynecol. 2017; 216: 9[21]）より改変)

表3 自閉スペクトラム症の周産期リスク因子のメタ解析

著者	Gardener H ら[23]	Guinchat V ら[24]
実施年	2007 年 3 月	2011 年 3 月
検索論文数	65/1,290 件	85/1,290 件
リスク因子	**異常胎位**，臍帯合併症，胎児機能不全，出生時外傷，多胎，母体出血，夏生まれ，低出生体重児，**SGA 児**，先天性奇形症候群，**5 分値の低 Apgar score**，哺乳困難，胎便吸引症候群，新生児貧血，ABO または Rh 不適合，**高ビリルビン血症**	父母の高齢，第1子，第3子以降，母体投薬，母体外国籍，早産児，**骨盤位**，予定帝王切開，**低 Apgar score**，**高ビリルビン血症**，先天性欠損症，**SGA 児**

※太字は，ASD のリスク因子であった項目．

表4 注意欠如・多動症のリスク

正期産 vs 早産		AGA vs SGA	
オッズ比	P 値	オッズ比	P 値
0.91（0.45–1.84）	0.80	3.60（1.63–7.95）	0.002

(Heinonen K, et al. BMC Pediatrics. 2010; 10: 8[25] より改変)

リスク因子となる周産期因子を検討した．10 歳時に ASD と ID の両方の評価をした 840 人が最終的な参加人数で，うち ASD は 7.0%（59 人），ID は 12.3%（103 人）だった．うち，ASD+/ID− が 3.2%（27 人），ASD+/ID+ が 3.8%（32 人），ASD−/ID+ が 8.5%（71 人）であった．23〜24 週出生の児も ASD のリスク因子であったが，SGA 児は ASD+/ID− のリスク因子（オッズ比 9.9）であった 表2[21]．また，ASD の周産期リスク因子をメタ解析した報告を表にまとめた 表3[23,24]．各報告で共通して認めた因子には，骨盤位，SGA 児，低 Apgar score，高ビリルビン血症であり，SGA 児そのものが ASD のリスクであることが伺える．

注意欠如・多動症（AD/HD）

SGA 児は AD/HD の発症と関連するという報告が多い．2010 年に報告されたフィンランドの縦断的コホート研究では，AD/HD の発症リスクについて，早産児と正期産児，SGA 児と AGA 児で比較している[25]．1985〜1986 年にフィンランドで出生した 15,311 人の児のうち，2,193 人が本研究に参加した．このうち生後 56 カ月までフォローをし，先天性奇形症候群や染色体異常，+2 SD 以上の large for gestational age 児と 42 週以降出生の過期産児等を除外した 828 人が対象となった．SGA は出生体重が −2 SD 未満の児と定義し，AD/HD の評価は生後 56 カ月時に Conners' Hyperactivity Index−parent version を用いて評価した．統計学的検定には二分法を用い，性別，妊娠中の情報〔多胎妊娠，妊娠中喫煙，両親の教育レベル，母体年齢，母体身長，母体 body mass index（BMI）と妊娠中の母体体重増加〕，生後 56 カ月時における精神状態（Columbia Mental Maturity−scale を用いて評価）の補正に加えて，正期産対早産においては SGA か AGA を，AGA 対 SGA においては正期産か早産を補正した．出生週数の違い（正期産か早産か）は，SGA か AGA を補正しても AD/HD の発症リスクにならなかったが，AGA と SGA で比較すると出生週数によらず SGA 児の方が AD/HD を発症するリスクが AGA 児よりも 3.6 倍高かった 表4[25]．わが国における 2004 年の報告では，VLBW 児の 5〜6 歳時における AD/HD の発症リスクには母体の妊娠高血圧症候群，SGA 児が有意差をもって関与していた[26]．また，先進国（イギリス）と発展途上国（ブラジル）でのコホート研究を比較した報告では，7 歳時の AD/HD のリスク因子は，先進国においては低出生体重児と早産児，発展途上国においては SGA 児であり，注意欠如症に限ると国に関係なく SGA 児が有意に多かった[27]．これらの報告から，SGA，特に早産 SGA 児は，AD/HD のリスクであると言えよう．

おわりに

SGA 児，特に早産 SGA 児は，乳幼児期の低身長，運動発達遅滞，知的障害，ASD，AD/HD のすべての発症リスクが高いと考えられる．また，これらを複数合併する可能

4 死亡率や障害などへのインパクト（乳児〜幼児）

性もある．早産SGA児はこれらを念頭にフォローアップする必要がある．また，早産SGA児の児の独自の介入方法や療育方法の開発が喫緊の課題である．

📖 文 献

1) Lee PA, Chernausek SD, Hokken-Koelega AC, et al. International Small for Gestational Age Advisory Board consensus development conference statement: management of short children born small for gestational age, April 24-October 1, 2001. Pediatrics. 2003; 111: 1253-61.
2) Itabashi K, Mishina J, Tada H, et al. Longitudinal follow-up of height up to five years of age in infants born preterm small for gestational age; comparison to full-term small for gestational age infants. Early Hum Dev. 2007; 83: 327-33.
3) Maeyama K, Morioka I, Iwatani S, et al. Gestational age-dependency of height and body mass index trajectories during the first 3 years in Japanese small-for-gestational age children. Sci Rep. 2016; 6: 38659.
4) Albertsson-Wikland K, Karlberg J. Postnatal growth of children born small for gestational age. Acta Paediatr Suppl. 1997; 423: 193-5.
5) Clayton PE, Cianfarani S, Czernichow P, et al. Management of the child born small for gestational age through to adulthood: a consensus statement of the International Societies of Pediatric Endocrinology and the Growth Hormone Research Society. J Clin Endocrinol Metab. 2007; 92: 804-10.
6) Tanaka T, Yokoya S, Fujieda K, et al. Efficacy and safety of up to 8 years of long-term growth hormone treatment in short children born small for gestational age in Japan: analysis of the subpopulation according to the Japanese guideline. Clin Pediatr Endocrinol. 2012; 21: 57-68.
7) Fujita K, Nagasaka M, Iwatani S, et al. Prevalence of small for gestational age (SGA) and short stature in children born SGA who qualify for growth hormone treatment at 3 years of age: Population-based study. Pediatr Int. 2016; 58: 372-6.
8) Kato T, Mandai T, Iwatani S, et al. Extremely preterm infants small for gestational age are at risk for motor impairment at 3 years corrected age. Brain Dev. 2016; 38: 188-95.
9) De Bie HM, Oostrom KJ, Boersma M, et al. Global and regional differences in brain anatomy of young children born small for gestational age. PLoS One. 2011; 6: e24116.
10) Gortner L, van Husen M, Thyen U, et al. Outcome in preterm small for gestational age infants compared to appropriate for gestational age preterms at the age of 2 years: a prospective study. Eur J Obstet Gynecol Reprod Biol. 2003; 110 Suppl 1: S93-7.
11) Procianoy RS, Koch MS, Silveira RC. Neurodevelopmental outcome of appropriate and small for gestational age very low birth weight infants. J Child Neurol. 2009; 24: 788-94.
12) Sung IK, Vohr B, Oh W. Growth and neurodevelopmental outcome of very low birth weight infants with intrauterine growth retardation: Comparison with control subjects matched by birth weight and gestational age. J Pediatr. 1993; 123: 618-24.
13) McCarton CM, Wallace IF, Divon M, et al. Cognitive and neurologic development of the premature, small for gestational age infant through age 6: Comparison by birth weight and gestational age. Pediatrics. 1996; 98: 1167-78.
14) Gutbrod T, Wolke D, Soehne B, et al. Effects of gestation and birth weight on the growth and development of very low birthweight small for gestational age infants: a matched group comparison. Arch Dis Child. 2000; 82: F208-14.
15) Bilder DA, Pinborough-Zimmerman J, Bakian AV, et al. Prenatal and perinatal factors associated with intellectual disability. Am J Intellect Dev Disabil. 2013; 118: 156-76.
16) Schieve LA, Clayton HB, Durkin MS, et al. Comparison of perinatal risk factors associated with autism spectrum disorder (ASD), intellectual disability (ID), and co-occurring ASD and ID. J Autism Dev Disord. 2015; 45: 2361-72.
17) Feldman R, Eidelman AI. Neonatal state organization, neuromaturation, mother-infant interaction, and cognitive development in small-for-gestational-age premature infants. Pediatrics. 2006; 118: E869-78.
18) Theodore RF, Thompson JMD, Waldie KE, et al. Determinants of cognitive ability at 7 years: a longitudinal case-control study of children born small-for-gestational-age at term. Eur J Pediatr. 2009; 168: 1217-24.
19) Takeuchi A, Yorifuji T, Takahashi K, et al. Neurodevelopment in full-term small for gestational age infants: a nationwide Japanese population-based study. Brain Dev. 2016; 38: 529-37.
20) Viggedal G, Lundalv E, Carlsson G, et al. Neuropsychological follow-up into young adulthood of term infants born small for gestational age. Med Sci Monitor. 2004; 10: CR8-16.
21) Joseph RM, Korzeniewski SJ, Allred EN, et al. Extremely low gestational age and very low birthweight for gestational age are risk factors for autism spectrum disorder in a large cohort study of 10-year-old children born at 23-27 weeks' gestation. Am J Obstet Gynecol. 2017; 216: 9.
22) Schieve LA, Baio J, Rice CE, et al. Risk for cognitive deficit in a population-based sample of US children with autism spectrum disorders: variation by perinatal health factors. Disabil Health J. 2010; 3: 202-12.
23) Gardener H, Spiegelman D, Buka SL. Perinatal and neonatal risk factors for autism: a comprehensive meta-analysis. Pediatrics. 2011; 128: 344-55.
24) Guinchat V, Thorsen P, Laurent C, et al. Pre-, peri- and neonatal risk factors for autism. Acta Obstet Gynecol Scand. 2012; 91: 287-300.
25) Heinonen K, Raikkonen K, Pesonen AK, et al. Behavioural symptoms of attention deficit/hyperactivity disorder in preterm and term children born small and appropriate for gestational age: a longitudinal study. BMC Pediatrics. 2010; 10: 8.
26) Sato M, Aotani H, Hattori R, et al. Behavioral outcome including attention deficit hyperactivity disorder/hyperactivity disorder and minor neurological signs in perinatal high-risk newborns at 4-6 years of age with relation to risk factors. Pediatr Int. 2004; 46: 346-52.
27) Murray E, Pearson R, Fernandes M, et al. Are fetal growth impairment and preterm birth causally related to child attention problems and ADHD? Evidence from a comparison between high-income and middle-income cohorts. J Epidemiol Community Health. 2016; 70: 704-9.

〈森岡一朗，前山花織〉

Chapter I 定義・疫学

5 DOHaD (developmental origins of health and disease)

子宮内環境が低栄養の場合，一般に胎児の発育は抑制され，small for gestational age（SGA）として出生するが，多くの症例において新生児期にcatch-up growthが認められ，発育の抑制を取り戻す．しかし，近年の疫学研究や基礎研究により，生後のcatch-up growthを呈したSGA児は，将来の肥満や耐糖能低下といった非感染性疾患（non-communicable diseases: NCDs）の発症と関連することが明らかとなった．一方，子宮内の過栄養状態も児の将来のNCDs発症と関連することも明らかとなってきた．

本稿では，胎児発育不全（fetal growth restriction: FGR）に焦点を当て，developmental origins of health and disease（DOHaD）の視点より解説したい．DOHaDの概念では，胎児期から新生児期を含む乳児期，幼児期まで含むが，本稿ではFGRがテーマであり，子宮内環境により焦点を当てることを念頭においていただきたい．

Barkar仮説からDOHaD仮説へ

Barkerらは英国の疫学研究（対象は1911～1939年に出生した男児）において，出生体重が軽いほど，成人期における虚血性心疾患発症による死亡率が高いことを報告した[1]．本報告は，胎児期の低栄養が成人後の肥満や糖・脂質代謝異常，高血圧などの発症と関連し，心血管障害による死亡率を上昇させるとする一連の疫学研究の走りでもあり，後にBarker仮説として注目されるに至った．

この現象は，劣悪な子宮内環境に対して胎児の発達中の各臓器が適応しようとし，その適応がエピジェネティックな機序を介して生涯にわたって刻み込まれることによると考えられており，この現象は"プログラミング"とも呼ばれている 図1．さらに子宮内の低栄養環境のみならず，新生児期の栄養障害の場合にも将来のインスリン抵抗性増加やインスリン感受性の低下といった2型糖尿病の発症と関連するとの報告もあり[2]，さらに小児期の体重減少が大きいほど将来の肥満や耐糖能低下や高血圧といった生活習慣病の発症率が高くなることが報告され，近年では，developmental origins of health and disease（DOHaD）という概念，すなわちすなわち胎内環境により健康と生活習慣病の素因が形成され，出生後の環境と素因の相互作用で健康および疾病が形成されるとする説に発展した[3]．

DOHaD仮説と倹約表現型仮説

倹約表現型仮説とは，子宮内と成人の環境の不適合に基づくものである[4]．すなわち，子宮内の栄養環境が悪いと，FGRが生じる．言い換えると，その胎児は生後の栄養環境が悪いことを想定し，背は低く筋肉も発達せず，小さな体格にプログラムされ，生き残れるための表現型を呈する．しかし，上記のcatch-up growthやその後，わが国のようなdeveloped countryにおける飽食社会により栄養状態が豊かになると，プログラムとの間に"ミスマッチ"が生じて，肥満，糖尿病や心筋梗塞などの生活習慣病が生じやすくなるというものである．すなわち，子宮内環境のうち，特に重要とされる子宮内の栄養状態が不良の場合，"倹約表現型"が形成されるが，出生後の環境変化により"倹約表現型"との間に"ミスマッチ"が生じ，生活習慣病が発症するという考え方である．

子宮内の低栄養環境によりFGRを呈する場合，その胎児はβ細胞量の減少やインスリン抵抗性の増加をきたすことにより子宮内では有利な適応を果たすが，出生後，成長してからの過栄養に伴う種々のNCDsである肥満や2型糖

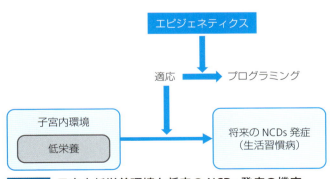

図1 子宮内低栄養環境と将来のNCDs発症の機序

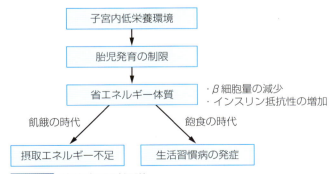

図2 倹約表現型仮説

5 DOHaD (developmental origins of health and disease)

尿病などの発症に関わることが考えられる 図2 . この FGR の胎児における生体内のプログラムは，ゲノム配列を変えずに遺伝子発現を制御し，環境に合わせて細胞や生体に変化を生じさせる，所謂"エピジェネティクス"という現象がなせる技なのである（後述）．

ヒトにおける疫学研究

ヒトにおける DOHaD 仮説を支持する事例がいくつか知られているが，なかでも最も有名かつ多くの疫学研究がなされているのがオランダの飢饉（Dutch famine）に関するものである．Dutch famine はオランダのアムステルダムにおいて特に 1944 年 11 月～1945 年 5 月までの約半年間，厳しい食料不足に陥った．この間続いた飢饉は，悲劇的ながら思いもよらぬ疫学調査の機会を研究者たちに与えることになった．すなわち，飢饉を経験した妊婦は，同じ場所で同じ時期に急激な栄養不足に陥っていたことから，母体の栄養不足が子どもの長期的な健康に及ぼす影響を調査することができたのである．こうして，母体の低栄養が子宮内低栄養環境を介して出生に至った児の将来の健康状態を検討した研究が，Dutch famine の出生コホート研究である．

Dutch famine の出生コホート研究に関するあるレビューを紹介したい．図3 に示すように，児が子宮内で低栄養に曝された時期が，①妊娠前半期群，②妊娠後半期群，③妊娠後期群の 3 群に分け，子宮内低栄養時期と将来の adverse outcomes を比較検討している[5]．その結果，表1 に示すように，出生体重は，①群で差を認めず，②・③群で対照群に比し軽かった．一方，将来（平均 50 歳）の肥満発症を含む脂質代謝異常や冠動脈疾患に関しては，①群で高く[6]，耐糖能低下は特に③群で高かった[7]．子宮内低栄養で育った児は，気道閉塞や微量アルブミン尿とも関連を認め，特に②群で高率であった．その他，統合失調症[8]やパーソナリティー障害[9]の頻度も高いことも報告されている．

これら多くの Dutch famine の出生コホート研究により，子宮内低栄養環境が将来の NCDs 発症と関連することが明らかとなったのみならず，妊娠中の低栄養の時期により発症が異なることも示唆された．例えば，妊娠後期における母体低栄養が児の将来の耐糖能低下と関連するが，特に中期から後期にかけて急速に増殖する膵臓のような内分泌臓器の発達に重要な時期と考えられる[10]．

さらに興味深いことに，低栄養にさらされた妊婦は孫の世代まで影響し，新生児期の脂肪量や将来の非健康状態と関連することも報告されている[11]．

DOHaD の分子機構：エピジェネティクス

上記の通り，劣悪な子宮内環境に対し，胎児は FGR を呈し，適応しようとする．その際，子宮内環境が悪化の原因となる曝露因子（低栄養，喫煙，アルコールなど）や時期，程度によって多分化能を有する細胞から組織における種々の遺伝子発現に変化が生じる．DNA によって構成される遺伝子そのものは同じ（核酸配列は同じ）であっても遺伝子発現に差が生じ，その差が表現型の差として現れる．この差は恒久的に生涯持続する（次項に解説）ことから，遺伝子発現調節が何らかのエピジェネティックな制御を受けることが予想される．

エピジェネティクスの機序として，実験動物レベルで分子学的に最もよく研究されているのは，クロマチンの構造

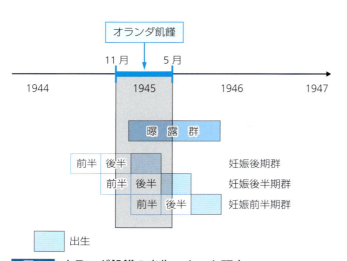

図3 オランダ飢饉の出生コホート研究
（Painter RC, et al. Reprod Toxicol. 2005; 20: 345-52[5]より改変）

表1 オランダ飢饉の出生コホート研究

	出生体重	肥満発症*	耐糖能低下*	気道閉塞*	微量アルブミン尿*
妊娠前半期群	→	↑	↑	↑	→
妊娠後半期群	↓	→	↑	↑	↑
妊娠後期群	↓	↓	↑	→	→

*成人期の疾患：平均 53 歳（48～53 歳）
（Painter RC, et al. Reprod Toxicol. 2005; 20: 345-52[5]より改変）

5 DOHaD (developmental origins of health and disease)

変化が遺伝子発現調節を変化させるというものであり，その本態がDNAのメチル化である．メチル化の起こりやすい部位は，主に遺伝子のプロモーター領域に存在するCpG islandと呼ばれる部位であり，一般に転写が抑制され，その結果，遺伝子の発現は減少する．DNAのメチル化はDNAメチルトランスフェラーゼ（Dnmt）によりメチル基供与体からメチル基がシトシンに転移されて起こる．メチル基供与体として重要なものはS-アデノシルメチオニン（活性化されたメチオニン）であり，メチル基を供与したS-アデノシルメチオニンはS-アデノシルホモシステインを経てホモシステインに加水分解される．一方，ホモシステインは活性型葉酸である5-メチルテトラヒドロ葉酸よりメチル基を受け取り再びメチオニンとなる．この反応は，メチオニン合成酵素により生じ，この酵素は補酵素である活性型ビタミンB_{12}を要する．したがって，メチオニンサイクルが円滑に動くためには葉酸とビタミンB_{12}が必要である．例えば，低蛋白食では，メチオニンをはじめとするアミノ酸量が少なくなるが，葉酸，ビタミンB_{12}欠乏食で飼育した妊娠ラットでは，仔のDNAメチル化が減少し，肝臓のグルココルチコイド受容体の発現がF2世代まで増加したと報告されている．これは低栄養に適合したエネルギーの蓄積に向かう代謝系が増強されたことを示すが，出生後の過栄養環境では過剰なエネルギーの蓄積が予想される．興味深いことに，低蛋白食に葉酸を補強して飼育した妊娠ラットの仔では，その発現は低下した．また低蛋白食ではDnmtの発現も低下していた．

動物実験においては，葉酸投与が胎生期の低蛋白食に起因する児の将来における種々の表現型やエピジェノムを調節し得ることが報告されている．しかし，ヒトにおいてこのような現象や機序が実際に関与し，調節できるかについては不明である．

オランダの飢饉におけるエピジェネティクスとより最近の考え方

Dutch famineの対象者を用いた研究において，1945年2月〜1946年3月に出生した胎児期に飢餓を経験した成人を選び，血液細胞からDNAを採取し，ゲノムの一部のメチル化状態を調べ，飢餓経験者共有に生じるメチル化異常を示す遺伝子を探索した[12]．その結果，メチル化異常を呈した191遺伝子は胎児発生や臓器形成に関わる遺伝子が多かったこと，メチル化が上昇する領域の方が低下する領域より多いこと，変化がはっきりしている6遺伝子でさらに多くの被験者について調べると，1945年4月以前に妊娠した子供に異常が顕著で，それ以降では対照群と差がなかったことが判明した．すなわち，妊娠初期に飢餓を経験した子どもでは，発生時に重要な働きをする遺伝子にメチル化異常が起こり，それが60年以上維持され，様々な体質変化や疾患の原因になる可能性を示したのである．

一方では，より最近に行われた成人の肥満と血液を用いたepigenome-wide association study（EWAS）の検討によると，DNAメチル化そのものが原因で肥満をきたすことは考えにくく，むしろ肥満や脂質代謝異常が原因でDNAメチル化異常が生じることが報告されている[13]．したがって，Dutch famineにおいて妊娠前半期に低栄養を経験した児は，出生時からずっと同じメチル化変化を持ち続けたのではなく，出生後生じた脂質代謝異常等を介した代謝性形質を経て血液DNAメチル化レベルに差を生じた可能性も考えられる．

ラットを用いた母獣低栄養のモデルを用いた検討においても，DNAメチル化といったエピジェネティック制御は発生発達期の影響により確かに変化するものの，そのエピジェノムの発現変化が将来のNCD形質に直接スイッチを入れるのではないことが示唆されている．

多くのEWASにより，血液細胞や候補標的臓器におけるメチル化の変化が捉えられるようになった．しかし，次世代の継承という視点からは，父親由来の精子のクロマチン構造変化を介した初期胚への影響も考えられ，未知のエピジェネティック制御を介した伝達機構が存在することが想定される．

◆　　◆　　◆

おわりに

FGRに対するアプローチとして，出生後の対応では遅い可能性があり，まず子宮内での環境是正を試みることが望ましいことは言うまでもない．FGRの場合，子宮内低栄養のみが原因ではない．低栄養が原因の場合，理論的には，妊娠前・妊娠中の母体への栄養支援や新生児・乳児期の児への栄養も重要となろう．しかし，FGRの原因として，胎盤機能不全や原因不明のものが多く，これらのFGRに対する対応は難しいのが現状である．

DOHaD現象で対象となるのは単一因子疾患ではなく，多因子疾患である．これまでの研究結果を鑑みると，環境要因がエピジェネティック制御を介しスイッチが入り，このマークが将来のNCDsの直接疾患経路の原因エピジェノムとなり，疾患発症を招くという機序以外に，このマークが疾患発症の一部の引き金となり，その前後の発達期の環境等の様々な修飾を経て，NCDs発症へ導かれる可能性が考えられる．今後の方向性として，不適切な環境に対して生体が適応する過程で生じるエピジェネティクスのスイッ

5 DOHaD(developmental origins of health and disease)

チを正常化するような環境の軌道修正を含めた治療・予防的戦略を見つけることが重要になろう．今後の DOHaD 研究の発展と先制医療への展開が期待される．

文 献

1) Barker DJ, Winter PD, Osmond C, et al. Weight in infancy and death from ischaemic heart disease. Lancet. 1989; 2: 577-80.
2) Hofman PL, Regan F, Jackson WE, et al. Premature birth and later insulin resistance. N Engl J Med. 2004; 351: 2179-86.
3) Gluckman PD, Hanson MA. Living with the past: evolution, development, and patterns of disease. Science. 2004; 305: 1733-6.
4) Hales CN, Barker DJ. Type 2 diabetes mellitus: the thrifty phenotype hypothesis. Diabetologia. 1992; 35: 595-601.
5) Painter RC, Roseboom TJ, Bleker OP. Prenatal exposure to the Dutch famine and disease in later life: an overview. Reprod Toxicol. 2005; 20: 345-52.
6) Ravelli GP, Stein ZA, Susser MW. Obesity in young men after famine exposure in utero and early infancy. N Engl J Med. 1976; 7: 349-54.
7) Ravelli ACJ, van der Meulen JHP, Michels RPJ, et al. Glucose tolerance in adults after in utero exposure to the Dutch famine. Lancet. 1998; 351: 173-7.
8) Susser E, Neugebauer R, Hoek HW, et al. Schizophenia after prenatal famine. Arch Gen Psychiatry. 1996; 53: 25-31.
9) Neugebauer R, Hoek HW, Susser E. Prenatal exposure to Wartime famine and development of antisocial personality disorder in early adulthood. JAMA. 1999; 282: 455-62.
10) Stefan Y, Grasso S, Perrelet A, et al. A quantitative immunofluorescent study of the endocrine cell populations in the developing human pancreas. Diabetes. 1983; 32: 293-301.
11) Veenendaal MV, Painter RC, de Rooij SR, et al. Transgenerational effects of prenatal exposure to the 1944-45 Dutch famine. BJOG. 2013; 115: 1243-9.
12) Tobi EW, Goeman JJ, Monajemi R, et al. DNA methylation signatures link prenatal famine exposure to growth and metabolism. Nat Commun. 2014; 5: 5592.
13) Wahl S, Drong A, Lehne B, et al. Epigenome-wide association study of BMI and the adverse outcomes of adiposity. Nature. 2017; 541: 81-6.

〈杉山　隆〉

Chapter II

病因・病態

Chapter II 病因・病態

1 胎盤形成の異常

胎児発育には胎盤の機能が大きく関わり，胎児発育不全の原因としてまず挙げられるのは胎盤形成不全である．胎盤形成不全について，妊娠高血圧腎症を中心に近年の知見を概説する．

胎盤形成とは

自然流産，妊娠高血圧症候群（hypertensive disorders of pregnancy: HDP），胎児発育不全（fetal growth restriction: FGR）など周産期合併症の多くは胎盤形成と密接に関連していることがわかってきているが，胎盤形成不全がなぜ起こるかの詳細については不明な点が多い．しかし，ヒトの胎盤形成過程において，接着因子，サイトカイン，マトリックスメタロプロテアーゼ，成長因子，免疫細胞などが様々な形でその制御機構に関わることが知られており，その中でも特に，絨毛外栄養膜細胞（extravillous trophoblast: EVT）が母体子宮内に浸潤し，螺旋動脈をリモデリングする過程は必須である．

着床後，ヒト栄養膜細胞は，villous trophoblast（絨毛栄養細胞）とEVTという2つの主要な細胞系列に分化する．EVTはさらに細分化され，主に子宮の螺旋動脈に向かって浸潤するendovascular EVTと子宮筋層内へ浸潤するinterstitial EVTとなるが，その違いがどのようなメカニズムに依存するかは不明である[1]．胎盤形成の過程において，EVTは脱落膜から母体子宮筋層内へ浸潤し，脱落膜螺旋動脈の血管内皮細胞や血管平滑筋をEVTで置き換えることにより，血管平滑筋の収縮がなくなって血管が弛緩することになり，narrow calibre high-resistance vessels からwide-calibre low-resistance vessels に変わる，いわゆる螺旋動脈のリモデリングが起こる[2]．これにより胎児発育に必要な還流が保たれ胎盤形成が支持される 図1 ．一方，villous trophoblast は胎盤の絨毛を覆うように存在し，母体胎児間のガス交換や栄養および代謝物を，能動的または受動的に輸送する．

EVT細胞の特徴として特記すべきことは，EVT細胞は低酸素下で浸潤が亢進する細胞だということである[3]．妊娠7〜11週ではendovascular EVTが螺旋動脈に栓（trophoblastic plug）をすることで，能動的に初期胎盤周囲の環境を低酸素（2〜5%酸素濃度）と低栄養状態（グルコース濃度1 mM）にすることが知られている[3-6]．これによりEVTの子宮筋層への浸潤が促進される．一方で，がん細胞とよく比較されることではあるが，EVTの浸潤は，螺旋動脈へは浸潤するが静脈には浸潤しない，子宮筋層の1/3までしか浸潤せずそこで停止する，といった一定のルールの中で浸潤が起こることも特徴である．

近年，miRNAがEVTの浸潤・停止に関与することがTakahashiらによって報告された[7]．これによれば，サイトトロホブラスト由来のmiR-520c-3pの低下によってCD44発現が上昇し，EVT浸潤が亢進する．一方で，エクソソームを介した細胞内のmiR-520c-3pの増加によりCD44発現は抑制され，螺旋動脈に到達したEVTの浸潤が停止するという報告である．つまりmiRNAも胎盤形成に重要であると考えられる．

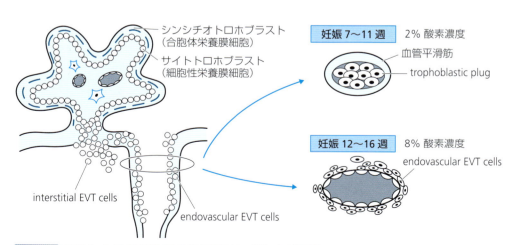

図1 EVTによる螺旋動脈のリモデリングおよび浸潤

妊娠高血圧腎症の発症機序: "two-stage disorder" theory

HDP の病型の一つである妊娠高血圧腎症（preeclampsia）は，母体に高血圧，蛋白尿，臓器障害などを呈し，母児ともに周産期予後不良であることが知られている．胎盤形成不全がその発症の原因であるといわれる代表的な疾患であり[1,8]，発症には "two-stage disorder" theory[9] が関わる．そのほか，抗血管成長因子やレニン-アンギオテンシン系の異常が発症に関与することも報告されている．

"two-stage disorder" theory とは，以下の機序で preeclampsia が発症するという説である．

first stage では，着床後，およそ妊娠 8 週までに螺旋動脈に向かって EVT の浸潤が始まり，trophoblastic plug が発生する．妊娠 10～12 週で plug は外れ，母体血管から絨毛間腔への還流が始まり酸素分圧が上昇する．この時期には絨毛は成熟していて酸化ストレスへの耐性があり，最終的な段階まで胎盤を形成（EVT の浸潤と螺旋動脈内皮細胞の置換）することができる[10]．しかしそれより早期に plug が外れた場合，妊娠 8～9 週までは絨毛はまだ未熟であり，初めて接触した酸化ストレスに耐えることができないといわれている．EVT の深部への浸潤と内皮細胞の置換は正常な動脈のリモデリングと関連する．preeclampsia や胎児発育不全症例に観察されるリモデリング不全は，妊娠 10 週以降に生じ，胎盤への血液還流は増加するが，リモデリング不全のため拍動性に血圧が上昇し，血流速度が高まることにより力学的・化学的に絨毛は障害される（虚血再還流障害）[11]．酸化ストレスやその他のストレスは絨毛への障害〔syncytiotrophoblast（STB）dysfunction〕を起こし，これにより後に母体の血管内皮障害の原因となる様々な物質の産生が促される．以上より，trophoblastic plug の早期の脱離，EVT の浸潤不全，螺旋動脈のリモデリング不全のいずれかによって胎盤形成不全が起こると推定される[12]．これらは脱落膜からの影響も受けているとする説があるが，詳細は不明である．

前述のように，妊娠 10～12 週より母体血管から絨毛間腔への還流が始まり酸素分圧が上昇するが，preeclampsia では螺旋動脈のリモデリング不全のため，胎児胎盤循環での酸素分圧の上昇が起こらず，低酸素状態が続く．胎盤の hypoxia/ischemia が憎悪し，絨毛細胞での soluble fms-like tyrosine kinase-1（sFlt-1）の産生を刺激し[13,14]，placental growth factor（PlGF）の産生を抑制する[15]．sFlt-1 は血管内皮細胞増殖因子（vascular endothelial growth factor: VEGF）の可溶型受容体で，PlGF は VEGF ファミリーの一因子で sFlt-1 のリガンドであるため，preeclampsia における

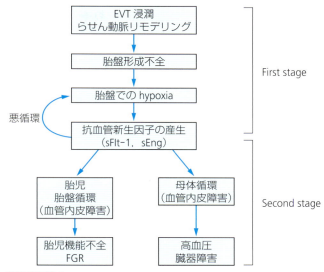

図2 "two-stage disorder" theory

sFlt-1 の過剰産生と低 PlGF は free VEGF を減少させ，胎盤での血管新生を抑制するとともに血管内皮障害を引き起こす[16]．同時に脱落膜の hypoxia により hypoxia inducible factor-1α（HIF-1α）が過剰に産生され，正常胎盤に必要な絨毛細胞の侵入を抑制する[17]とともに soluble endoglin（sENG）の産生が増加する[18,19]．sENG は TGF-β1 による血管弛緩作用や血管周囲細胞の安定化を抑制[20]して hypoxia をさらに増悪させ，胎盤循環の低酸素状態の悪循環を起こす．

続く second stage では，胎盤で過剰産生された抗血管新生因子が胎盤を通過し母体循環系に移行して母体臨床症状が発現する．sFlt-1 は血管内皮細胞の機能を障害して高血圧や蛋白尿を惹起し，sENG も血管内皮機能を障害する．その結果，妊娠 20 週以降に preeclampsia が発症すると考えられている 図2．

Autophagy とは

オートファジー（autophagy）はその語源（auto: self, phagy: eating）が示す通り細胞が自己成分を分解する機構であり，細胞内の恒常性維持（代謝回転/有害物の隔離除去）や細胞成分分解による栄養源確保などの役割を担っている[21]．

細胞を構成する蛋白質などの成分は一定期間が経つと細胞によって能動的に分解されており，合成と分解のバランスによって生命は維持されている．オートファジーはプロテアソーム系と並ぶ主要な細胞内分解システムである．前者は短寿命蛋白質の選択的分解を行う機構であり，オートファジー（狭義のマクロオートファジー）は細胞構成成分の多数を占める長寿命蛋白質を非選択的に分解し，細胞の

1 胎盤形成の異常

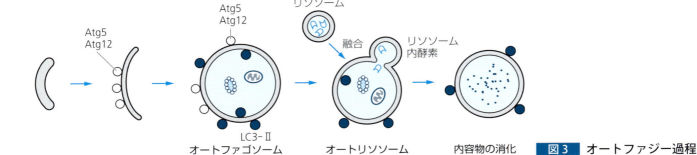

図3 オートファジー過程

機能不全を防ぐ機構である.

オートファジーの概要は，まず細胞質の一部が隔離膜と呼ばれる膜によって取り囲まれ，直径約1μmのオートファゴソームが形成される．この取り囲みは原則としてランダムであり，しばしば内部に小胞体やミトコンドリアなどのオルガネラも含まれる．次いで，オートファゴソームはリソソームと融合し，オートファゴソームの内膜とともに隔離した細胞質成分や老化した蛋白質が分解される 図3 ．

胎盤形成不全の原因：オートファジー抑制

絨毛外栄養膜細胞（EVT）浸潤におけるオートファジーの役割

HDPではEVTの浸潤不全や血管のリモデリング不全などが胎盤形成不全に関与しているが，我々はオートファジー不全が胎盤形成不全に関与していることを示した[8,22]．

栄養膜細胞の機能におけるオートファジーの役割を示すために，ATG4B遺伝子変異体を発現するレトロウイルスベクターを導入しオートファジーを恒常的に欠損させたEVTセルラインであるHTR8-ATG4B^{C74A}細胞とHchEpC1b-ATG4B^{C74A}細胞（以下，AtP欠損細胞）を用いて検討した．通常のオートファジーが起こる細胞（以下，野生型細胞）では20％酸素と比較し2％酸素刺激によって，浸潤能が亢進するのに対し，AtP欠損細胞では2％酸素刺激による浸潤細胞数が優位に減少することがわかった．また，前述の野生型細胞はヒト臍帯静脈由来血管内皮細胞（human umbilical vascular endothelial cells: HUVECs）との共培養によって，時間経過とともに，HUVEC細胞の作る脈管構造をEVT細胞自身に置換する作用を持つ．EVTによる置換率はAtP欠損細胞において有意に低下することがもわかった[22]．また，preeclampsia発症前に増加するsENGがオートファジーを抑制することもわかった[22]．以上より低酸素刺激により活性化するEVT機能（浸潤やリモデリング）にはオートファジーが重要な役割を持つことがわかり，

オートファジーの抑制は胎盤形成不全の原因である可能性が示された．またこの発症機序を"two-stage disorder" theoryから考えれば，初期胎盤形成に関与すると推定され，遅発型よりも早発型発症に関わると考えられる[23]．実際著者らのグループにおいて胎盤特異的オートファジー欠損マウスにおいて，野生型に比して胎盤が優位に小さくなり高血圧を呈することが示されており，このことを支持する（論文投稿中データ）．

preeclampsia発症時のオートファジーは抑制されている

妊娠IL-10$^{-/-}$マウス（IL-10が欠損することで炎症が生じやすい）にヒトpreeclampsia血清を投与すると，高血圧や蛋白尿，胎児発育不全などpreeclampsia様の臨床症状を呈することが知られている[24]．また，末梢血の単核細胞におけるp62/SQSTM1の発現は，正常妊婦の血清を用いて培養すると妊娠週数と反比例して減少する（オートファジーの活性化と捉えられる）が，一方でpreeclampsia妊婦の血清を投与しても減少しない（オートファジー活性化作用の欠失）[25]．以上より，preeclampsia妊婦から採取した血清ではオートファジーは活性化されないことが示唆される．

また，preeclampsiaを発症した妊婦の血清中で増加しているsENGによって，低酸素下によって誘導されるオートファジーは抑制され，EVT浸潤不全やリモデリング不全を呈する[22]．その影響は，in vitroの実験ではあるが，TGF-βを投与することで改善し，EVT浸潤能は改善する．さらに，オートファゴソームとともに分解されるp62/SQSTM1は，preeclampsia妊婦の子宮より採取した胎盤床のEVT細胞において有意に多く蓄積していた[25]．すなわち，EVTにオートファジー不全が起こっていた．加えて，卵子提供妊娠ではpreeclampsiaとgestational hypertensionのリスクが高くなることが知られているが[26-30]，それらの妊婦ではEVT細胞のp62陽性率が高いことを，我々は報告した[31]．つまりpreeclampsiaにおいて，EVT細胞でのオートファジーの抑制が病態と密接に関連していることが示唆される．

重症preeclampsia症例の胎盤でオートファジーのマー

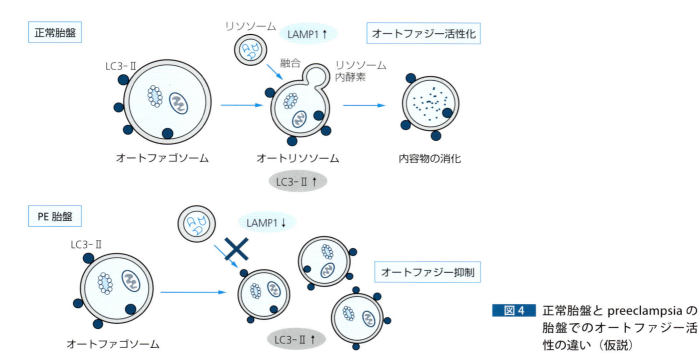

図4 正常胎盤とpreeclampsiaの胎盤でのオートファジー活性の違い(仮説)

カーとして知られるLC3BのmRNAや蛋白量が増加しているとする報告[32,33]や，胎児発育不全を伴うpreeclampsia症例や胎児発育不全単独症例においてvillous trophoblastでLC3Bを多く観察できるとする報告[32]があり，preeclampsiaや胎児発育不全症例でオートファジーは活性化しているとする説もある．しかし，Mizushimaらはオートファジーの活性やflux（流れ）を異なる手法で観察する方法を報告しており[34]，それによれば，細胞質内のLC3B蛋白の集積はオートファジーが活性化されている徴候としても捉えることができるが，オートファジー経路が抑制されたりブロックされた時にも同じ現象を観察することができる．また我々は，細胞内のリソソームの数と関連のあるlysosomal-associated protein 1（LAMP1）の発現が，正常胎盤と比較して減少していることを発見し，PE胎盤でリソソーム機能障害が起こっていることを明らかにしている（論文投稿中データ）．リソソーム機能障害が起こっている状態では，オートファジーの最終段階であるオートファゴソームとリソソームの融合が障害されているため，一見オートファゴソームの数は増加しているが，その実オートファジーfluxは低下している[23]　図4．

胎児発育不全とオートファジー

胎盤形成不全から胎児発育不全を呈しても，preeclampsiaを発症する母体と発症しない母体がある．P62/SQSTM1の蓄積は，極少数の検討ではあるが，胎児発育不全単独症例よりもpreeclampsia合併症例においてより多く観察される傾向がわかった[23]．胎児発育不全におけるpreeclampsia合併の有無は，胎盤のオートファジーの活動性の違いに起因している可能性があるが，より詳細な検討が必要であると考えている．

オートファジーの活性化および抑制に関連し，マウスを用いたいくつかの実験が報告されている．ラビリンス層特異的にAtg7を欠損させた母獣から出生した児は正常胎盤であった児と比較して，明らかに出生体重が小さかった[35]．一方，mTOR阻害薬であるラパマイシン（オートファジー活性化に働く）を内服させても，胎児の出生体重には変化を認めなかった[36]．また，母獣の食事を50%減量した実験においては（これによりオートファジーは活性化される），胎児発育不全と胎盤低形成に至る報告はあるが[37]，当然，食事制限による胎児発育不全はオートファジー活性化ではなくエネルギー不足により起こったものと考えられる．以上よりげっ歯類における胎児発育不全はオートファジーの活性化よりも抑制が関連していると推定される．

胎盤形成不全の原因：免疫機構の破綻

胎児は父性由来の遺伝子産物を発現するため，母体にとってはsemiallograftである．しかしながら着床部において受精卵は，allograft（同種移植片）に対する母体の拒絶反応を回避し，胎児は母体と直接接することなく胎盤が子宮に根付くことで，妊娠を維持する．また，全くの異物である第三者由来の胚（allograft）を代理母の子宮に移植しても，妊娠は成立する．しかしこの際，通常は3%程度で

1 胎盤形成の異常

ある妊娠高血圧腎症の頻度が33％にまで増加する．以上より，異物である胎児を拒絶しないような免疫学的胎児寛容機構が存在するが，その破綻がその後のHDPや胎児発育不全の発生に関与することがわかってきている[38]．

妊娠初期における脱落膜NK細胞は，その機能が胎盤形成に関わり，流産の誘導にも関与する．遺伝子改変によりNK細胞を欠くマウスを作成し，このマウスを妊娠させると，脱落膜は空虚となり血管壁も厚くなり胎盤への血流が減少する[39,40]．また，ヒト脱落膜NK細胞がIL-8やIP-10の産生によって栄養膜細胞の侵入を制御しているだけでなく，血管増殖因子を分泌し脱落膜における血管新生を誘導していることを示した[41]．NK細胞はこの他に，MMPやuPAR（urokinase plasminogen activator receptor）を産生し，螺旋動脈の平滑筋細胞を分離させることも報告されており，螺旋動脈のリモデリングに重要な役割を果たすと考えられている．

加えて，sENGはオートファジーを抑制して胎盤形成不全の原因となるだけでなく，炎症の調節機能も阻害している可能性がある．regulatory T cells（Treg）は着床と免疫寛容に関して重要な役割を担う[42,43]．TGF-βは，末梢血におけるnaive CD4$^+$ T cellからTregへの分化に必須であるが，sENGは，TGF-β1の受容体への結合し，TGF-βの作用を抑制する[44]．preeclampsia症例でTreg cellが減少していることが報告されている[45,46]．つまり，sENGはTGF-β活性を阻害することによりTreg細胞への分化を阻害し，炎症反応を惹起していると推定される．また同時に，オートファジーが抑制されるとインフラマソームを介して炎症が強くなるという側面もある．インフラマソームは，IL-1βなどを成熟化する分子プラットフォームであり，pro-IL-1βを切断することによって活性化させる．オートファジーはインフラマソームを分解することにより，炎症を抑制している．sENGを介したオートファジー抑制は，末梢血におけるインフラマソームを活性化し，caspase-1が活性化される原因になり得ると考えている．活性化しpase-1はpro-IL-1βから成熟したIL-1bを生成し，このIL-1βは炎症反応を強く惹起する[47]．以上よりこれらの機序は，過剰な炎症反応を惹起するメカニズムとして，母体の胎児への免疫寛容を崩壊させることでpreeclampsiaの病態に関与している可能性がある．

今後の研究課題

周産期合併症の多くは胎盤形成と密接に関連しており，胎盤形成不全にはオートファジーの抑制や免疫機構の破綻が関わる．これまでの我々の研究の結果，EVT浸潤不全，免疫機構の破綻の両者にオートファジー不全が関与する可能性がわかってきた．しかしながら，胎児発育不全の病態に関して，preeclampsia合併症例と胎児発育不全単独症例の相違は未だはっきりしておらず，オートファジーなどの新たな切り口においてその相違を明らかにすることは将来的な治療戦略の構築に有用と考えられ，今後もさらなる研究が必要である．

文　献

1) Robert JM, Hubel CA. The two stage model of preeclampsia: Variations on the theme. Placenta. 2009; 30 Suppl A: S32-7.
2) Pijnenborg R, Dixon G, Robertson WB, et al. Trophoblastic invasion of human decider from 8 to 18 weeks of pregnancy. Placenta. 1980; 1: 3-19.
3) Genbacev O, Zhou Y, Lublow JW, et al. Regulation of human placental development by oxygen tension. Science. 1997; 277: 1669-72.
4) Jauniaux E, Hempstock J, Teng C, et al. Polyol concentrations in the fluid compartments of the human conceptus during the first trimester of pregnancy: Maintenance of redox potential in a low oxygen environment. J Clin Endocrinol Metab. 2005; 90: 1171-5.
5) Jauniaux E, Watson A, Burton G. Evaluation of respiratory gases and acid-base gradients in human fetal fluids and utero-placental tissue between 7 and 16 weeks' gestation. Am J Obstet Gynecol. 2001; 184: 998-1003.
6) Tuuli MG, Longtine MS, Nelson DM. Review: Oxygen and trophoblast biology—a source of controversy. Placenta. 2011; 32 (Suppl 2): S109-18.
7) Takahashi H, Ohkuchi A, Kuwata T, et al. Endogenous and exogenous miR-520c-3p modulates CD44-mediated extravillous trophoblast invasion. Placenta. 2017; 50: 25-31.
8) Saito S, Nakashima A. A review of the mechanism for poor placentation in early-onset preeclampsia: The role of autophagy in trophoblast invasion and vascular remodeling. J Reprod Immune. 2014; 101-102: 80-8.
9) Roberts JM. Preeclampsia: What we know and what we do not know. Semin Perinatol. 2000; 24: 24-8.
10) Jauniaux E, Hempstock J, Greenwold N, et al. Trophoblastic oxidative stress in relation to temporal and regional differences in maternal placental blood flow in normal and abnormal early pregnancies. Am J Pathol. 2003; 162: 115-25.
11) Burton GJ, Woods AW, Jauniaux E, et al. Rheological and physiological consequences of conversion of the maternal spiral arteries for uteroplacental blood flow during human pregnancy. Placenta. 2009; 30: 473-82.
12) Redman CWG. Preeclampsia, biomarkers, syncytiotrophoblast stress, and placental capacity. Am J Obstet Gynecol. 2015; 213: S9-11.
13) Karumanchi SA, Bdolah Y. Hypoxia and sFlt-1 in preeclampsia: the "chicken-and-egg" question. Endocrinology. 2004; 145: 4835-7.
14) Govender L, Mackraj I, Gathiram P, et al. The role of angiogenic, anti-angiogenic and vasoactive factors in preeclamptic African women: early-versus late-onset preeclampsia. Cariovasc J Air. 2012; 23: 153-9.

15) Khaliq A, Dunk C, Jiang J, et al. Hypoxia down regulates placenta growth factor, whereas fetal growth factor expression: molecular evidence for "placental hypoxia" intrauterine growth restriction. Lab Invest. 1999; 79: 151-70.
16) 日本妊娠高血圧学会. 妊娠高血圧症候群の治療指針 2015. メジカルビュー社; 2015. p.18-27.
17) Caniggia I, Grisaru-Gravnosky S, Kuliszewsky M, et al. Inhibition of TGF-beta 3 restores the invasive capability of extravillous trophoblasts in preeclamptic pregnancies. J Ciln Invest. 1999; 103: 1641-50.
18) Gilbert JS, Gilbert SA, Arany M, et al. Hypertension produced by placental ischemia in pregnant rats is associated with increased soluble endoglin expression. Hypertension. 2009; 53: 399-403.
19) Gu Y, Lewis DF, Wang Y. Placental productions and expressions of soluble endoglin, soluble fas-like tyrosine kinase receptor-1, and placental growth factor in normal and preeclamptic pregnancies. J Cain Endocrinol Metab. 2008; 93: 260-6.
20) Wang A, Rana S, Karumanchi SA. Preeclampsia: the role of angiogenic factors in its pathogenesis. Physiology. 2009; 24: 147-58.
21) 川端 剛, 吉森 保. オートファジーの分子機構とその破綻. 日本再生医療学会雑誌. 2017; 16: 6-21.
22) Nakashima A, Yamanaka-Tatematsu M, Fujita N, et al. Impaired autophagy by soluble ebdoglin, under physiological hypoxia in early pregnant period, is involved poor placentation in preeclampsia. Autophagy. 2013; 9: 303-16.
23) Nakashima A, Aoki A, Kusabiraki T, et al. Role of autophagy in oocytogenesis, embryogenesis, implantation, and pathophysiology of pre-eclampsia. J Obstet Gynaecol Res. 2017; 43: 633-43.
24) Kalkunte S, Boij R, Norris W, et al. Sera from preeclampsia patients elicit symptoms of human disease in mice and provide a basis for an in vitro predictive assay. Am J patrol. 2010; 177: 2387-98.
25) Kanninen TT, Jayaram A, Jaffe Lifshitz S, et al. Altered autophagy induction by sera from pregnant women with pre-eclampsia: a case-control study. BJOG. 2014; 121: 958-64.
26) Wolff KM, McMahon MJ, Kuller JA, et al. Advanced maternal age and perinatal outcome: oocyte recipiency versus natural conception. Obstet Gynecol. 1997; 89: 519-23.
27) Salha O, Sharma V, Dada T, et al. The influence of donated gametes on the incidence of hypertensive disorders of pregnancy. Hum Reprod. 1999; 14: 2268-73.
28) Gan B, Peng X, Nagy T, et al. Role of FIP200 in cardiac and liver development and its regulation of tnfalpha and tic motor signaling pathways. J Cell Biol. 2006; 175: 121-33.
29) Gao L, Qi HB, Kamana KC, et al. Excessive autophagy induces the failure of trophoblast invasion and vasculature: possible relevance to the pathogenesis of preeclampsia. J Hypertens. 2015; 33: 106-17.
30) Keegan DA, Krey LC, Chang HC, et al. Increased risk of pregnancy-induced hypertension in young recipients of donated oocytes. Fertil Steril. 2007; 87: 776-81.
31) Nakabayashi Y, Nakashima A, Yoshino O, et al. Impairment of the accumulation of decidual t cells, nk cells, and monocytes, and the poor vascular remodeling of spiral arteries, were observed in oocyte donation cases, regardless of the presence or absence of preeclampsia. J Reprod Immunol. 2016; 114: 65-74.
32) Hashimoto D, Ohmuraya M, Hirota M, et al. Involvement of autophagy in trypsinogen activation within the pancreatic acinar cells. J Cell Biol. 2008; 181: 1065-72.
33) Oh SY, Choi SJ, Kim KH, et al. Autophagy-related proteins, LC3 and Beclin-1, in placentas from pregnancies complicated by preeclampsia. Reprod Sci. 2008; 15: 912-20.
34) Mizushima N, Yoshimori T, Levine B. Methods in mammalian autophagy research. Cell. 2010; 140: 313-26.
35) Muralimanoharan S, Gao X, Weintraub S, et al. Sexual dimorphism in activation of placental autophagy in obese women with evidence for fetal programming from a placenta-specific mouse model. Autophagy. 2016; 12: 752-69.
36) Hirota Y, Daikoku T, Tranguch S, et al. Uterine-specific p53 deficiency confers premature uterine senescence and promotes preterm birth in mice. J Clin Invest. 2010; 120: 803-15.
37) Chu A, Thamotharan S, Ganguly A, et al. Gestational food restriction decreases placental interleukin-10 expression and markers of autophagy and endoplasmic reticulum stress in murine intrauterine growth restriction. Nutr Res. 2016; 36: 1055-67.
38) 中島彰俊. 胎盤の免疫機構. 産科と婦人科. 2007; 74: 788-93.
39) Guimond MJ, Luross JA, Wang B, et al. Absence of natural killer cells during murine pregnancy is associated with reproductive compromise in TgE 26 mice. Biol Reprod. 1997; 56: 169-79.
40) Miyazaki S, Tanebe K, Sakai M, et al. Interleukin 2 receptor gamma chain knockout mice show less regularity in estrous cycle but achieve normal pregnancy without fetal compromise. Am J Reprod Immune. 2002; 47: 222-30.
41) Hanna J, Wohl GD, Mandelbaum O, et al. Decidual interface. Nat Medicine. 2006; 9: 1065-74.
42) Aluvihare VR, Kallikourdis M, Betz AG. Regulatory T cells mediate maternal tolerance to the fetus. Nat Immunol. 2004; 5: 266-71.
43) Sasaki Y, Sakai M, Miyazaki S, et al. Decidual and peripheral blood CD4＋CD25＋ regulatory T cells in early pregnancy subjects and spontaneous abortion cases. Mol Hum Reprod 2004; 10: 347-53.
44) Venkatesha S, Toporsian M, Lam C, et al. Soluble endoglin con- tributes to the pathogenesis of preeclampsia. Nat Med. 2006; 12: 642-49.
45) Saito S, Sakai M, Sasaki Y, et al. Inade-quate tolerance induction may induce pre-eclampsia. J Reprod Immunol. 2007; 76: 30-9.
46) Sasaki Y, Darmochwal-Kolarz D, Suzuki D, et al. Proportion of peripheral blood and decidual CD4（＋）CD25（bright）regulatory T cells in pre-eclampsia. Clin Exp Immunol. 2007; 149: 139-45.
47) 木村友則. オートファジーと自然免疫応答. 最新医学. 2017; 72: 250-55.

〈草開　妙, 中島彰俊, 齋藤　滋〉

Chapter II 病因・病態

2 胎児異常

胎児発育不全（fetal growth restriction: FGR）は原因や在胎週数を問わず，発育・成熟もポテンシャル（ベクトル）が抑制されている児の総称である．胎児発育は3つの時期に分けられる．第1期は16週までで，細胞数の急激な増加が特徴である．第2期は32週までで，細胞増殖と肥大の両方を認める．32週以降は細胞の肥大であり，胎児の脂肪や糖が最も蓄積されるのはこの時期である[1]．

胎児発育は，母体環境，胎盤からの輸送供給，遺伝子自体の発育能からなる．しかし正常な胎児発育をもたらす細胞・分子レベルの機序は完全にはわかっていない．重要な事実としては，インスリンとインスリン様成長因子，特にIGF-Ⅰが胎児発育と体重増加の調節に大きな役割を果たしていることがわかっている[2]．これらの成長因子は実質的に全ての胎児臓器から作られ，細胞分裂や分化の刺激となる．

FGRの約10%に形態異常を伴うとされており，胎児付属物も観察も含め，超音波検査は重要な役割を持つ．妊娠三半期とFGRの原因として表1[3]に示すものが挙げられる．およそ5～20%のFGRは，染色体異数性，染色体の微小欠失重複，ゲノムインプリンティング異常，単一遺伝子疾患のような遺伝的要因による．妊娠20週以前に認められる対称性胎児発育不全は，多くは18トリソミーを代表とする染色体異数性が原因である．遺伝的な原因を持つFGRの中で頭囲が正常で非対称性発育不全を示す代表的な疾患としては，Russell-Silver症候群で，頭囲が小さく，頭部以外の形態異常を示すのはSmith-Lemli-Opitz症候群である．

染色体異常と胎児発育不全

常染色体トリソミーの胎児はその余剰染色体により発育不全となる．例えば，21トリソミーでは発育不全は一般的に軽度で，反対に18トリソミーでは顕著である．発育不全は早ければ第1三半期の頭殿長（crown rump length: CRL）で認められる[4]．Bahado-Singh（1997）ら[5]は18，13トリソミーの児では，21トリソミーと異なり，週数に比較してCRLが小さいことを報告した．そして，第2三半期には長管骨長は3パーセンタイル以下になる．

胎盤限局性モザイクにおいて胎盤の異数性部分の胎盤機能が不十分となり，多くの原因不明の発育不全を生じていた可能性がある[6]．胎盤モザイクにおいて余剰X染色体は胎児発育を抑制するが，クラインフェルター症候群（47,XXY）では抑制されない．反対に，Xモノソミーつまりターナー症候群では初期の超音波で胎芽が小さい[4]．この初期の所見は出生時に発育不全として現れる．Hagman（2010）ら[7]は494人のXモノソミーの子どもと正常女児

表1 妊娠三半期とFGRの原因

第1三半期	第2三半期	第3三半期
環境要因 　放射線被曝 　薬物: 代謝拮抗薬, 抗痙攣薬, 抗凝固薬, 麻薬 　アルコール	環境要因 　母体栄養障害 　炎症性腸疾患, 膵炎など 　社会経済的因子	環境要因 　高地居住, 喫煙, ストレス 胎盤要因 　胎盤血管障害
胎児要因 　胎内感染: TORCH, 先天梅毒, HIV, マラリア 　染色体異常: 13, 18, 21トリソミー, 45,X, 　　Uniparental disomy（UPD）， 　　Confined placenatal mosaicism（CPM） 　先天奇形（多発奇形）: 無脳症, 横隔膜ヘルニア, 　　臍帯ヘルニア, 腹壁破裂, ポッター症候群など	胎盤要因 　胎盤絨毛の侵入障害 　多発梗塞, 周郭胎盤 　前置胎盤 　胎盤の部分早期剥離 　妊娠高血圧症候群 　多胎妊娠	母体要因 　抗リン脂質抗体症候群 　肺疾患, 心疾患, 貧血 　　ヘモグロビン異常 　血管疾患, 慢性高血圧 　膠原病, 糖尿病 　腎疾患: 糸球体腎炎 　　腎移植, リポイド腎炎

（Thornton JG, et al. Lancet. 2004; 364: 513-20[3]）

を比較し，ターナー症候群では新生児 SGA のリスクが 6.6 倍になることを報告している．以下，それぞれの染色体異常について述べる．

18 トリソミー

妊娠 26 週前では三倍体，および 26 週以後ではトリソミー 18 が胎児の最も一般的な発育不全を伴う染色体異常であることが報告されている[8]．多くは流産や子宮内胎児死亡を起こし，出生後の生命的な予後も不良である．重度の子宮内胎児発育不全の他に，小脳低形成，手関節屈曲，overlapping fingers などの超音波所見により，疑われることが多い．

18 トリソミーは 1960 年，J. Edwards によって報告された症候群である．標準トリソミー型が 90％を占め，18 番染色体が 3 本ある．60％が母体の配偶子形成における第二減数分裂の不分離で，30％が母の第一減数分裂の不分離で発生する．モザイク型（5〜10％）は受精卵の体細胞分裂が正しく行われないため，正常細胞と 18 トリソミー細胞が混在する．転座型（2〜5％）は，18 番染色体が別の染色体の一部と交換される部分トリソミーか，短腕が欠失して染色体長腕同士がくっつき，長腕同腕染色体となる．片親が均衡型転座保因者である可能性が高いが，新生突然変異の場合もある．重複トリソミーでは，性染色体とトリソミーを起こす重複もある．

出生時の発症頻度は，4,000〜10,000 人に 1 人出生とされ，妊娠 10 週から満期までの間に 85％は子宮内胎児死亡となる．出生後の予後は不良で，生存期間の中央値は 14 日，1 年以上生存例は 10％以下であるが，10 歳以上の生存例の報告がわずかにある[9]．患児の 60％は女児である．

単一臍帯動脈，脈絡叢囊胞は胎児の 1％にみられるが，他の合併奇形がない場合は問題とならない．しかし，この所見に加えて 18 トリソミーには重度の胎児発育不全，小脳低形成，手関節屈曲，母指低形成，手指の overlapping fingers（第 2，5 指が第 3，4 指に重なる）などの超音波所見により，疑われることが多い．食道閉鎖合併時には羊水過多，腎形成不全合併時には羊水過少となる．成長障害，重症心疾患が典型的な所見である．長頭・狭頭・小頭，後頭部突出，瞼裂狭小，角膜混濁，耳介低位・耳介変形，小口，高口蓋，小顎症など特徴的な顔貌を認める．妊娠後半の超音波検査で異常があり，羊水検査を行うと 15〜20％に染色体異常を認めるが，18 トリソミーはその大半を占める．分娩時に胎児心拍数パターンに異常を合併することが多く，未診断例の多くが胎児機能不全で帝王切開になっている[10]．

母体の加齢に伴い罹患率の上昇を認める．35 歳未満でトリソミーの出産経験があると次回妊娠時の同一疾患罹患率は上がる（21 トリソミー：3.5 倍，13，18 トリソミー：7.8 倍）．また，35 歳以上でトリソミーの出産経験があると次回妊娠時の同一疾患罹患率は上がる（21 トリソミー：1.7 倍，13，18 トリソミー：2.2 倍）[11-13]とされる．

13 トリソミー

1960 年，K. Patau らにより確認され，Patau 症候群とも呼ばれる．トリソミー型が 80％を占め 13 番染色体が 3 本ある．転座型（15〜19％）は 13 番染色体が他の染色体についている．稀にロバートソン転座型がある．この場合，両親どちらかは均衡型転座保因者のことが多く，再発率は高い．モザイク型（1〜5％）は，正常細胞と 13 トリソミー細胞が混在している．混在する割合で生命予後や成長発達が異なる．低頻度モザイクは軽症例である．部分トリソミーは染色体すべてではなく一部のみ過剰に持つ場合があり，その大きさや部位により臨床症状に差が出る．

13 トリソミーの出生頻度は 5,000 人に 1 人で，胎児における性比は 0.88（正常児 1.07），生産児における性比は 0.88（正常児 1.05）で女児が若干多い．妊娠初期流産の 2.6％を占めるとされている．重度奇形を複数合併しており，生命予後は極めて不良なことが多い．生存期間の中央値は 7 日，1 年以上生存例は 10％以下である[9]．

症状として，中枢神経系異常は，全前脳胞症（合併率 70％）合併例では単眼や眼間狭小・近接をきたすほか，脳梁欠損，大脳低形成，小脳奇形，水頭症，無嗅脳症などの中枢神経系奇形を合併することがある．また，顔面や頭部の小頭，頭蓋縫合離開，頭皮欠損，眼球形成不全（小眼球，無眼球，虹彩欠損），白内障，鼻骨低形成，耳介低位，耳介変形，外耳孔閉鎖，口唇・口蓋裂，顔面血管腫，毛細血管腫，短頸，項部皮膚過剰などを示す．指趾奇形は，多指症（65％），軸後性多指趾症，屈指，合指趾症，揺り椅子状足底，尖った踵，皮膚紋理異常などがある．先天性心疾患も 80〜90％合併し，心室中隔欠損，心房中隔欠損，動脈管開存症，総動脈幹，大血管転位，右胸心，ファロー四徴症などを示す．そのほかの特徴として神経系異常は痙攣，てんかん，低筋緊張，筋緊張亢進があり，難聴，肺分画異常，気管軟化症，無呼吸発作，単一臍帯動脈，副脾，回転異常，囊胞腎，重複腎，水腎症，重複尿管，側彎症，骨盤低形成．女児では双角子宮，重複腟，男児では停留睾丸，陰囊異常，小陰茎，などが認められる．なお，13 トリソミーを妊娠した妊婦における妊娠高血圧腎症の発症率は 50％に及ぶ〔13 番染色体に soluble fms-like tyrosine kinase-1（sFlt-1）遺伝

子がコードされている〕[14].

21トリソミー

21番染色体が1本全部あるいは部分的に余分（トリソミー）に存在することにより，様々な先天性の形態異常，成長障害，精神遅滞を有する染色体異常症候群である．1866年，イギリス人眼科医 John Langdon Down が症例を報告した．1959年，フランス人 Jérôme Lejeune により，21トリソミー（ダウン症候群）のほとんどの子どもが21番染色体のトリソミーを持つことが発見された．21トリソミーは標準トリソミー型の21トリソミーが大部分であるが（95％），不均衡転座により21番の一部分が過剰となることで発症する転座型（3〜4％）やモザイク型（1〜2％）も存在する．

女性における配偶子形成は，原始生殖細胞が22回の体細胞分裂を行い，その後，胎生期に第一減数分裂を開始する．しかし第一減数分裂前期でいったん停止した状態で分裂過程が停止する．思春期に性周期が開始し，その排卵に合わせ1細胞ずつ細胞分裂が再開する．つまり，胎生期から排卵期までの長期間，第一減数分裂途中の段階で分裂が停止している．高年齢女性の妊卵はこの停止期間が長くなっていて，それが染色体不分離と関連するとされる．トリソミーの主原因である配偶子形成期の第一減数分裂時の不分離は，母体の加齢とともに頻度が増加する（85〜90％は母由来の過剰）．

父・母由来の染色体が複製・対合・組換え（交差）の後，第一減数分裂へと進む．組換え（交差: キアズマ）の異常が染色体の分配に影響する．交差部そのものでなく，キアズマより遠位部のコヒーシン（cohesin; 姉妹染色体をつなぎとめる分子）の加齢による変性が原因とする報告がある[15]．

ロバートソン（Robertson）転座による21トリソミーは，多くの場合，端部着糸型染色体であるD群染色体（14＞15＞13番の順に多い）かG群染色体（22番）と1本の21番染色体の間で生じる．染色体の21番染色体の一方の21qと端部着糸型染色体（通常14や22番染色体）の1つの長腕との間にロバートソン転座を起こす．転座型では，t(14q21q)，t(21q21q)，t(13q21q)，t(15q21q)，t(21q22q)の順に多い．

モザイク型は，正常な核型を持つ細胞集団と21トリソミー核型を持つ細胞集団が混在し，表現型は標準型21トリソミーよりも軽症である．

21トリソミーの頻度は600〜700出生に1人とされ，母体年齢とともに出生率は上昇する．また，妊娠週数とともに児の染色体疾患の可能性は低下する．胎児期の21トリソミーの約80％が流産・死産の転帰をたどる．羊水検査を16週で受け21トリソミーと診断されたものの20〜30％が分娩まで至らず，流産・死産している．平均余命は60歳以上（出生後から5歳までの死亡率は一般よりも高い）となってきている．

特徴的顔貌・筋緊張低下などの身体的な特徴を有する．約50％に先天性心疾患（心室中隔欠損，心房心室中隔欠損，心房中隔欠損，ファロー四徴症など）がみられる．内科・外科的治療が行われ肺高血圧症にも留意が必要である．約10％に消化管疾患（十二指腸狭窄・閉鎖，鎖肛，Hirshsprung 病，食道狭窄など）を合併．外科的処置に引き続き，後発症状もあるので定期検診が必要となる．約10％に環軸関節不安定性がみられ，3歳頃に頸部X線（頸椎側面動態撮影）で評価する．新生児期の高TSH状態から甲状腺機能低下を合併することがある．40〜75％に難聴がみられる．聴性脳幹反応（ABR）検査などを行う．滲出性中耳炎，外耳道狭窄が40％にある．60％に眼球屈折異常（乱視，遠視，近視）があり，1歳検診で眼科受診が必要である．てんかんなど中枢神経症状を合併することがあり，アルツハイマー病（皮質萎縮，脳室拡大，神経線維の凝集斑）の罹患・発症が一般より10年早い．乳児の10％が一過性白血病（一過性骨髄異常増殖症）を発症し，これは一般集団の10〜20倍の頻度である．大半は無治療，2カ月程度で軽快するが，発病した児の17％は生後9カ月以内に死亡する[16]．胎児発育不全は21トリソミーに特徴的な所見ではないが，出生時の体格は正常下限である．乳幼児・幼児期は身長・体重とも−1.5〜2.0 SD，男10歳，女8歳より身長が大幅に伸び，14歳頃には最終身長，男145±5 cm，女141±4.8 cmとなる．運動発達は通常，時間が2倍かかるペースで発達し，知的発達は個人差が大きい．特に言葉の表現には時間がかかる．

ターナー（Turner）症候群

低身長，性腺機能不全やその他の外表的特徴を持つ女性で，X染色体モノソミー，あるいはX短腕の完全，または部分モノソミーを示すものをターナー症候群と呼ぶ．1938年，性成熟不全，翼状頸，外反肘の組み合わせを独立した疾患群として報告した Henry Turner にちなんで命名された．この疾患が染色体異常に起因することが明らかになったのは，1959年であった．およそ2,500の出生女児に1人である．ただし，軽度の表現型の違いしかないターナー女性は診断されていない可能性があるために，本当の頻度を確認するのは困難である[17]．成因は，配偶子形成の減数分

裂時に生じた構造異常のXもしくはY染色体が受精する場合と，受精後早期の有糸分裂時に染色体が脱落する場合がある．染色体核型は，45,Xが代表的だが，モザイクが多い．他の染色体核型は45,X/45,Xr(X); 45,X/46,X,+mar; 46,X,+mar; 45,X/46,X,i(Xq); 45,X/47,XXX; 46,X,i(Xq); 45,X/47,XYY; 46,XXp−; 46,X,r(X)/46,XXなどを示す．ターナー症候群は，女性に起こる染色体異常症としては最も多い．全女性受精卵の3％に起こると推定されるが，満期分娩まで生存しうるのはそのうち1％に過ぎない．45,XにおけるX染色体の由来は75％が母親由来で，25％が父親由来である[18]．

胎児期の特徴的な超音波所見は，cystic hygroma, 胎児水腫，短い大腿骨，大動脈縮窄，左心形成不全，腎奇形などを示す．低身長，胎児発育不全を示し，性腺機能不全（20％に第二次性徴自然発来），小児様外性器，短頸，毛髪線低位，翼状頸，頸部の皮膚のたるみがある．難聴（小児期は中耳炎，成人では神経性難聴），小顎症，高口蓋，外反肘，盾状胸，乳頭間開離，第3・4中手骨短縮．手背・足背のリンパ浮腫（新生児期診断の有力な手がかり），心疾患，高血圧，自己免疫性甲状腺疾患，糖尿病，耐糖能異常，高コレステロール血症，多発性母斑，爪の低形成がある．

微小重複/欠失による胎児発育不全

胎児発育不全の正常核型児における微小重複/欠失および単一遺伝子障害の発生率は十分にわかっていない．古典的なdysmorphologyの教科書は，報告された微小欠損症候群の半分以上が特徴として出生後の発育不全を有することを示しているが，いくつかのケースでは，出生前には存在しなかった因子，例えば，筋緊張が弱い，発達遅延，または心臓または腎臓機能不全による出生後の発育不全を考慮しなければならない[19]．

染色体マイクロアレイ解析（chromosomal microarray analysis: CMA）は，コピー数変異（copy number variation: CNV），ゲノム内で10 kBまでの従来の核型分析では検出できない微小欠失を検出する分子技術である．形態異常を[21-25]を有する胎児では，従来の核型検査と比較してCMAでは6～11％ほど多く原因が見つかることは判明しているが，特定の胎児発育不全（FGR）のサブグループを調べた場合にどうなるかはわかっていない．胎児発育不全のみを対象とした研究は少なく，FGR単独では2～17％，形態異常を持つ場合のFGRでは4～21％の範囲でCMAに異常所見が出ることが報告されている[20-25]．さらに，FGRがある胎児に対するCMAの適応に関しては，学会によるガイドラインの問題のいずれにも含まれていない．

胎児発育不全の正常核型児における微小重複/欠失についてCMAを用いて調べた10の研究を集めて解析したレビューによる結果を示す[26]．形態異常を示さない胎児発育不全では，正常核型の児の4％にCMAの異常所見を認めた．胎児に形態異常がある胎児発育不全を示した児の10％にCMAの異常所見を認めた．この検討で，22q11.2重複症候群が5例，Xp22.3欠失症候群が3例，7q11.22 de 欠失（Williams-Beuren症候群）が3例であった．この3つの疾患は，病的CNVを認めた症例の中で，合併奇形を持つFGR児の2/11（18％）を占め，合併奇形を持たないFGR児では9/14（64％）であった．22q11.2微小欠失重複症候群は，FGRと学習障害に関連するといわれている[27,28]．Xp22.3領域にはVCX3AとSTS遺伝子が存在する．STS欠失はX連鎖性魚鱗癬として知られるが，この領域の欠失は知的発育障害を伴う複合先天異常の原因と考えられる．実際にVCX3A遺伝子はX連鎖性魚鱗癬を持つ患者の知的発達障害の候補遺伝子として考えられていた．Williams-Beuren症候群は，特異的顔貌，心奇形，認知発達障害，結合識病を持つ複合神経発達疾病である．これらのメタ解析から，胎児発育不全の原因の中に一定の頻度でCNVの増減があることが判明した．

CPM（confined placental mosaicism）胎盤限局性モザイク

CPMは胎盤に限局的に染色体異常が存在し，胎児には存在しない状態をいう．トリソミーが胎児発育不全と強く関連している．CPMは，原因がはっきりしない胎児発育不全のおよそ10％を占めるとされ，3分の1は胎盤梗塞や，脱落膜血管異常に関与している．これと比較して，妊娠初期に行われる絨毛生検におけるCPMは1％である．CPMと胎児発育不全の重症度は，染色体異常を持つ細胞の割合や，片親性ダイソミー（uniparental disomy: UPD）を持つ細胞の割合によると考えられる．

胎盤に限局したモザイク（CPM）と，胎児と胎盤双方に認められるモザイク（TFM）がある．絨毛検査によって確認されるCPMの頻度はおよそ1～2％程度である．CPMの児の予後は，その多くが良好な発育を示すとの報告があるが，関与する染色体の種別，UPDの有無，発症由来やモザイクのタイプによって，症例ごとに異なっている．また，CPMの発生には，トリソミーレスキューという機構が影響している．

胎盤に限局したモザイク（confined placental mosaicism: CPM）と，胎児と胎盤双方に認められるモザイク（true fetal mosaicism: TFM）とは区別される．胎児の染色体核型は正

2 胎児異常

常で，胎盤に異常なセルラインのみ，あるいは，正常と異常の2つ以上のセルラインを認める場合を胎盤性モザイク（CPM）という．CPMは胎盤の機能不全の原因となり，胎児発育不全を発症することがある．CPMが確認された児の予後調査によると，出生時に発育不全がみられても，その多くは良好な発育を示すという報告がある[29]．しかしながら，CPMによる胎児への影響は，どの染色体が関与するか，またUPDの有無，およびその発症由来やモザイクのタイプなどによって，症例ごとに異なる．

妊娠第1三半期における絨毛検査（chorionic villus sampling: CVS）で，CPMは1〜2%に認められる．Gratiらは，絨毛検査で，モザイクが確認された症例に対し羊水検査を行ったところ，その87.2%がCPMであり，12.8%がTFMであったと報告している[30]．

CPMの発生機序としては，トリソミー卵におけるレスキューがある．トリソミーの受精卵は，生存に適していないので，トリソミーに関連する染色体を1本失い，2倍体細胞となり救済される．これがtrisomy zygote rescue（trisomy rescue）である．その過程で1本の染色体が除去されるが，図1のように，片親由来の染色体しか残らない場合が生ずる．これをUPDという．片親性ダイソミー（UPD）は2倍体細胞に存在する2本の染色体，あるいは染色体領域のいずれもが片親のみに由来していることである．UPDの発症機序には，①trisomy rescue，②monosomy rescue，③gamete complementationがあり，一番多いのはtrisomy rescueによるものである[31]．

UPDは，特定の染色体が片親由来のみで構成される場合をいうが，imprinting geneが存在する特定の染色体のUPDでは，様々な疾患の発症要因となる．例えば，15番染色体のUPDで母親由来染色体のダイソミーになるとPrader-Willi症候群，父親由来ダイソミーでAngelman症候群になる．母親由来の2，7，9，15，16番染色体UPDが，trisomy zygote rescueによるものとして報告されている．CPMは，その発生由来別に，cytotrophoblast（栄養膜細胞層）に限局したモザイク（typeⅠ），mesenchymal stroma（間葉系間質細胞）でのモザイク（typeⅡ），両方の組織に認められるモザイク（typeⅢ）の3つのタイプに分けられる[32]．Gratiらは，CPMの39.9%がtypeⅠ，40.4%がtypeⅡ，6.9%がtypeⅢであり，CPMの約2%にUPDが確認されたと報告している[30]．TypeⅠは絨毛細胞に由来するCPMで，22%に流産，子宮内胎児死亡（intrauterine fetal death: IUFD），胎児発育不全（FGR）が起こる．体細胞モザイクとなる．TypeⅡは間葉組織に由来するCPMで妊娠経過は正常なことが多く，稀にFGRやIUFDを起こす．体細胞モザイクとなる TypeⅢのCPMは絨毛細胞と間葉組織両方に由来しほとん

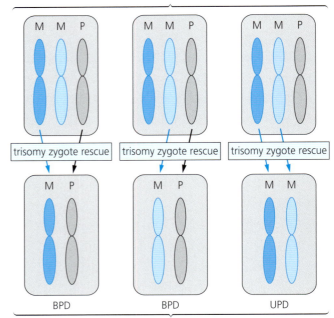

図1 トリソミーレスキューの模式図

どがFGRやIUFDを起こす．16トリソミーによるCPMが多い．減数分裂時のモザイクで，trisomy zygote rescueの可能性も高く，UPDの可能性もある．CPMの場合には，FGRやpreeclampsiaを予測しての周産期管理が必要となるが，関与する染色体やモザイクのタイプ，またその発症由来によって，児の予後の予測は違ってくることから，出生前，出生後の遺伝カウンセリングでの情報提供が重要となる[33]．

Russell-Silver（ラッセル・シルバー）症候群

ラッセル・シルバー症候群（RSS）は，胎児発育不全と出生後の成長障害を特徴とする．罹患乳児の出生体重は一般に平均−2SD以下で，出生後の成長については，身長が平均−2SD以下である．罹患者は，典型的には，均整のとれた低身長，正常頭囲，第5指彎曲，額が広く顎が狭い特徴的な三角形の顔，罹患側の成長障害（片側性発育不全）による非対称な四肢長を有する．その他多彩な小奇形を示す．RSS罹患児の小児期の成長速度は正常である．成人の平均身長は，男性151.2cm，女性139.9cmである．RSSに罹患した小児は，発達遅滞（運動および知的発達）と学習障害のリスクが高いというエビデンスがある．本邦での患者は500〜1,000人であると推定されている．RSSは遺伝学的に異質性の高い疾患であり，罹患者の多くは，疾患というよりは共通の表現形を呈する．このため診断は，基本

的に，共通する臨床的特徴，特に正常頭囲を有する出生前と出生後の発育遅延に基づいて行われる．RSSには複数の病因がある．染色体11p15.5のインプリンティング領域の遺伝子発現を修飾するエピジェネティックな変化や，母親由来7番染色体の片親性ダイソミー（UPD7），稀ではあるが常染色体優性または劣性遺伝などがある．父親由来 imprinting center（IC）1 の低メチル化または母親性UPD7が原因でRSSを発症した発端者の両親はどちらも非罹患と考えられ，同胞の再発リスクは一般集団より大きくはなく，子のリスクもおそらく低い．多くの場合，RSSの発症は家族内で1人だけのため，大部分の妊娠で本疾患のリスクの増加は認められない．このため，通常RSSの出生前診断は実施できない．妊娠中に胎児の超音波検査で子宮内胎児発育遅延が認められた場合には，父親由来 H19-IGF2 IC1 の低メチル化と母親性UPD7についての出生前検査が報告されている[34]．しかしながら，胎児発育不全は，しばしば第3三半期まで診断されないことがある．

Smith-Lemli-Opitz 症候群

7-dehydrocholesterol（7-DHC）reductase 欠乏によるコレステロール代謝異常が原因の先天多発奇形症候群である[35]．出生前および生後の成長遅滞，小頭，中等度〜重度知能障害，多発性の大および小奇形が特徴である．特異顔貌（狭い額，内眼角贅皮，眼瞼下垂，下顎幅は保持した短い下顎，短鼻，上向きの鼻孔，耳介低位），口蓋裂，心奇形，男児での外性器低形成，軸後性多指症，第2-3合趾がみられる．臨床スペクトラムは幅広く，正常発達と小奇形のみの患者が記載されている DHCR7 遺伝子変異の検出は約96％で認める．治療はコレステロール補充で，7DHCを上昇させる薬剤のハロペリドール，向精神薬（トラゾドン，アリピプラゾール）は禁忌である．また，長時間の日光曝露は避ける．遺伝形式は常染色体劣性である．

Cornelia de Lange（コルネリア デ ランゲ）症候群

コルネリア デ ランゲ症候群（CdLS）は，特有の顔の特徴，成長遅延（出生前発症；人生を通じて5パーセンタイル未満），多毛症と微細な指節骨異常から乏指症にわたる上肢減数異常によって特徴づけられる[36]．頭蓋顔面の特徴は，眉毛癒合，アーチ型の眉，長い睫毛，小さく上向きの鼻孔，小さな歯，歯間空隙の拡大と小頭症を含む．IQ（intelligence quotient）は，30未満〜102の範囲にあり，平均は53である．多くの患者は，自閉的で自己破壊的な傾向を示す．しばしばみられる所見として，心室中隔欠損症，胃腸機能障害，難聴，近視と停留精巣または性器の低形成を含む．CdLSの診断は，臨床的に頭蓋顔面の特徴，成長障害，知的障害，四肢異常と多毛症の存在に基づく．NIPBL と SMC1A（以前は SMC1L1）は，CdLS と関係していることが現在知られている唯一の遺伝子である．NIPBL の変異は，CdLS 患者の50％で確認され，分子遺伝学的検査は臨床的に利用できる．SMC1A の変異は，CdLS と臨床診断された患者の少数に確認されている．CdLS は，常染色体優性またはX連鎖性遺伝である．患者の大多数は，新生突然変異であり，NIPBL 関連の CdLS と診断された患者の1％足らずでは，片親が罹患している．発端者の同胞へのリスクは，両親の遺伝的状況に依存する．NIPBL 関連の CdLS を持つ患者の各々の子どもには，変異を受け継ぐ50％の可能性がある．両親が臨床的に罹患していない時，発端者の同胞へのリスクは生殖細胞系列モザイクの可能性のため，1.5％であると推定されている．SMC1A 関連の CdLS を持つ発端者の同胞へのリスクは，発端者の母親の保因者状況に依存する．出生前診断は，NIPBL の疾患原因アレルが確認された家族に臨床的に利用できる．

おわりに

胎児発育不全の原因となる胎児の先天異常について概説した．胎児発育不全は胎児の遺伝的要因だけでなく，そこから起因する胎盤機能不全より発生する可能性もあり，より慎重な原因検索が望まれる．

文 献

1) Cambell S, Thoms A. Utrasound measurement of fetal head to abdomen circumference ratio in the assessment of growth retardation. Br J Obstet Gynecol. 1977; 84: 165-74.
2) Luo ZC, Nuyt AM, Delvin E, et al. Maternal and fetal IGF-Ⅰ and IGF-Ⅱ levels, fetal growth, and gestational diabetes. J Clin Endocrinol Metab. 2012; 97: 1720-8.
3) Thornton JG, Hornbuckle J, Vail A, et al. Infant wellbeing at 2 years of age in the Growth Restriction Intervention Trial (GRIT): multicentred randomised controlled trial. Lancet. 2004; 364: 513-20.
4) Baken L, van Heesch PN, Wildschut HI, et al. First-trimester crown-rump length and embryonic volume of aneuploid fetuses measured in virtual reality. Ultrasound Obstet Gynecol. 2013; 41: 521-5.
5) Bahado-Singh RO, Lynch L, Deren O, et al. First-trimester growth restriction and fetal aneuploidy: the effect of type of aneuploidy and gestational age. Am J Obstet Gynecol. 1997; 176: 976-80.
6) Wilkins-Haug L, Quade B, Morton CC. Confined placental mosaicism as a risk factor among newborns with fetal growth

7) Hagman A, Wennerholm UB, Källén K, et al. Women who gave birth to girls with Turner syndrome: maternal and neonatal characteristics. Hum Reprod. 2010; 25: 1553-60.
8) Snijders RJ, Sherrod C, Gosden CM, et al. Fetal growth retardation: associated malformations and chromosomal abnormalities. Am J Obstet Gynecol. 1993; 168: 547-55.
9) Rasmussen SA, Wong LY, Yang Q, et al. Population-based analyses of mortality in trisomy 13 and trisomy 18. Pediatrics. 2003; 111: 777-84.
10) Schneider AS, Mennuti MT, Zackai EH. High cesarean section rate in trisomy 18 births: a potential indication for late prenatal diagnosis. Am J Obstet Gynecol. 1981; 140: 367-70.
11) Warburton D, Dallaire L, Thangavelu M, et al. Trisomy recurrence: a reconsideration based on North American data. Am J Hum Genet. 2004; 75: 376-85.
12) Morris JK, Mutton DE, Alberman E. Recurrences of free trisomy 21: analysis of data from the National Down Syndrome Cytogenetic Register. Prenat Diagn. 2005; 25: 1120-8.
13) De Souza E, Halliday J, Chan A, et al. Recurrence risks for trisomies 13, 18, and 21. Am J Med Genet A. 2009; 149 A: 2716-22.
14) Tuohy JF, James DK. Pre-eclampsia and trisomy 13. Br J Obstet Gynecol. 1992; 99: 891-4.
15) Tsutsumi M, Fujiwara R, Nishizawa H, et al. Age-related dcrease of meiotic cohesins in human oocytes. PloS One. 2014; 9: e96710.
16) Massey GV, Zipursky A, Chang MN, et al. Children's Oncology Group (COG). A prospective study of the natural history of transient leukemia (TL) in neonates with Down syndrome (DS): Children's Oncology Group (COG) study POG—9481. Blood. 2006; 107: 4606-13
17) Gunther DF, Eugster E, Zagar AJ, et al. Ascertainment bias in Turner syndrome: new insights from girls who were diagnosed incidentally in prenatal life. Pediatrics. 2004; 114: 640-4.
18) Sagi L, Zuckerman-Levin N, Gawlik A, et al. Clinical significance of the parental origin of the X chromosome in Turner syndrome. J Clin Endocrinol Metab. 2007; 92: 846-52.
19) Lyons JK, Crandall JM, del Campo M. Smith's recognizable patterns of human malformation. 7th ed. Philadelphia: Elsevier Saunders; 2013. p.1-6
20) Srebniak MI, Diderich KE, Joosten M, et al. Prenatal SNP array testing in 1000 fetuses with ultrasound anomalies: causative, unexpected and susceptibility CNVs. Eur J Hum Genet. 2016; 24: 645-51.
21) Kan AS, Lau ET, Tang WF, et al. Whole-genome array CGH evaluation for replacing prenatal karyotyping in Hong Kong. PLoS One. 2014; 9: e87988.
22) Hillman SC, McMullan DJ, Hall G, et al. Use of prenatal chromosomal microarray: prospective cohort study and systematic review and meta-analysis. Ultrasound Obstet Gynecol. 2013; 41: 610-20.
23) Lee CN, Lin SY, Lin CH, et al. Clinical utility of array comparative genomic hybridisation for prenatal diagnosis: a cohort study of 3171 pregnancies. BJOG. 2012; 119: 614-25.
24) Tyreman M, Abbott KM, Willatt LR, et al. High resolution array analysis: diagnosing pregnancies with abnormal ultrasound findings. J Med Genet. 2009; 46: 531-41.
25) Zhu H, Lin S, Huang L, et al. Application of chromosomal microarray analysis in prenatal diagnosis of fetal growth restriction. Prenat Diagn. 2016; 36: 686-92.
26) Borrell A, Grande M, Pauta M, et al. Chromosomal microarray analysis in fetuses with growth restriction and normal karyotype: a systematic review and meta-analysis. Fetal Diagn Ther. 2017 Sep 9. doi: 10.1159/000479506.
27) Ensenauer RE, Adeyinka A, Flynn HC, et al. Microduplication 22q11.2, an emerging syndrome: clinical, cytogenetic, and molecular analysis of thirteen patients. Am J Hum Genet. 2003; 73: 1027-40.
28) Wentzel C, Fernstrom M, Ohrner Y, et al. Clinical variability of the 22q11.2 duplication syndrome. Eur J Med Genet. 2008; 51: 501-10.
29) Kalousek DK. Current topic: confined placental mosaicism and intrauterine fetal development. Placenta. 1994; 15: 219-30.
30) Grati FR, Grimi B, Frascoli G, et al. Confirmation of mosaicism and uniparental disomy in amniocytes, after detection of mosaic chromosome abnormalities in chorionic villi. Eur J Hum Genet. 2006; 14: 282-8.
31) Conlin LK, Thiel BD, Bonnemann CG, et al. Mechanisms of mosaicism, chimerism and uniparental disomy identified by single nucleotide polymorphism array analysis. Hum Mol Genet. 2010; 19: 1263-75.
32) Miura K, Yoshiura K, Miura S, et al. Clinical outcome of infants with confined placental mosaicism and intrauterine growth restriction of unknown cause. Am J Med Genet A. 2006; 140 A: 1827-33.
33) Amor DJ, Neo WT, Waters E, et al. Health and developmental outcome of children following prenatal diagnosis of confined placental mosaicism. Prenat Diagn. 2006; 26: 443-8.
34) Eggermann T, Brioude F, Russo S, et al. Prenatal molecular testing for Beckwith-Wiedemann and Silver-Russell syndromes: a challenge for molecular analysis and genetic counseling. Eur J Hum Genet. 2016; 24: 784-93.
35) Lyons JK, Crandall JM, del Campo M. Smith-Lemli-Opitz syndrome. In: Smith's recognizable patterns of human malformation. 7th ed. Philadelphia: Elsevier Saunders; 2013. p.152-5.
36) Avagliano L, Bulfamante GP, Massa V. Cornelia de Lange syndrome: To diagnose or not to diagnose in utero? Birth Defects Res. 2017; 109: 771-7.

〈佐村　修，岡本愛光〉

Chapter II 病因・病態

3 タバコ，アルコール，薬剤，栄養

胎児発育不全（fetal growth restriction: FGR）の原因は様々である．多因子が関連する病態であるため，原因の特定は困難なこともある．本章では，嗜好品（タバコ，アルコール），薬剤，栄養と胎児発育不全について概説する．

タバコ

タバコの煙には約4,000種類の化学物質が含まれている．そのうち，よく知られているものがニコチン，一酸化炭素，タールである．タバコに含まれる化学物質は胎児に悪影響があるとされており，さらにニコチンには依存性がある．喫煙よる発がんなどの健康被害は周知の事実であるが，周産期領域においても，産科合併症や周産期死亡，乳児突然死症候群（sudden infant death syndrome: SIDS）などにも関連しており，重要な問題である．

FGRに関するエビデンス

喫煙は明らかにFGRに関連している．過去の研究から，喫煙習慣により出生時体重が減少することや低出生体重児の割合が増加することが示されている[1-3]．妊娠期間を通して喫煙を継続した妊婦における10パーセンタイル以下，5パーセンタイル以下のFGRの調整オッズ比はそれぞれ2.26（95％信頼区間 2.22-2.31），2.44（95％信頼区間 2.37-2.51）であった[2]．また，1日の喫煙本数と出生時体重に相関がみられ，出生体重と妊娠中の喫煙本数を妊娠第1～3三半期で分けて検討すると，それぞれの時期で1本ずつ喫煙本数が増えるごとに，出生体重が12.1 g，14.8 g，14.5 gずつ減少していた[2]．日本での検討では，喫煙妊婦から出生した児の出生体重は有意に小さく（重回帰分析，男児P＝0.005，女児P＝0.004），喫煙妊婦のSGAの調整オッズ比は男児で3.2（95％信頼区間 1.7-6.2），女児で2.5（95％信頼区間 1.3-5.2）であった．さらに男児では，3歳時点で肥満である割合が高く，調整オッズ比は2.4（95％信頼区間 1.03-5.4）であった[4]．

FGRの機序

母体肺の一酸化炭素ならびにニコチンの摂取量は，1日20本の喫煙でそれぞれ200～300 ng，20 mgと推測される．

一酸化炭素はタバコの煙の主成分である．一酸化炭素は母体ヘモグロビンから酸素を奪い，ヘモグロビン酸素解離曲線を左方移動することにより，胎児への酸素供給を阻害している[5]．一酸化炭素が胎児ヘモグロビンと結合すると，胎児赤血球の酸素運搬能を著しく損なう．胎児ヘモグロビンは成人ヘモグロビンと比較し，一酸化炭素との親和性が強く，一酸化炭素ヘモグロビン濃度は喫煙母体よりも新生児の方が高くなる[6,7]．したがって喫煙母体の胎児は慢性的な低酸素状態となっていることが示唆される．

ニコチンは速やかに胎盤を通過し，胎児へ移行する．胎児血中ニコチン濃度は，母体血中濃度よりも15％程度高値となる．ニコチンは自律神経節や副腎髄質，神経筋接合部のアセチルコリン受容体に直接作用し，複数の血管作用物質（ノルアドレナリン，アドレナリン，ドパミン，セロトニン，バソプレシン，βエンドルフィン，成長ホルモン，ACTHなど）を放出する[8,9]．これら血管作用物質の増加によって，母体血圧ならびに心拍数は上昇する．それに伴い，子宮胎盤血流は最大42％減少し，臍帯動脈血流も減少することが示されている[8]．

近年の動物実験により，ニコチンによって誘発されたFGRラットでは，胎仔血中コルチコステロンの上昇がみられ，血中グルコースやアミノ酸の減少がみられることが示され，胎仔血中コルチコステロン値と出生体重には負の相関があることが示されている．またニコチン負荷を行った母獣では，血中グルコース値や脂肪酸酸化分解，蛋白質分解，アミノ酸蓄積などの代謝関連の変化が生じており，これらもFGRを生じる原因であるとされている[10]．

また喫煙による胎児発育不全の機序の一つとして，胎盤の合胞体栄養細胞内でのDNA損傷も示唆されている[11]．その他の喫煙による胎盤の変化としては，低酸素刺激による血管内皮細胞増殖因子（vascular endothelial growth factor: VEGF）発現亢進の報告があり，近年の報告によると，10～11週の喫煙女性の胎盤で，有意にVEGF発現亢進がみられ[12]，妊娠の早い段階から喫煙の影響が生じていると示唆されている．

禁煙について

産科診療ガイドライン2017では，喫煙妊婦には，妊娠初期から禁煙を勧めるよう記載されているが，タバコに含まれるニコチンは依存性を有しており，喫煙者が禁煙できない要因として重要である．海外のガイドラインでは，禁煙の意思があっても成功できない場合は，妊娠中であって

3 タバコ，アルコール，薬剤，栄養

もニコチン代替療法（nicotine replacement therapy: NRT）を考慮するとされている[13]．妊娠中のNRTはこれまで小規模研究しか存在しなかったが，2012年と2014年にニコチンパッチとプラセボパッチを用いたRCTの結果が発表された．この2つの報告では，両群間で出生体重に有意差なく，低出生体重児やFGRの割合に有意差は認めなかった[14,15]．

なお，日本ではNRTとして妊娠中にニコチンパッチを使用することは禁忌である．また，近年使用者が増加している加熱式タバコは，ニコチンならびに一酸化炭素を含んでいる．妊婦への加熱式タバコの影響に関して，まだ十分なデータがない現状では，通常の喫煙行為と同等と考えてよいと思われる．

アルコール

FGRに関するエビデンス

アルコールが胎児に大きく影響することは古くから指摘されており，先天異常，FGR，学習障害などの合併症をアルコール・スペクトラム障害（fetal alcohol spectrum disorders: FASD）と定義されている．1973年に胎児アルコール・スペクトラム障害（FASD）の特徴についてまとめられたものが最初の報告である[16]．アルコールを常飲している3人の妊婦から出生した8人の新生児について調査され，8人中4人（50％）は重度のFGRを認めていた（分娩週数・出生体重: 40週・1,850 g，36週・1,600 g，38週・1,673 g，34週・1,550 g）．その後も，母体のアルコール摂取がFGRと関連することが報告されている[17-23]．摂取量に関しては，摂取量が増加すればするほどFASDは増加するが，少量であってもFASDの発症リスクがあることが報告されている[24-32]．34文献を解析したメタ解析においても同様に，少量のアルコール摂取によってもFASDのリスクがわずかながらあることが示された[33]．

FGRの機序

アルコールによって胎盤の形成が障害され，胎盤が小さく形成されることが報告されており，FGRの原因の一つと考えられている．FASDを発症した胎盤病理をPAS染色で染めると，空胞化した羊膜上皮細胞や異常増殖した羊膜上皮細胞が認められる[34]．

薬　剤

薬剤と胎児発育不全に関しては，一概に薬剤の影響と断言できない場合もある．なぜなら，その薬剤が必要である母体合併症自身が胎児発育不全の原因となっている可能性も十分に考えられるからである．また複数の薬剤が使用されている場合，さらに判断が難しい．ここでは，therapeutic drugとして比較的報告数が多く，合併症妊娠において使用頻度が高いステロイドとβ遮断薬について概説する．またrecreational drugについても後述する．

Therapeutic drug

コルチコステロイド

FGRのエビデンス

コルチコステロイドは母体合併症に対する治療薬として，もしくは胎児適応（特に早産での肺成熟を期待して）で妊娠中に比較的よく用いられる薬剤である．妊娠中期以降では，胎盤に 11β-水酸化ステロイド脱水素酵素（11β hydroxysteroid dehydrogrnase: $NADP^+$）が発現しているため，$NADP^+$の働きにより，生理活性を有するコルチコステロイドの胎児への移行は制限されている[35,36]．したがって，胎児適応のために導入する場合は，胎盤で代謝されないように，フッ素化した合成ステロイド（デキサメタゾン，ベタメタゾン）が使用され，母体適応のため導入する場合は，$NADP^+$により不活性化されるプレドニゾンを使用することにより，胎児への移行を最小限としている．

しかし，妊娠初期の時点では，胎盤を介した代謝がなされないため，生物活性を有するコルチコステロイドが胎児へ移行していることが動物実験で示されている[37,38]．ヒトでも同様に胎児移行の可能性が示された報告は1970年代にReinischらによりなされている．正期産で出産した不妊治療歴のある女性において，不妊治療としてプレドニゾン10 mg/日を妊娠前から妊娠期間を通して内服した群と内服しなかった群を比較すると，内服群では有意に低出生体重児ならびにlight for dates児が多かった[39]．

一方で，近年の前向き研究では，プレドニゾン内服母体から出生した児は，有意に分娩週数が早く（38週 vs 39.5週），早産率が高く（17% vs 5%），出生体重が小さい（3,112 g vs 3,429 g）ものの，light for dates児の割合は内服群，非内服群で有意差を認めないとの結果であった[40]．同報告は，妊娠13週以降にプレドニゾンが導入された症例が1/4を占めており，胎盤形成前より導入されたプレドニゾンと胎児発育不全に関しては，いまだ十分なエビデンスは得られていない．

フッ素化ステロイド（デキサメタゾン，ベタメタゾン）については，アカゲザルの実験で胎児発育不全，胎盤重量減少，頭囲発育不良をきたすことが示唆されている[41-43]．ヒトでも胎児肺成熟目的にベタメタゾンを反復投与する

3 タバコ，アルコール，薬剤，栄養

と，胎児発育不全や頭囲発育不良をきたすと報告されている[44-46]．ただし，単回投与（ベタメタゾン12 mgを24時間毎，計2回もしくはデキサメタゾン6 mgを12時間毎，計4回）においては，胎児発育不全との関連を示唆する報告はない．

FGRの機序

グルココルチコイドは生後の長骨成長を促しており，胎内でも同様の働きをすると考えられる．一方で，コルチコステロイドは軸方向成長を遅延させ，破骨細胞機能を抑制する[47,48]．またコルチコステロイドは細胞のアポトーシスを誘導する可能性も示唆されており，胎児臓器成長の過程でアポトーシスが誘導されているとすれば，胎児発育が阻害される一因であるだろう．コルチコステロイドは下垂体や甲状腺などの内分泌臓器へも影響を与えるため，胎児内分泌システムとFGRの関連性も検討する必要があるが，十分なデータは得られていない．

また，動物実験により食事でのタンパク摂取割合の違いにより，胎盤の$NADP^+$発現が異なることが示されている．母獣が低タンパク食であれば，胎盤の$NADP^+$発現量が低下し，胎仔へのコルチコステロイドの移行量が増加し，胎仔が低体重であったと報告されている[49]．

β遮断薬

FGRのエビデンス

古くから，β遮断薬は慢性高血圧合併妊娠の薬物療法として使用されてきた経験があるため，循環器疾患合併妊娠や甲状腺機能亢進症合併妊娠などにおいても比較的用いられる頻度が高い．β遮断薬と胎児発育不全の関連を報告したものの多くは，高血圧合併妊娠や妊娠高血圧症候群での降圧薬として使用されたものである[50-53]．当初はβ遮断薬自体が直接的に胎児発育不全をきたしていると考えられたが，2000年のメタ解析によると，高血圧合併妊娠や妊娠高血圧症候群では，FGRのリスクは降圧薬による平均動脈圧の低下に比例していた．本報告では，β遮断薬以外の降圧薬（メチルドパやCa拮抗薬など）でも検討を行っており，薬剤そのものよりも，過度の降圧による胎児発育への影響が示唆された[53]．また，軽症から中等症の高血圧合併妊娠でのβ遮断薬に関する2003年のコクランレビューでは，β遮断薬はsmall for gestational age（SGA）児を増加させる（相対リスク1.36，95％信頼区間1.02-1.82）結果であったものの，このうち妊娠初期より多量のβ遮断薬を内服しているButtersらの報告[52]を除くと，統計学的有意差が得られない結果となるため，β遮断薬とSGAの関連については不確かであるとの結論に至っている[54]．

また，β遮断薬の開始時期でもFGRのリスクは異なると報告されている．妊娠初期からアテノロールを内服した場合，有意に出生体重の低下が認められたのに対し[55,59]，妊娠中期以降で開始された場合には出生体重の低下は認めなかった[56]．

日本の報告としては，国立循環器病研究センターでの循環器疾患合併妊娠に対するβ遮断薬とFGRの検討がある．本報告では，①β遮断薬は有意にFGRが増加し，αβ遮断薬では増加しなかった，②FGRの母体では有意にβ遮断薬内服期間が長く，妊娠第3三半期からβ遮断薬を導入された母体ではFGRを認めなかった，③β遮断薬の中で，プロプラノロールとアテノロールはFGRが多かった，という結論であった[57]．β遮断薬でのFGRの報告は多いが，β遮断薬の種類によって作用や胎盤通過性が異なるため，胎児発育に与える影響も異なる可能性がある．

FGRの機序

β遮断薬がFGRをきたすのは，β遮断薬により母体と胎児双方の血管抵抗が上昇し，子宮胎盤血流が減少するためであると考えられている．β遮断薬の末梢血管収縮作用は，主に$β_2$受容体遮断と相対的な$α_1$受容体活性亢進によるものである．この2つの作用を減弱する因子として，$β_1$受容体選択性，$α_1$受容体遮断作用，内因性交感神経刺激作用（intrinsic sympathomimetic action: ISA）が挙げられ，これらを有するβ遮断薬ではFGRのリスクが低いと考えられている．**表1**に代表的なβ遮断薬とこれら3つの作用について示す．また，β遮断薬は胎盤を通過することがわかっているが，薬剤により脂溶性が異なる **図1**．

プロプラノロールは$β_1$非選択性でα遮断作用とISAを有さない脂溶性のβ遮断薬であるが，羊の実験により血管抵抗上昇と臍帯動脈血流低下が示されている[58]．ヒトではアテノロール静脈投与の前後で，有意に母体血圧，心拍数

表1 主なβ遮断薬と作用

	αβ遮断薬		β遮断薬				
	ラベタロール	カルベジロール	ビソプロロール	メトプロロール	アテノロール	プロプラノロール	ソタロール
ISA	＋	－	－	－	－	－	－
α遮断	＋	＋	－	－	－	－	－
$β_1$選択性	－	－	＋	＋	＋	－	－

ISA: 内因性交感神経刺激作用（intrinsic sympathomimetic action）

3 タバコ，アルコール，薬剤，栄養

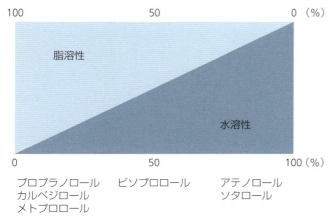

図1 β遮断薬の性質

が低下し，子宮胎盤血管のインピーダンスが上昇すること，胎児臍帯動脈 PI（pulsatility index）が上昇し，胎児腎動脈 PI と胎児肺動脈収縮期最大流速が低下することが報告されている[59]．一方で，ラベタロール静脈投与では，母体血圧低下が軽度であった場合には，子宮や胎児血流，胎児心機能には影響を与えないという結果であった[60]．また，母体の β遮断薬による胎児心拍数の低下も報告されており[61]，FGR の機序の一つであるかもしれない．

Recreational drug

大麻

1980 年代に行われた Ottawa Prenatal Prospective Study によると，大麻使用者の児の出生体重ならびに出生時頭囲に関して有意な低下は認めなかった．非使用者の児と比較して，出生体重は不規則使用者（週1回以下）で平均 67 g，中等度使用者（週2～5回）で平均 117 g 増加していた．これに対し，高度使用者（週5回以上）では，有意差はないものの平均 52 g 減少していた[62]．その後の研究で，大麻使用妊婦の血中一酸化炭素ヘモグロビン濃度は喫煙妊婦の5倍以上であることが示されたが，FGR との関連は認めなかった[63]．しかし，1999 年の研究では，妊娠反応検査用の尿で複数の薬物のスクリーニングを行った結果，大麻陽性妊婦では明らかに出生体重が小さかった[64]．

最近の大麻と出生体重に関するメタ解析では，統合オッズ比は 1.09（95％信頼区間 0.94-1.27）であり，大麻が FGR の原因となるエビデンスに乏しいと結論づけている[65]．また，妊娠中に大麻を使用された児の 13～16 歳までのフォローアップの結果，成長障害は認めなかったとされている[66]．

覚醒剤

覚醒剤にはアンフェタミンとメタンフェタミンがある．メタンフェタミンはわが国でエフェドリンより合成されたもので，1941 年にヒロポンなどの商品名で発売され，第二次世界大戦時には軍需工場の労働者が徹夜作業を行うために服用したという歴史がある．アンフェタミン，メタンフェタミンともに妊娠中の使用で出生体重，出生時頭囲を低下させるとの報告[67]があるが，他の薬物も使用している者も多く，正確なデータを得ることが困難である．覚醒剤により，血管収縮ならびに血圧上昇が生じるため，急性ならびに慢性の胎児低酸素が起こる．また，覚醒剤乱用では母体の体重減少が生じる．これらの機序により FGR が生じると考えられる．

麻薬

薬物規制に関する法律で禁止されている麻薬にはアヘン，コカイン，合成麻薬がある．このうち，耐性や入手しやすさから広く乱用されているのはコカインである．コカインと FGR に関する報告は多い．2011 年のメタ解析では，妊娠中のコカイン使用により，有意に低出生体重児が増加し（オッズ比 3.66，95％ CI 2.90-4.63），SGA 児が増加し（オッズ比 3.23，95％ CI 2.43-4.30），早産が増加し（オッズ比 3.38，95％ CI 2.72-4.21），出生体重は平均 492 g 減少すると示された[68]．FGR の機序としては，コカインの血管収縮作用により，子宮胎盤血流が減少するためと考えられている．コカインは低分子量，脂溶性，低電離状態のため，容易に胎盤を通過する．また，胎盤・子宮内膜への蓄積性[69]や，羊水からの再摂取[70]も報告されており，胎児はこれら3経路からコカインを摂取していることになる．コカインは中枢神経系作用も有しているため，胎児脳血管を収縮させ，胎児脳発育も阻害している．

合成麻薬で最も有名なものは MDMA（3,4-methylene-dioxymethamphetamine, Ecstasy）である．MDMA に関しては，常用者で通常の8倍のコルチゾールが分泌され，胎盤を通過し胎児へ移行していたとの報告があり，胎児発育へ悪影響を及ぼす可能性がある[71]．

デザイナードラッグ

規制薬物である覚醒剤や大麻の化学構造の一部を変え，乱用目的に流通させているものをデザイナードラッグと呼ぶ．日本では 2014 年に厚生労働省と警察庁が「危険ドラッグ」との呼称を選定し，この呼称が一般的に使用されている．最も流通しているものはアンフェタミンアナログであるといわれている．危険ドラッグと FGR の関連を示す報告は現時点ではない．規制薬物よりも使用頻度に差が大きく，また使用者を把握しにくいため，まとまった報告は難しいが，規制薬物同様にカテコラミンなど血管作用物質の分泌促進が生じていると推測されるため，FGR を生じる可能性は十分にある．

栄養

低栄養が胎児発育との関係に関しては，最も古い報告として2つある[72,73]．第2次世界大戦時の1941〜1942年に，レニングラードはドイツ軍によって包囲されていた．包囲は極めて厳しく，また極寒の地であるため食料調達が難しく，妊婦を含めた住民は極めて高度の飢餓に陥った．レニングラード包囲による影響下と非影響下の期間（それぞれ半年間）について比較すると低出生体重率（影響下群41.2% vs 非影響下群6.5%），死産率（5.6% vs 2.5%），新生児死亡率（25.6% vs 7.0%）が有意に影響下の期間で増加し，平均出生体重も低下した[72]．もう一つは，第2次世界大戦末期に極度の食糧難に陥っていたオランダの報告である．飢餓と周産期予後の関係について，デン・ハーグ，ロッテルダムで調査され，結果はレニングラードでの調査とは対象的に，低出生体重率（飢餓群1.8% vs 非飢餓群4.9%），死産率（1.8% vs 3.2%），新生児死亡率（2.3% vs 3.0%）に差が認められなかった[73]．日本では，2006年に周産期登録データベースから，日本における全妊娠の約6%がFGRで，母体の体重増加不良がリスク因子であったと報告されている[74]．

現在は，母体の栄養状態のみならず，胎盤から胎児へ栄養素を輸送するシステムである胎盤トランスポーターの異常がFGRと関与していることが報告されている[75,76]．胎盤トランスポーターは，アミノ酸，グルコース，葉酸などの栄養素の妊娠期による需要の変化に応じて発現制御を受けている．これらの機構により，胎児の栄養環境が決定されるが，制御機構の詳細な分子基盤についてはいまだ明らかにされていない．

環境に応じたトランスポーターの発現制御には栄養感知システムの存在が知られており，ラパマイシン標的蛋白質（mammalian target of rapamycin: mTOR）が関与していることが示唆されている．mTORの役割の一つとして，細胞外の栄養環境を感知して，蛋白質の翻訳・活性を制御することが知られている．胎盤の細胞においても，主にアミノ酸バランスの変化を感知し，蛋白質の翻訳に影響を及ぼすことによって，細胞増殖，脂質代謝，インスリン抵抗性，オートファジーに関わる蛋白質の活性を制御している．アミノ酸，グルコース，葉酸などのバランスによりmTORがうまく機能せず，胎盤トランスポーターシステムに異常をきたすことが，FGRと関連している可能性がある[77]．

その他，胎盤のエピジェネティクスに関連する栄養素としては，ビタミンD，ビタミンB_{12}，脂肪酸，炭水化物など多くのものが挙げられ，分子機構の解明が進んでいる．なかでもビタミンDに関しては古くよりビタミンD不足と低出生体重児の関連を示す疫学調査がなされており，英国では胎生期の母体日光曝露が出生体重に強く関連していたことが示された[78]．厚労省の平成28年「国民健康・栄養調査」では，妊娠可能年齢女性の葉酸や各種ビタミンの摂取量は推奨量より低い結果であり，妊婦の食事・栄養に関しても留意する必要がある．

文献

1) Ko TJ, Tsai LY, Chu LC, et al. Parental smoking during pregnancy and its association with low birth weight, small for gestational age, and preterm birth offspring: a birth cohort study. Pediatr Neonatol. 2014; 55: 20-7.
2) Blatt K, Moore E, Chen A, et al. Association of reported trimester-specific smoking cessation with fetal growth restriction. Obstet Gynecol. 2015; 125: 1452-9.
3) Harrod CS, Reynolds RM, Chasan-Taber L, et al. Quantity and timing of maternal prenatal smoking on neonatal body composition: the healthy start study. J Pediatr. 2014; 165: 707-12.
4) Suzuki K, Sato M, Zheng W, et al. Effect of maternal smoking cessation before and during early pregnancy on fetal and childhood growth. J Epidemiol. 2014; 24: 60-6.
5) Kramer MS. Determinants of low birth weight. Methodological assessment and meta-analysis. Bull World Health Organ. 1987; 65: 633-737.
6) Longo LD. The biological effects of carbon monoxide on the pregnant woman, fetus and newborn infant. Am J Obstet Gynecol. 1977; 129: 69-103.
7) Visnjevac V, Mikov M. Smoking and carboxhaemoglobin concentrations in mothers and their newborn infants. Hum Toxicol. 1986; 5: 175-7.
8) Lambers DS, Clark KE. The maternal and fetal physiological effects of nicotine. Semin Perinatal. 1996; 20: 115-26.
9) Adams J. Statement of the Public Affairs Committee of the Teratology Society on the importance of smoking cessation during pregnancy. Birth Defects Res A Clin Mol Teratol. 2003; 67: 895-9.
10) Feng JH, Yan YE, Liang G, et al. Maternal and fetal metabonomic alterations in prenatal nicotine exposure-induced rat intrauterine growth retardation. Mol Cell Endocrinol. 2014; 394: 59-69.
11) Slatter TL, Park L, Anderson K et al. Smoking during pregnancy causes double-strand DNA break damage to the placenta. Hum Pathol. 2014; 45: 17-26.
12) Shinjo A, Ventura W, Koide K et al. Maternal smoking and placental expression of a panel of genes related to angiogenesis and oxidative stress in early pregnancy. Fetal Diagn Ther. 2014; 35: 289-95.
13) Society for the Study of Addiction, treattobacco. net. Treatment guidelines. http://www.treatobacco.net/en/page_224.php
14) Coleman T, Cooper S, Thornton JG, et al. Randomized trial of nicotine-replacement therapy patches in pregnancy. N Engl J Med. 2012; 366: 808-18.
15) Berlin I, Grangé G, Jacob N, et al. Nicotine patches in pregnant smokers: randomised, placebo controlled, multicentre

16) Jones KL, Smith DW, Ulleland CN, et al. Pattern of malformation in offspring of chronic alcoholic mothers. Lancet. 1973; 1: 1267-71.
17) Abel EL, Dintchell BA. Factors affecting the outcome of maternal alcohol exposure: II. Maternal age. Neurobehav Toxicol Teratol. 1985; 7: 263-66.
18) Abel EL. Fetal alcohol syndrome in families. Neurotoxicol Teratol. 1988; 10: 1-2.
19) Streissguth AP, Martin DC, Martin JC, et al. The Seattle longitudinal prospective-study on alcohol and pregnancy. Neurobehav Toxicol Teratol. 1981; 3: 223-33.
20) Greene T, Ernhart CB, Sokol RJ, et al. Prenatal alcohol exposure and preschool physical growth-a longitudinal analysis. Alcohol Clin Exp Res. 1991; 15: 905-13.
21) Day N, Cornelius M, Goldschmidt L, et al. The effects of prenatal tobacco and marijuana use on offspring growth from birth through 3 years of age. Neurotoxicol teratol. 1992; 14: 407-14.
22) Jacobson JL, Jacobson SW, Sokol RJ, et al. Effects of alcohol use, smoking, and illicit drug use on fetal growth in black infants. J Pediatr. 1994; 124: 757-64.
23) Carter RC, Jacobson SW, Molteno CD, et al. Fetal alcohol exposure, iron-deficiency anemia, and infant growth. Pediatrics. 2007; 120: 559-67.
24) Carter RC, Jacobson JL, Dodge NC, et al. Effects of prenatal alcohol exposure on testosterone and pubertal development. Alcohol Clin Exp Res. 2014; 38: 1671-9.
25) O'Leary CM, Bower C. Guidelines for pregnancy: what's an acceptable risk, and how is the evidence (finally) shaping up? Drug Alcohol Rev. 2012; 31: 170-83.
26) Andersen AM, Andersen PK, Olsen J, et al. Moderate alcohol intake during pregnancy and risk of fetal death. Int J Epidemiol. 2012; 41: 405-13.
27) Underbjerg M, Kesmodel US, Landr NI, et al. The effects of low to moderate alcohol consumption and binge drinking in early pregnancy on selective and sustained attention in 5-year-old children. BJOG. 2012; 119: 1211-21.
28) Falgreen Eriksen HL, Mortensen EL, Kilburn T, et al. The effects of low to moderate prenatal alcohol exposure in early pregnancy on IQ in 5-year-old children. BJOG. 2012; 119: 1191-200.
29) Kesmodel US, Eriksen HL, Underbjerg M, et al. The effect of alcohol binge drinking in early pregnancy on general intelligence in children. BJOG. 2012; 119: 1222-31.
30) Skogerb Å, Kesmodel US, Wimberley T, et al. The effects of low to moderate alcohol consumption and binge drinking in early pregnancy on executive function in 5-year-old children. BJOG. 2012; 119: 1201-10.
31) Kesmodel US, Bertrand J, Stvring H, et al; Lifestyle During Pregnancy Study Group. The effect of different alcohol drinking patterns in early to mid pregnancy on the child's intelligence, attention, and executive function. BJOG. 2012; 119: 1180-90.
32) Zuccolo L, Lewis SJ, Smith GD, et al. Prenatal alcohol exposure and offspring cognition and school performance. A "Mendelian randomization" natural experiment. Int J Epidemiol. 2013; 42: 1358-70.
33) Flak AL, Su S, Bertrand J, et al. The association of mild, moderate, and binge prenatal alcohol exposure and child neuropsychological outcomes: a metaanalysis. Alcohol Clin Exp Res. 2014; 38: 214-26.
34) Carter RC, Wainwright H, Molteno CD, et al. Alcohol, methamphetamine, and marijuana exposure have distinct effects on the human placenta. Alcohol Clin Exp Res. 2016; 40: 753-64.
35) Seckl JR, Miller WL. How safe is long-term prenatal glucocorticoid treatment? JAMA. 1997; 277: 1077-9.
36) Sun K, Yang K, Challis JRG. Glucocorticoid actions and metabolism in pregnancy: implications for placental function and fetal cardiovascular activity. Placenta. 1998; 19: 353-60.
37) Nathanielsz PW, Comline RS, Silver M, et al. Cortisol metabolism in the fetal and neonatal sheep. J Reprod Fertil. 1972; 16: Suppl 16: 39-59.
38) Pepe GJ, Waddell BJ, Albercht ED. Activation of the baboon fetal hypothalamic-pituitary-adreno-cortical axis at midgestation by estrogen-induced changes in placental corticosteroid metabolism. Endocrinology. 1990; 127: 3117-23.
39) Reinisch JM, Simon NG, Karow WG. Prenatal exposure to predisone in humans and animals retard intrauterine growth. Science. 1978; 202: 436-8.
40) Park-Wyllie L, Mazzotta P, Pastuszak A, et al. Birth defects after maternal exposure to corticosteroids: prospective cohort study and meta-analysis of epidemiological studies. Teratology. 2000; 62: 385-92.
41) Johnson JWC, Mitzner W, London WT, et al. Glucocorticoids and the rhesus fetal lung. Am J Obstet Gynecol. 1978; 130: 905-15.
42) Johnson JWC, Mitzner W, London WT, et al. Betamethasone and the rhesus fetus: multisystemic effects. Am J Obstet Gynecol. 1979; 133: 677-84.
43) Bunton TE, Plopper CG. Triamcinolone-induced structural alterations in the development of the lung of the fetal rhesus macaque. Am J Obstet Gynecol. 1984; 148: 203-15.
44) Banks BA, Cnaan A, Morgan MA, et al. Multiple courses of antenatal corticosteroids and outcome of premature neonates. Am J Obstet Gynecol. 1999; 181: 709-17.
45) French NP, Hagan R, Evans SF, et al. Repeated antenatal corticosteroids: size at birth and subsequent development. Am J Obstet Gynecol. 1999; 180: 114-21.
46) Abbasi S, Hirsch D, Davis J, et al. Effect of single versus multiple courses of antenatal corticosteroids on maternal and neonatal outcome. Am J Obstet Gynecol. 2000; 182: 1243-9.
47) Fowden AL, Szemere J, Hughes P, et al. The effects of cortisol on the growth rate of the sheep fetus during late gestation. J Endocrinol. 1996; 151: 97-105.
48) Dietrich JW, Canalis EM, Maina DM, et al. Effects of glucocorticoids in fetal rat bone collagen synthesis in vitro. Endocrinology. 1979; 104: 715-9.
49) Langley-Evans SC, Phillips GJ, Benediktsson R, et al. Protein intake in pregnancy, placental glucocorticoid metabolism and the programming of hypertension in the rat. Placenta. 1996; 17: 169-72.
50) Sibai BM, Gonzalez AR, Mabie WC, et al. A comparison of labetalol plus hospitalization versus hospitalization alone in the management of preeclampsia remote from term. Obstet Gynecol. 1987; 70: 323-7.
51) Pickles CJ, Symonds EM, Broughton Pipkin F. The fetal outcome in a randomized double-blind controlled trial of labet-

52) Butters L, Kennedy S, Rubin PC. Atenolol in essential hypertension during pregnancy. BMJ. 1990; 301: 587-9.
53) von Dadelszen P, Ornstein MP, Bull SB, et al. Fall in mean arterial pressure and fetal growth restriction in pregnancy hypertension: a meta-analysis Lancet. 2000; 355: 87-92.
54) Magee LA, Duley L. Oral beta-blockers for mild to moderate hypertension during pregnancy. Cochrane Database Syst Rev. 2003; CD002863. Review.
55) Lip GYH, Beevers M, Churchill D, et al. Effect of atenolol on birthweight. Am J Cardiol. 1997; 15: 1436-8.
56) Rubin PC, Butters L, Clark DM, et al. Placebo-controlled trial of atenolol in treatment of pregnancy-associated hyoertension. Lancet. 1983; 1: 431-4.
57) Tanaka K, Tanaka H, Ikeda T, et al. Beta-blockers and fetal growth restriction in pregnant women with cardiovascular disease. Circ J. 2016; 80: 2221-6.
58) Redmond GP. Propranolol and fetal growth retardation. Semin Perinatol. 1982; 6: 142-7.
59) Räsänen J, Jouppila P. Uterine and fetal hemodynamics and fetal cardiac function after atenolol and pindolol infusion. A randomized study. Eur J Obstet Gynecol Reprod Biol. 1995; 62: 195-201.
60) Jouppila P, Räsänen J. Effect of labetalol infusion on uterine and fetal hemodynamics and fetal cardiac function. Eur J Obstet Gynecol Reprod Biol. 1993; 51: 111-7.
61) Jensen OH. Fetal heart rate response to a controlled sound stimulus after propranolol administration to the mother. Acta Obstet Gynecol Scand. 1984; 63: 199-202.
62) Fried PA, Watkinson B, Willan A. Marijuana use during pregnancy and decreased length of gestation. Am J Obstet Gynecol. 1984; 150: 23-7.
63) Zuckerman B, Frank DA, Hingson R, et al. Effects of maternal marijuana and cocaine use on fetal growth. N Engl J Med. 1989; 320: 762-8.
64) Sherwood RA, Keating J, Kavvadia V, et al. Substance misuse in early pregnancy and relationship to fetal outcome. Eur J Pediatr. 1999; 158: 488-92.
65) English DR, Hulse GK, Milne E, et al. Maternal cannabis use and birth weight: a meta-analysis. Addiction. 1997; 92: 1553-60.
66) Fried PA, James DS, Watkinson B. Growth and pubertal milestones during adolescence in offspring prenatally exposed to cigarettes and marihuana. Neurotoxicol Teratol. 2001; 23: 431-6.
67) Little BB, Snell LM, Gilstrap LC III. Methamphetamine abuse during pregnancy: outcome and fetal effects. Obstet Gynecol. 1988; 72: 541-4.
68) Gouin K, Murphy K, Prakesh SS. Effect of cocaine use during pregnancy on low birth weight and preterm birth: systematic review and meta-analysis. Am J Obstet Gynecol. 2011; 204: 340 e1-12.
69) De Giovanni N, Marchetti D. Cocaine and its metabolites in the placenta: a systematic review of the literature. Reprod Toxicol. 2012; 33: 1-14.
70) Mahone PR, Scott K, Sleggs G, et al. Cocaine and metabolites in amniotic fluid may prolong fetal drug exposure. Am J Obstet Gynecol. 1994; 171: 465-9.
71) Parrott AC, Moore DG, Turner JJ, et al. MDMA and heightened cortisol: a neurohormonal perspective on the pregnancy outcomes of mothers used 'Ecstasy' during pregnancy. Hum Psychopharmacol. 2014; 29: 1-7.
72) Antonov AN. Children born during the siege of Leningrad in 1942. J Pediatr. 1947; 30: 250-9.
73) Smith CA. Effects of maternal under nutrition upon the newborn infant in Holland (1944-1945). J Pediatr. 1947; 30: 229-43.
74) Takimoto H, Sugiyama T, Fukuoka H, et al. Maternal weight gain ranges for optimal fetal growth in Japanese women. Int J Gynaecol Obstet. 2006; 92: 272-8.
75) Blume-Jensen P, Hunter T. Oncogenic kinase signalling. Nature. 2001; 411: 355-65.
76) Wullschleger S, Loewith R, Hall MN. TOR signaling in growth and metabolism. Cell. 2006; 124: 471-84.
77) Roos S, Jansson N, Palmberg I, et al. Mammalian target of rapamycin in the human placenta regulates leucine transport and is down-regulated in restricted fetal growth. J Physiol. 2007; 582: 449-59.
78) Day FR, Foruhi NG, Ong KK, et al. Season of birth is associated with birth weight, pubertal timing, adult body size and educational attainment: a UK Biobank study. 2015; 1: e00031.

〈田中佳世, 田中博明〉

Chapter II 病因・病態

4 先天感染と胎児発育不全

妊娠子宮は免疫学的な視点からみると特別な環境にある．父系由来の抗原を有する胎児-胎盤と母体の免疫系との間の免疫寛容が成立することで，胎児は拒絶を受けることなく妊娠が維持される[1]．この免疫寛容の誘導に伴い，母体の免疫機構は子宮-胎盤の局所のみならず全身的にも妊娠に特異的な変化を示す．特に細胞性免疫を誘導するTh1系に対して液性免疫を司るTh2系が優位なサイトカイン環境が形成されることが知られている．エストロゲン，プロゲステロンを中心とした妊娠性ホルモンがこうした母体免疫系の変化の誘導に深く関わっている．この妊娠中の免疫環境の変化は母体にとって特定の外来病原体に対する免疫防御機構を減弱させている側面を持つ．特にTh1系の抑制に伴い，細胞内寄生菌やウイルスに対する排除する能力が低下していることが理論的に推測される[1]．事実，リステリア菌やインフルエンザに対する妊婦の脆弱性はこうした免疫特性と関係していると考えられる．

妊婦が感染を生じた場合に，多くの病原性微生物では胎児まで感染が伝搬することなく，母体側の感染のみで終息することが多いが，これは胎盤が胎児への感染を阻止するバリアとしての機構を有しているためである．胎盤内の解剖学的構造として母体血と胎児血の循環路は分かれており，その双方が互いに交じり合うことはない．そして母体血と直接接している胎児側細胞は絨毛細胞のみである．病原性微生物の中には絨毛細胞の細胞特性を利用して胎盤，胎児への感染を生じるものが存在する．サイトメガロウイルス（cytomegalovirus: CMV），ヒト免疫不全ウイルス（human immunodeficiency virus: HIV）ではウイルス由来の遺伝子産物が絨毛細胞で発現するケモカイン受容体や主要組織適合抗原と相互作用を生じることにより感染を確立し，母体の感染防御機構を回避するメカニズムを有することが知られている．また，胎盤以外の部分で卵膜を超えて羊水内へ侵入してさらに胎児への感染を生じる病原体も存在する[1]．

FGRの原因となる先天性感染症

胎児への感染に伴いFGRを生じる病原性微生物について 表1 にまとめる．TORCH症候群は母児感染により，胎児にFGRを含めた種々の臓器障害（難聴，小頭症，脳内石灰化，心奇形，肝脾腫，白内障，網膜脈絡炎，発達遅延など）を生じる先天感染症（Toxoplasma, Others, Rubella, Cytomegalovirus, Herpes simplex）の頭文字をとって一つの概念としてまとめた呼称である．先天性トキソプラズマ症，先天性風疹症候群，先天性サイトメガロウイルス（CMV）感染症，新生児ヘルペスに加えて，Othorsには先天性梅毒，水痘帯状疱疹ウイルス，B型肝炎ウイルス，HIV，パルボウイルスB19，コクサッキーウイルス，EB（Epstein-Barr）ウイルス，ジカウイルスなどが含まれる．また，国外の流行地において先天感染を生じる可能性がある感染症として，亜熱帯・熱帯地域におけるマラリア，アフリカサハラ以南地域のトリパノソーマ症，中東，アフリカ，中南米におけるリーシュマニア症などが知られている．これらの疾患は日本国内での発生は少ないが，世界的には特にマラリアの胎盤感染，胎児感染が重要な周産期疾患として認識されている．感染地域の妊婦はすでにマラリアに対する免疫を獲得しているにもかかわらず妊娠中にマラリア感染を生じやすい．これは，胎盤内では母体の免疫機構から回避されて，胎盤内にマラリア原虫が集積するためである．主要なマラリア原虫の中でも特に，熱帯マラリア原虫（*Plasmodium falciparum*）による感染が問題となる[2]．

以下には，日本国内において特に胎内感染およびそれに伴うFGRについて臨床的な重要性の高い疾患について個別的に説明を行う．また，さらに胎児小頭症との関係で近年注目されているジカ熱についても記載する（ 表1 参照）．

先天性サイトメガロウイルス感染症

ヘルペス属のDNAウイルスで，最も頻度の高い先天感染症の一つである．胎児がCMVに感染した場合，児に神経発達障害・難聴などが生じる可能性があるが，その治療法は確立されていない．本邦における，CMV先天性感染の頻度は約300人に1人であり，症状のある症候性感染児は約1,000人に1人の割合で出生している[3]．近年，母体のCMV-IgG抗体保有率は7割程度まで低下しており，先天性CMV感染の増加が危惧されている[4]．

CMVは唾液，血液，尿，母乳などの体液を介して感染する．感染が成立してしばらくすると，ウイルス排泄のない潜伏期間に入るが，免疫力の低下などを機に再び活性化

4 先天感染と胎児発育不全

表1 胎児の発育障害，臓器障害を生じる代表的な感染症

感染症と病原体	母体への感染経路	感染胎児の徴候
サイトメガロウイルス感染症（human cytomegalovirus）	感染者の体液との接触（唾液，精液，血液）	FGR，水頭症，腹水，肝脾腫
トキソプラズマ感染症（Toxoplasma gondii）	感染動物の生肉 糞便の経口摂取	頭蓋内石灰化，脳室拡大，小頭症，腹水，胎児水腫
風疹感染症（rubella virus）	飛沫感染	FGR，小頭症，心疾患，腹水
単純ヘルペス（herpes simplex virus-1, -2）	性交渉を含めた様々な感染経路	小頭症（胎内感染は稀） 新生児感染が問題となる
梅毒（Treponema pallidum）	感染者との性交渉	肝腫大，腹水，胎児水腫
マラリア（Plasmodium falciparum など）	ハマダラカによる吸血	胎児感染は稀 胎盤感染によるFGR
ジカウイルス病（Zika virus）	ネッタイシマカ，ヒトスジシマカによる吸血	小頭症，関節拘縮

し，増殖することがある．母体がCMVに初感染した場合，微熱やほかの非特異的な症状（咽頭炎，筋肉痛，頭痛，疲労感）が起こることがあるが，90％は無症状である[5]．胎児感染は母体のウイルス血症の状態から経胎盤感染によって成立し，産道感染は稀である．胎児が感染して妊娠中に顕在化した場合には超音波検査にて，胎児発育不全，水頭症，脳室拡大，腹水，肝脾腫，腸管高輝度エコー，胎児水腫といった所見が現れる．症候性感染児では胎児発育不全の割合が多いが，妊娠中に正常発育で有意な超音波での異常所見がなくとも，出生後に聴覚障害が確認されることもある[6]．先天性CMV感染は先天難聴の中心的な原因となっている．母体の感染が妊娠の早期であるほど胎児への病原体移行のリスクは低い一方で一旦感染を生じると胎児の障害の程度は重篤となりやすい．FGRを呈する児中での割合として，1.8％がサイトメガロウイルス感染症であったとの報告があり，これはFGR児におけるCMV感染症の割合は，正常な発育の児と比較して非常に高い[7]．

先天感染の多くは母体の妊娠中の初感染により発生する．日本国内では妊娠初期にCMV特異的IgG抗体を保有しない未感染の妊婦が3割，抗体保有が7割程度である．抗体保有がない未感染妊婦の中で1～2％程度に妊娠中の初感染が生じ，初感染妊婦の40％に胎児感染が生じるとされている．胎児感染が成立した場合，20％が症候性感染，残りの80％は無症候性感染となる．出生時点で無症候であってもその後の数年の間に聴覚障害を含めた何らかの障害を発症するのは10～15％程度とされている．一方で7割の感染既往のある妊婦においても，頻度は低いが妊娠中の再活性化や異なるタイプのCMVの再感染により先天感染を生じるリスクがあることが知られている[4]．

妊娠中に先天性CMV感染を疑う胎児の徴候を認めた場合の確定診断については児の生後3週間以内に採取した尿のPCR法により行う．妊娠中に母体の血清学的検査を用いて先天感染の診断を行うことにはいくつかの問題点がある．まず，既往感染であってもIgM抗体の陽性が持続するpersistent IgMという状態が全妊婦の約5％で見つかるためIgM陽性が妊娠中の母体のCMV感染の診断とならないことがある．また，妊娠後期にFGRなどの先天性CMV感染を疑う所見を認めてIgG，IgM検査を実施しても妊娠初期の感染であると妊娠後期にはIgM抗体が陰性化しており，既往感染との鑑別ができないといった問題が生じる．そうしたことから，感染時期を推定するためにIgG Avidity Index（AI）検査が一つのアプローチとなる．これは，感染からの時間の経過とともに抗原に対する結合性が変化することに着目した検査法で，感染時期が早いほど結合力が弱くAI％値が低くなる．しかし現時点では保険未収載であり，一般的な臨床検査としてはいまだ普及していない．こうした背景から先天感染のスクリーニングを目的として母体の血清抗体検査を行うことは推奨されない．胎児超音波検査で胎内感染を疑う異常所見を認め，母体の血清学的検査で妊娠中の母体感染が疑われた場合には症候性先天感染である可能性が高い．羊水を採取してPCR（polymerase chain reaction）法によりCMV DNAが検出された場合には先天感染が確認される．ただし妊娠22週未満の羊水検査の結果では偽陰性が多いため，結果が陰性であっても先天感染を否定できるわけはない．先に述べたように，出生児の3週間以内の尿検体でのPCR検査が確定診断となる．

東京大学の過去の調査の結果を **図1** に示す．妊娠12週前後にCMV特異的なIgG，IgM抗体を測定した2,084人の妊婦集団における，先天感染の発生に関して検討した．従来の報告と一致してIgG陰性の未感染妊婦が31％であり感染予防に関する情報提供を行った．その結果妊娠後期にIgGが陽転化した妊婦は認めなかった．一方で，104

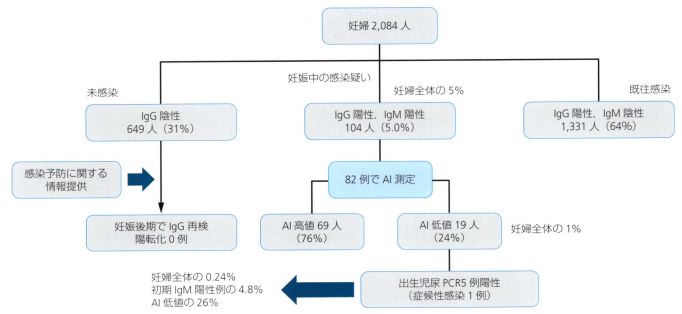

図1　妊娠初期CMV抗体検査結果と先天感染の発生について
2,084名の妊婦に対して妊娠12週前後にCMV特異的IgG，IgM検査を実施した．検査結果に応じて未感染者には感染予防についての情報提供を行い，IgM陽性の妊婦ではAvidity検査を実施して，低値を示した妊婦の出生児の尿PCR法を実施した．

人（全体の5％）の妊婦において妊娠初期にIgG陽性かつIgM陽性であり，この集団においてAI検査を実施し19人（24％）がAI低値を示して妊娠中の母体CMV感染の可能性が否定できない妊婦と判断された．さらにこのAI低値の妊婦の中の5人（26％）の妊婦の出生児で尿PCR法にて先天性感染が確認された．そのうち症候性感染は1人であった．

先天性CMV感染予防には，IgG抗体陰性妊婦への感染予防指導が重要である．特にIgG抗体陰性の経産婦では，上の子の体液（唾液，尿）を介した水平感染（同胞感染）が多いと推定されている．そのため，子どもの多い場所を避ける，おむつの交換後・子どもの食事後・玩具を触った後には手洗いを励行する，子どもと食器を共有しない，子どもとの唾液接触を避けるといったことの指導を抗体陰性の妊婦に対しては行うことが勧められる．

感染児に対する治療について，先天感染が確認された胎児に対して効果が確立した治療法は現時点ではない．研究として母体に対する抗ウイルス薬の投与および，羊水中への抗CMV抗体高力価免疫グロブリンの投与などが行われている．免疫グロブリンの投与は，サイトカイン産生抑制効果・ウイルス中和効果・mRNA発現抑制効果などを介して児の予後を改善する効果が期待されている[8]．

症候性感染の新生児に対して，抗ウイルス薬による治療が行われる．ガンシクロビル（点滴）もしくはバルガンシクロビル（経口）の投与が行われ，6週間の投与により聴力，神経学的予後の改善効果が確立している．また，近年バルガンシクロビルによる治療で6カ月の長期投与の方が6週間での治療を終了した場合と比較して長期的な聴力および神経発達の改善に効果が高いと報告された[9]．ただし，抗ウイルス薬の治療に際しては好中球減少などの副作用に留意した管理が重要であり，現時点では日本において先天性CMV感染に対する保険適用はない．また，無症候性の先天感染児への治療の可否やフォローアップについては課題が残されている．

先天性トキソプラズマ感染症

寄生虫 *Toxoplasma gondii* はヒトを含めた恒温動物を中間宿主とする人畜共通寄生虫として分類される．動物の生肉の摂食やネコなどの糞との接触を通じてヒトに感染してトキソプラズマ（TOX）感染症を生じる．胎盤を経由して胎児への感染を引き起こすが，CMVと同様に妊娠中の初感染の妊婦が先天感染の最大のリスク集団となる．妊娠中における初感染の確率は0.1〜0.8％，先天感染の発生率は0.1〜0.01％との報告があるが[10,11]，生肉摂取の食習慣の地域差などにより発生率は大きく異なると考えられている．

母体が初感染した場合は多くの場合は無症状であるが，発熱，頭痛，筋肉痛，リンパ節の腫脹などが生じることもある．母体が妊娠中にトキソプラズマに初感染した場合の胎児感染率は，妊娠初期で15％，妊娠中期で44％，後期で71％とされ，感染率は妊娠後期になるほど高くなるが，CMV感染同様に胎児への影響は妊娠初期の方が強く，妊

娠後期の場合は多くの場合が無症状である[12]．トキソプラズマでは再活性化による先天感染は非常に稀である．

症候性の先天感染では超音波検査において頭蓋内高輝度エコー像・側脳室拡大・小頭症，頭部以外の所見としては肝内高輝度エコー像，胎盤肥厚，腹水や胎児水腫などの像を呈する[13]．胎児超音波所見で異常が確認される場合は重症でありFGRを伴うこともあり，無症候性の児に比べて生命予後やその後の神経予後は悪い．一方でFGRを呈する児において有意に先天性トキソプラズマ感染児が多いというデータはなく，FGRを示す児に対して，母体トキソプラズマ抗体検査を行う必要性については議論が分かれる[14]．

母体感染の診断としてTOX特異的IgG抗体が陽転化することによって診断する．この場合，少なくとも2週間以上の間隔をおいた採取した血清検体を用いて，陽転化を診断する．一方で数年以上TOX-IgM陽性となるpersistent IgMが存在するため，妊娠初期のIgM抗体陽性のみでは，しばしば偽陽性となる症例が含まれてしまう．妊娠初期IgM陽性の妊婦の中で実際妊娠中にTOXに感染した妊婦は20％程度といわれており[15]，そのためCMV同様，TOX特異的IgGのAI値を測定することが感染時期の推定に有用である．

妊婦の感染を回避するための指導として，ガーデニングや猫との接触を避け，肉は十分加熱調理してから摂取し，野菜も十分な水洗いを行ってから摂取するように指導を行うことが推奨されている[16]．

血清学的検査から母体の妊娠中の初感染が強く疑われる場合には，アセチルスピラマイシンの内服（1,200 mg/日を3週間内服し，2週間休薬を繰り返す）を行うことを提案する．アセチルスピラマイシンは母体初感染の場合の胎児感染を最大60〜80％予防し，児の重症な神経学的異常の発生を減少するとの報告がある[17]．一方で羊水採取によるPCR検査により胎児感染が確認された場合にはピリメタミン，スルファジアジンの投与を行い葉酸またはフォリン酸の補充を行う方法が知られている．しかし，胎児への治療効果についてアセチルスピラママイシンと比較して優位性が確立していないという問題点がある．そして日本国内ではそれらの薬剤の入手が困難であり熱帯病治療薬研究班に参加する薬剤使用機関（http://trop-parasit.jp/HTML/page4.html）での臨床研究に参加の上で治療を受ける必要がある．症候性感染の出生児に対する治療は確立していないが，胎内治療と同様にピリメタミン，スルファジアジンの投与が選択肢となる．

先天性風疹感染症

風疹ウイルスは飛沫感染によって感染する．母体が妊娠初期に感染した場合，ウイルスが経胎盤感染して胎児に先天性風疹感染症を生じることがある．新生児の所見で心疾患（動脈管開存，心室中隔欠損，肺動脈狭窄，大動脈縮窄など），感音性難聴，眼病変（白内障，先天性緑内障，色素性網膜症）などの特徴的な症状を発症した状態を先天性風疹症候群（congenital rubella syndrome: CRS）と呼び，そうした症状が発生するのは主に妊娠20週までの胎児感染である[18]．また，先天性感染においてFGR，小頭症，骨髄抑制に伴う貧血や血小板減少など他のウイルス感染においても生じる非特異的な症状のみの場合や無症候性感染の場合もある．日本のCRSの発生はワクチン接種の普及に伴い減少してきたが，近年では2012〜2013年にかけて風疹の流行があり2013年にはCRSの発生が増加した．抗体を有していない母体が感染を生じると，発熱，頭痛，咳嗽，関節痛，リンパ節腫脹などの症状が起こり，数日してから発疹が出現するが，不顕性感染で妊婦に症状がないままに先天感染が発生する場合もある．先天性の風疹症候群の予防には，妊娠前の母体へのワクチン接種が有効である．ただし，風疹ワクチンは生ワクチンであるため妊婦への接種は行わないが，夫が抗体陰性であれば妊婦の夫へのワクチン接種も感染予防策として選択肢となる．現在，過去の風疹の流行の経験を踏まえて，2020年までの風疹排除を目標に，国を挙げての取り組みが行われている．

妊娠初期に風疹のHemagglutination Inhibition test（HI）を行い256倍以上の場合，風疹患者と明らかな接触があった場合，風疹様症状（発疹，発熱，リンパ節腫脹）があった場合には，HIの再検および風疹特異的IgM抗体を測定する．2週間以上の間をおいた検体でHIが4倍以上の上昇がありIgM抗体の陽性が認められた場合，風疹に罹患した可能性が高い．この場合でも，妊婦感染が必ずしも胎児感染を生じるわけではないことを十分理解した対応が重要である．TOX，CMV感染と同様に，風疹IgM抗体についても陽性者の中には長期間にわたって低いレベルで陽性を示すpersistent IgMがしばしば存在することを知っておくことも血清学的検査の判断には重要である．

先天性ヘルペス感染症

単純ヘルペスはherpes simplex virus-1（HSV-1）もしくはherpes simplex virus-2（HSV-2）の感染により外陰部，口唇を中心とした水疱性の粘膜病変を生じる疾患である．初感染の場合と，再活性化による感染の場合があり初感染

においては母体の発熱，強い疼痛を伴う広範囲の病変を生じることが多い．そして初感染が終息した後にしばしば再発を生じる．妊娠中は母体の免疫学的変化により再発を生じやすい．母体の感染の診断は疑わしい粘膜病変を確認後に病変部からのウイルス直接検出および，血清HSV特異抗体検査で行う．児への感染は，分娩時の産道感染によって生じて新生児ヘルペスとして発症するものが中心となる．新生児ヘルペスの病型は，①皮膚，眼，口腔局型，②中枢神経型，③全身感染に分類され，死亡率は②の場合14％，③の場合29％であり，②では2/3に重篤な神経学的後遺症が生じる[19]．妊娠末期の産道感染による母子感染率は，初感染では30～60％，再発型では0～3％とされている[20]．初感染から1カ月以内の分娩では帝王切開による分娩が推奨される．帝王切開による分娩により，新生児ヘルペス感染症の発生率は有意に減少する．HSVの胎内感染は非常に稀であるが，小頭症，水頭症の症状を呈し，多くの場合HSV-2の感染である[21]．

妊娠中に性器に潰瘍病変が見つかった場合には，ヘルペス抗原・母体血中抗体の検査結果が判明するまでは，アシクロビル400 mg/日の内服を開始し，確定診断された後はその内服を継続する．初感染などで症状が強い場合には点滴静注での抗ウイルス薬治療を行う．新生児の感染の診断は血液中のHSV特異的IgM抗体もしくは皮膚病変がある場合はその部位からのウイルス分離検査を行う．ただし，HSV感染が疑われる場合には診断前から，速やかにアシクロビルによる治療を開始する．

先天性梅毒

梅毒は，スピロヘータ属のTreponema pallidumによる感染症である．5類感染症全数把握疾患であり，診断後7日以内に所轄保健所に届けることが法律上定められている．皮膚や粘膜の小さな傷からTreponema pallidumが侵入することで感染を生じ，多くの場合は性行為が契機となる．近年，日本国内における梅毒感染の増加が問題となっている．梅毒患者の発生は1950年頃までは年間20万人以上にも上ったが，ペニシリンによる治療が普及したことにより激減し，1990年代に入ってからは年間1,000人を下回っていた．しかし2010年からは増加に転じて，2016年の報告数は4,557人と，2010年の7.3倍に増加している．男性が7～8割を占めるが，増加状況としては男性では6.4倍，女性では11.2倍と女性の方が著しいことが国立感染症研究所の集計で示されている．梅毒罹患女性が妊娠すると，流早産や死産，FGR，臓器障害など胎児への深刻な異常が発生する．胎児が経胎盤的に感染する胎内感染を先天梅毒と呼び，それ以外を後天梅毒と呼ぶ．母子感染は，感染力の強いといわれる感染後約2年以内の早期梅毒（第1～2期）に起こりやすく，それ以降の感染後晩期梅毒では稀である．早期梅毒の妊婦が未治療の場合，40％が流産や子宮内胎児内亡に至り，40％が先天梅毒を生じると報告されている[22]．感染妊婦では，胎児の肝腫大，腹水，胎児水腫や胎盤肥厚に留意した超音波検査を行う．

梅毒の診断は，RPRカードテスト（rapid plasma regain card test）やラテックス凝集法に代表されるカルジオリピンを抗原とした非特異的検査（serologic test for syphilis: STS法）もしくは，TPHA（*Treponema pallidum* hemagglutination）法，FTA-ABS（fluorescent treponemal anitibody-absorption）法に代表される*Treponema pallidum*を抗原とする特異的検査（TP抗原法）のいずれかにより行われる（検査値の判断については産婦人科ガイドラインなどの記載を参照）．*Treponema pallidum*が胎盤を通過する妊娠16～20週以前に梅毒感染妊婦に対する梅毒治療を十分に行うことにより，胎児への感染は予防できるとされているため[23]，妊娠初期に梅毒のスクリーニング検査を行うことが重要である．ただし，STS法では梅毒に感染していない場合でも，妊娠，膠原病（抗リン脂質抗体症候群など），慢性肝疾患で陽性反応を示す生物学的偽陽性（biological false positive: BFP）の現象があることを理解しておく．

妊婦に対する梅毒治療として，日本性感染症学会ではベンジルペニシリンベンザチン経口薬（バイシリン® G 顆粒40万単位 1回1包 1日3回）内服や，経口合成ペニシリン薬（AMPC, ABPC 500 mg 1日3回）内服を推奨している．ペニシリンアレルギーの妊婦に関しては，アセチルスピラマイシン（200 mg）を1日6回の内服を推奨している[24]．投与期間は，第1期梅毒は2～4週間，第2期梅毒は4～8週間，第3期以降の梅毒は8～12週間を必要とする．無症候性梅毒に関しては，STS法抗体価16倍以上を治療対象とし，投与期間は感染時期から推定される梅毒の病期に準じた期間とする．感染後1年以上経過している場合あるいは感染時期が不明な場合は8～12週間投与とする．治療効果は，STS法による抗体価で判定し，8倍以下に低下することを確認する．梅毒治療を行った妊婦は，妊娠28～32週と分娩時にSTS法による抗体検査を行い，治療効果を判定する．Jarisch-Herxheimer反応と呼ばれる40℃前後の発熱と皮疹の増悪がみられることがあるが，治療開始後数時間で大量の*Treponema pallidum*が急速に死滅するため中毒反応であり副作用ではないので，治療を自己中断しないよう留意が必要である．妊婦は，この反応で流産または早産になることがあるので，注意を要する．日本ではペニシリンGを筋肉内投与した際のペニシリンアレ

ルギーのショック死があったことから，筋肉内投与が行われなくなり現在も使用できない[25]．妊娠早期に梅毒感染妊婦に対してペニシリン治療を行うことで，98.2％の児の先天梅毒が予防される[23]．

ジカウイルス感染症

ジカウイルス感染症は，デングウイルスと同様にフラビウイルス科フラビウイルス属のジカウイルスによる蚊媒介感染症で，媒介する蚊はネッタイシマカとヒトスジシマカが確認されている[26]．ジカウイルスは1947年にウガンダのジカ森林のアカゲザルから初めて分離され，2015年のブラジルでのアウトブレイクがあり，その後，ジカウイルス感染症の流行地域が中南米のみならず東南アジア，南太平洋地域にも拡大している．日本では2016年2月に感染症法上の四類感染症に指定され，診断した医師は最寄りの保健所に届け出ることが義務付けられている．国内での蚊を媒介とした感染はこれまで確認されていないが，国立感染症研究所の報告によると2017年3月までに海外で感染して日本国内で診断された13例の輸入症例が確認されている．ジカウイルス病と先天性ジカウイルス感染症の病型分類があり，妊婦が感染した場合に胎児に小頭症を生じることが社会的に大きな注目を集めた．ヒトからヒトへの感染として，輸血，性行為，経胎盤，経産道感染が報告されている[27,28]．潜伏期間は2〜12日（多くは2〜7日）で，不顕性感染が多いが，発症時の症状としては斑状丘疹様の発疹が90〜100％と高頻度で認められるが，発熱の頻度は35〜65％とされ，関節痛や筋肉痛，眼球結膜充血など起こしうる症状は多彩である[27]．また，ジカウイルス感染後にギラン・バレー症候群を続発する場合があることが知られている[29]．妊娠中にジカウイルスに感染することにより胎児に小頭症リスクが高くなるが，小頭症以外の特徴的な所見として先天性内反足，先天性関節拘縮，網膜異常が報告されている[30]．感染妊婦における胎児症候性感染の頻度は妊娠第1三半期の感染で0.88〜13.2％，第2，第3三半期の感染では極めて少ないと推定されている[31]．

ジカウイルス感染症の検査法は，感染を疑う症状が出現後5〜6日以内の急性期であれば血液や尿などからウイルス分離やRT-PCR法によるウイルス遺伝子検出が行われる．また，ウイルス感染後10日後以降の回復期では，特異的IgM抗体，中和抗体の検査が行われる．ただし，抗体検査においては解釈に注意が必要で，近縁のフラビウイルスであるデングウイルスに対するIgG抗体やIgM抗体は，ジカウイルスにも交差反応を起こすことがある．そのため，妊婦の感染の診断については，本人もしくはパート

表2 ジカウイルス感染症の検査の対象となりうる妊婦

○次の1．2．をともに満たす場合に検査の対象となる
1．臨床症状: a または b を満たす 　　a．母体に発疹，発熱の症候を認める 　　b．胎児に先天性ジカウイルス感染症を疑う所見 　　　（小頭症，頭蓋内石灰化など）を認める 2．渡航歴・性交渉歴: a または b を満たす 　　a．妊娠前8週以降または妊娠中に流行地域への 　　　渡航歴がある 　　b．妊娠前8週以降または妊娠中に，流行地への 　　　渡航歴がある男性（帰国後6カ月以内でジカ 　　　ウイルスの診断の有無に関わらない）との適 　　　切にコンドームを使用しない性交渉歴がある.

（蚊媒介感染症の診療ガイドライン．第4版より一部改変）

ナーの流行地への渡航歴，ウイルス分離検査や遺伝子検査，抗体検査の検査結果を総合的に判断して行う必要がある．蚊媒介感染症の診療ガイドライン（第4版）では「ジカウイルス感染症の検査の対象となりうる妊婦」を**表2**のように提示している．ジカウイルス感染症の検査は，地方衛生研究所，国立感染症研究所などの専門機関で行われる．また，ジカウイルス感染症の診療についての協力医療機関が日本感染症学会のホームページ[32]に掲載されており，ジカウイルス感染症が疑われる妊婦が発生した場合の対応のための母子感染ネットワーク医療機関（産婦人科，小児科）が，ジカウイルス感染症診療Q&A[33]に掲載されている．

現時点ではジカウイルスに有効な抗ウイルス薬や，有効なワクチンはない．2017年11月の時点までで国内での流行および先天感染の報告はないが，妊娠可能性がある女性の流行地域への渡航に際しては蚊に刺されない対策が必要である．また，ジカウイルスが性交渉によって伝搬する可能性が指摘されており，WHO（世界保健機関）やCDC（米国疾病予防センター）はジカウイルス流行地域に渡航した場合の性行為を避けるべき（またはコンドームを使用する）推奨期間として渡航男性側6カ月間，渡航女性側8週間としている[34]．

文　献

1) Nagamatsu T, Schust DJ. The role of intrauterine immune privilege in perinatal infectious diseases. In: Stein-Streilein J, ed. Infection, immune homeostesis and immune privilege. Springer; 2012. p.53-92.
2) Moya-Alvarez V, Abellana R, Cot M. Pregnancy-associated malaria and malaria in infants: an old problem with present consequences. Malaria journal. 2014; 13: 271.
3) Koyano S, Inoue N, Oka A, et al. Screening for congenital

cytomegalovirus infection using newborn urine samples collected on filter paper: feasibility and outcomes from a multicentre study. BMJ Open. 2011; 1: e000118.
4) AMED 成育疾患克服等総合研究事業 母子感染の実態把握及び検査・治療に関する研究班．サイトメガロウイルス妊娠管理マニュアル．日産婦誌．2014; 66 [12（付録）].
5) Nigro G, Anceschi MM, Cosmi EV. Clinical manifestations and abnormal laboratory findings in pregnant women with primary cytomegalovirus infection. BJOG. 2003; 110: 572-7.
6) Guerra B, Lazzarotto T, Quarta S, et al. Prenatal diagnosis of symptomatic congenital cytomegalovirus infection. Am J Obstet Gynecol. 2000; 183: 476-82.
7) Liesnard C, Donner C, Brancart F, et al. Prenatal diagnosis of congenital cytomegalovirus infection: prospective study of 237 pregnancies at risk. Obstet Gynecol. 2000; 95: 881-8.
8) Revello MG, Lazzarotto T, Guerra B, et al. A randomized trial of hyperimmune globulin to prevent congenital cytomegalovirus. N Engl J Med. 2014; 370: 1316-26.
9) Kimberlin DW, Jester PM, Sanchez PJ, et al. Valganciclovir for symptomatic congenital cytomegalovirus disease. N Engl J Med. 2015; 372: 933-43.
10) Guerina NG, Hsu HW, Meissner HC, et al. Neonatal serologic screening and early treatment for congenital Toxoplasma gondii infection. The New England Regional Toxoplasma Working Group. N Engl J Med. 1994; 330: 1858-63.
11) Varella IS, Canti IC, Santos BR, et al. Prevalence of acute toxoplasmosis infection among 41,112 pregnant women and the mother-to-child transmission rate in a public hospital in South Brazil. Mem Inst Oswaldo Cruz. 2009; 104: 383-8.
12) Thiebaut R, Leproust S, Chene G, et al. Effectiveness of prenatal treatment for congenital toxoplasmosis: a meta-analysis of individual patients' data. Lancet. 2007; 369: 115-22.
13) Hohlfeld P, MacAleese J, Capella-Pavlovski M, et al. Fetal toxoplasmosis: ultrasonographic signs. Ultrasound Obstet Gynecol. 1991; 1: 241-4.
14) Freeman K, Oakley L, Pollak A, et al. Association between congenital toxoplasmosis and preterm birth, low birthweight and small for gestational age birth. BJOG. 2005; 112: 31-7.
15) Dhakal R, Gajurel K, Pomares C, et al. Significance of a positive Toxoplasma immunoglobulin M test result in the United States. J Clin Microb. 2015; 53: 3601-5.
16) AMED 成育疾患克服等総合研究事業．母子感染に対する母子保健体制構築と医療技術開発のための研究（平成28年度〜30年度）．トキソプラズマ妊娠管理マニュアル 2017.
17) Couvreur J, Desmonts G, Thulliez P. Prophylaxis of congenital toxoplasmosis. Effects of spiramycin on placental infection. J Antimicrob Chemother. 1988; 22 Suppl B: 193-200.
18) Ghidini A, Lynch L. Prenatal diagnosis and significance of fetal infections. West J Med. 1993; 159: 366-73.
19) Whitley R, Arvin A, Prober C, et al; The National Institute of Allergy and Infectious Diseases Collaborative Antiviral Study Group. Predictors of morbidity and mortality in neonates with herpes simplex virus infections. N Engl J Med. 1991; 324: 450-4.
20) ACOG Committee on Practice Bulletius. ACOG Practice Bulletin. Clinical management guidelines for obstetrician-gynecologists. No. 82 June 2007. Management of herpes in pregnancy. Obstet Gynecol. 2007; 109: 1489-98.
21) Pichler M, Staffler A, Bonometti N, et al. Premature newborns with fatal intrauterine herpes simplex virus-1 infection: first report of twins and review of the literature. J Eur Acad Dermatol Venereol. 2015; 29: 1216-20.
22) Mascola L, Pelosi R, Alexander CE. Inadequate treatment of syphilis in pregnancy. Am J Obstet Gynecol. 1984; 150: 945-7.
23) Alexander JM, Sheffield JS, Sanchez PJ, et al. Efficacy of treatment for syphilis in pregnancy. Obstetrics and gynecology. 1999; 93: 5-8.
24) 日本性感染症学会．性感染症診断・治療ガイドライン 2016. http://jssti.umin.jp/pdf/guideline-2016.pdf.
25) 日本性感染症学会．梅毒血清反応検討委員会報告書．日性感染症会誌．2013; 24: 47-54.
26) Ioos S, Mallet HP, Leparc Goffart I, et al. Current Zika virus epidemiology and recent epidemics. Med Mal Infect. 2014; 44: 302-7.
27) Brasil P, Calvet GA, Siqueira AM, et al. Zika virus outbreak in Rio de Janeiro, Brazil: clinical characterization, epidemiological and virological aspects. PLoS Negl Trop Dis. 2016; 10: e0004636.
28) Deckard DT, Chung WM, Brooks JT, et al. Male-to-male sexual transmission of Zika virus—Texas, January 2016. MMWR Morb Mortal Wkly Rep. 2016; 65: 372-4.
29) Brasil P, Sequeira PC, Freitas AD, et al. Guillain-Barré syndrome associated with Zika virus infection. Lancet. 2016; 387: 1482.
30) Rasmussen SA, Jamieson DJ, Honein MA, et al. Zika virus and birth defects—reviewing the evidence for causality. N Engl J Med. 2016; 374: 1981-87.
31) Johansson MA, Mier-y-Teran-Romero L, Reefhuis J, et al. Zika and the risk of microcephaly. N Engl J Med. 2016; 375: 1-4.
32) 日本感染症学会ホームページ．ジカウイルス感染症の診療協力医療機関（2017年10月24日更新）．http://www.kansensho.or.jp/mosquito/zika_list.html
33) AMED 成育疾患克服等総合研究事業「母子感染に対する保健体制構築と医療開発技術のための研究（ジカウイルス班）」ジカウイルス感染症診療Q&A．2017.
34) Petersen EE, Meaney-Delman D, Neblett-Fanfair R, et al. Update: interim guidance for preconception counseling and prevention of sexual transmission of Zika virus for persons with possible Zika virus exposure-United States, September 2016. MMWR Morb Mortal Wkly Rep. 2016; 65: 1077-81.

〈瀬山貴博，中山敏男，永松 健，藤井知行〉

Chapter II 病因・病態

5 多胎妊娠と高度生殖医療

多胎妊娠は単胎妊娠と比較して胎児発育不全〔fetal growth restriction（FGR），small for gestational age（SGA），以下，胎児発育不全〕の頻度が高いことが知られ，多胎妊娠における胎児発育不全は卵性，膜性により発症率やその周産期リスクにおいてそれぞれに特徴がある．近年では不妊治療において高度生殖医療〔体外受精（in vitro fertilization: IVF），顕微授精（intracytoplasmic sperm injection: ICSI），凍結胚移植（frozen embryo transfer: FET）〕が発展し，わが国の総分娩数の約5％を占めるまでになった．高度生殖医療の進歩に伴い多胎妊娠が頻発し，多胎妊娠に付随する早産，妊娠高血圧症候群，および胎児発育不全といった合併症の増加が問題となった．2008年に日本産科婦人科学会により移植胚数についての見解が示され，最近では高度生殖医療による多胎妊娠は減少しつつある．しかし，減少したとはいえ，高度生殖医療での多胎妊娠の発生率は自然発生率と比較して依然として高い．このことは，高度生殖医療は多胎妊娠を介して他の周産期合併症の増加と共に胎児発育不全にも関与していることを意味している．さらに最近では，多胎妊娠とは関係のない，高度生殖医療自体と胎児発育不全の関連性について議論が交わされるようになってきている．本項では，多胎妊娠と高度生殖医療における胎児発育不全について文献的考察を行う．

多胎妊娠と胎児発育不全

多胎妊娠の発育曲線

多胎妊娠では単体妊娠と比較して胎児発育は遅く[1-5]，胎児発育不全の頻度は高い[6-8]．双胎妊娠ではその頻度は15～25％とされる[9,10]．妊娠後期から発育が緩慢となり，双胎妊娠では妊娠26～32週頃から単胎妊娠と乖離が開始する[1]．品胎妊娠では，35週頃から双胎妊娠との乖離が始まる[4]．多胎妊娠での胎児発育不全の評価については，推定胎児体重の標準曲線の使用も提唱されているが，現状では単胎妊娠と同じ基準が使用されている[11]．

多胎妊娠における体重差（discordance）

胎児の体重差（discordance）も周産期でのリスクを高めることが知られている[12-14]．discordanceは胎児の体重差を評価するため，差が高度なほど胎児発育不全のリスクが増加する[7]．原因としては，選択的な胎児胎盤血流異常による一方（もしくは複数）の児の胎児発育不全が関与している場合が多い[7,8]．後述する一絨毛膜双胎の割合も高くなることが報告されている[7]．双胎妊娠全体では約25％の症例で15％以上のdiscordanceを認め，約5％の症例で35％以上の高度のdiscordanceを認める[15]．品胎妊娠ではより高頻度となり，品胎妊娠全体の約20％の症例で25～35％のdiscordanceを認める[15]．

卵性と膜性

多胎妊娠においては，胎児発育・予後共に卵性と膜性が大きく影響する 図1 ．1つの受精卵が早期に分裂し，それぞれから胎児が発生した場合は一卵性の多胎妊娠となる．双胎妊娠を例に挙げると，一卵性双胎においては，受精卵の分割が3日目以前に生じると二絨毛膜二羊膜双胎（dichorionic diamniotic: DCDA）となり，受精後4～7日目に分割が生じた場合は一絨毛膜二羊膜双胎（monochorionic diamniotic: MCDA）に，受精後8～12日目に分割が生じた場合は一絨毛膜一羊膜双胎（monochorionic monoamniotic: MCMA）となる．それぞれの胎児が独立した受精卵から発生した場合，二卵性双胎であり二絨毛膜二羊膜双胎（DCDA）となる．なお，二卵性双胎は基本的には二絨毛膜双胎になるが，二卵性一絨毛膜性の報告もある[16,17]．品胎以上の多胎妊娠では1つの受精卵から発生する場合から，それぞれの胎児が独立した受精卵から発生する場合があり，種々の組み合わせが存在する．

卵性と胎児発育の関連については，Grennertらがスウェーデンのデータベースで卵性と児頭大横径の発育について検討しており，一卵性双胎（monozygous）では，二卵性双胎（dizygous）と比較して28週以降で児頭大横径の発育が緩徐となると報告している[18]．しかし，卵性のみを対象とした報告は少なく，多くは膜性を加味した検討が行われている．本項では，詳細な報告が豊富な双胎妊娠の膜性分類（DCDA/MCDA/MCMA）と胎児発育不全について解説する

膜性と胎児発育遅延

二絨毛膜二羊膜双胎（DCDA）

高度生殖医療を除外した検討では，二絨毛膜二羊膜双胎では，単胎妊娠と比較して児頭大横径・腹囲・大腿骨長が

5 多胎妊娠と高度生殖医療

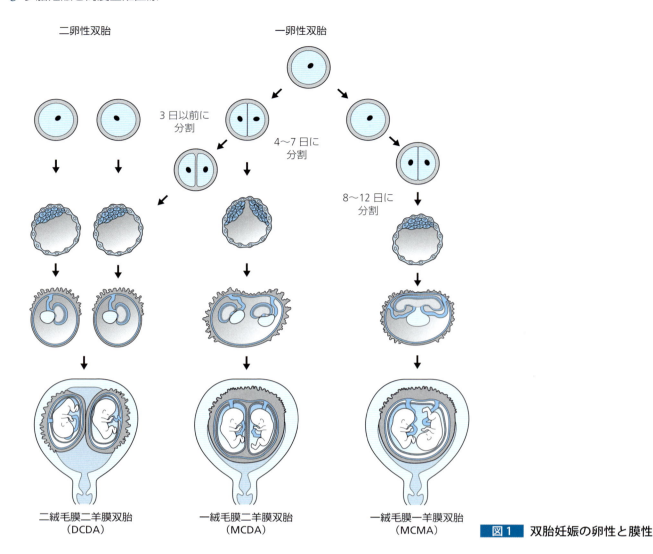

図1 双胎妊娠の卵性と膜性

それぞれ31週，27週，34週から単胎妊娠と有意に乖離する 図2 [1]．他の報告でも概ね同時期から乖離しており[2,5]，不均衡型（assymetrical）の発育不全を特徴とする[2]．発育不全の発症頻度については二絨毛膜二羊膜双胎のみを対象としてIndeらがわが国の340分娩の二絨毛膜双胎について報告しており，両児とも正常発育（AGA/AGA）が50.8％，一方が正常発育でもう一方が発育不全（AGA/SGA）が37.0％，両児とも発育不全（SGA/SGA）が12.0％と，約半数の症例において少なくとも一児が発育不全であった（出生児ベースでは30.5％）[8]．国外の報告でも，二絨毛膜二羊膜双胎において少なくとも一児が胎児発育不全であった分娩が47％とされており決して少なくない[6]．二絨毛膜双胎における体重の不均衡は様々な要素によって生じる．二卵性双胎の場合はもともと遺伝的な相違があり，特に性別が両児で異なる場合はその影響は大きいと考えられる．また，二絨毛膜双胎では胎盤はそれぞれの胎児に属しているため，子宮内では互いに接着エリアを奪い合う結果となり，胎児間で発育差が生じると考えられる[15]．こう

した二絨毛膜二羊膜双胎での胎盤の発育差への関与は，二絨毛膜双胎においては胎児発育不全を伴うdiscordanceに胎盤の組織学的異常が深く関与するのに対し，一絨毛膜双胎においては胎盤の異常とdiscordanceに関連性は認めなかったことで説明される[12]．

一絨毛膜二羊膜双胎（MCDA）

一絨毛膜双胎では，単胎妊娠と比較して児頭大横径・腹囲・大腿骨長がそれぞれ30週，26週，34週から有意な乖離が始まり，二絨毛膜双胎と比較するとやや早期から生じる[1]．二絨毛膜双胎と一絨毛膜双胎での比較では33週以降の腹囲で有意差を認め，一絨毛膜双胎は二絨毛膜双胎と比較して発育が緩やかであるとする以前の報告と合致する[1,5,19]．一絨毛膜双胎では両児間の吻合血管が共通胎盤に存在し，双胎間の血流移動による特殊な状態が存在するため，胎児発育不全の病態は二絨毛膜双胎とは異なる．一絨毛膜一羊膜双胎（MCMA）については，頻度が少ないため十分なデータ解析に基づく報告は極めて少ない．

一絨毛膜二羊膜双胎においても，両児ともに胎児発育不

5 多胎妊娠と高度生殖医療

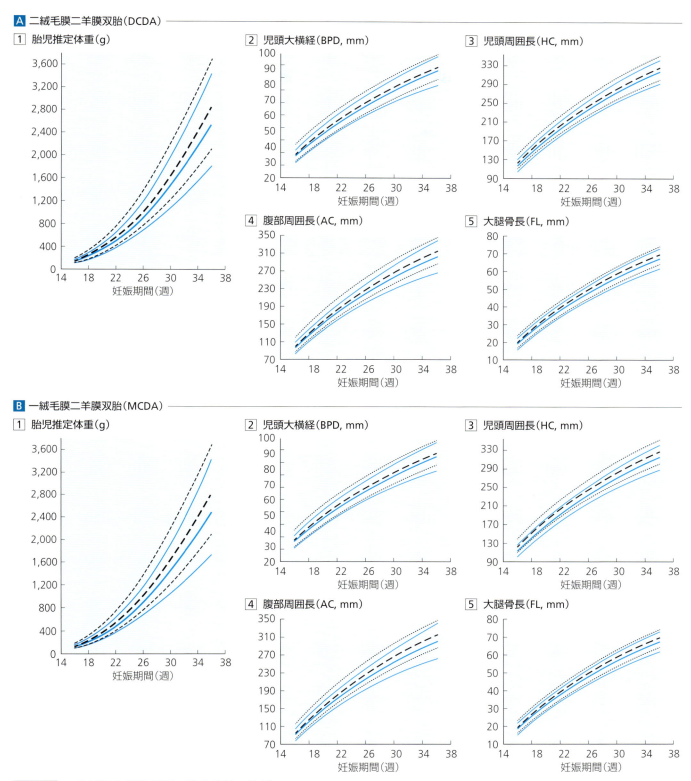

図2 双胎妊娠と単胎妊娠の発育曲線の比較
A: 二絨毛膜二羊膜双胎, B: 一絨毛膜二羊膜双胎.
1: 胎児推定体重, 2: BPD（児頭大横径）, 3: HC（児頭周囲長）, 4: AC（腹部周囲長）, 5: FL（大腿骨長）.
点線は単胎妊娠を示す. 曲線はそれぞれ5, 50, 95 パーセンタイル.
(Ghi T, et al. Am J Obstet Gynecol. 2017; 216: 514 el-17[1])

全に該当する場合と一児のみが該当する場合があるが, 一絨毛膜双胎において一児のみが該当する場合は selective FGR（sFGR）と呼ぶ. 両児体重の dicordance が 25％以上

で診断する場合もある[20]. 一方, sFGR の基準に該当せず, 両児共に胎児発育不全に該当する場合は non-selective FGR と呼ぶ[11]. sFGR の頻度は一絨毛膜二羊膜双胎の10〜

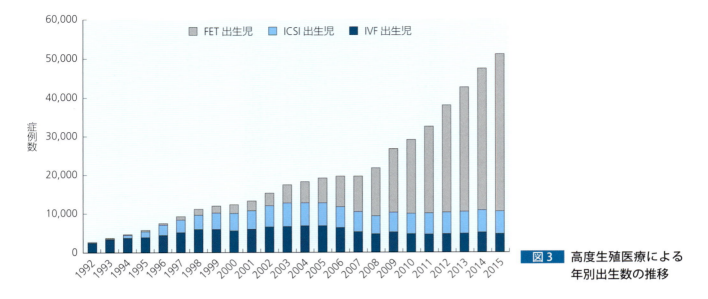

図3 高度生殖医療による年別出生数の推移

15％程度である[21,22]．体重の不均衡の原因は，双胎間での血流の不均衡を生じる胎盤の血管吻合，および胎盤占有面積の違いに起因するが，後者の影響がより強いと考えられている[21,23-25]．占有面積の小さい児がsFGR児となるが，吻合血管による血流移動も胎児の発育に影響するため，その関係は必ずしも一定ではない．sFGRの周産期予後はFGR児の臍帯動脈血流所見によって異なる．臍帯動脈の血流異常がないTypeⅠ，臍帯動脈の定常的な血流異常（途絶や逆流）のあるTypeⅡ，そして臍帯動脈の間欠的な血流異常があるTypeⅢに分類される[26]．臍帯動脈拡張期途絶を伴うTypeⅡおよびTypeⅢの予後は特に不良である[21,26-28]．石井らによるわが国からの報告ではTypeⅠでは96％が両児共に後遺症なく生存するが，TypeⅡおよびⅢでは両児共に後遺症のない生存はそれぞれ33％と38％と報告されている[27]．

高度生殖医療と胎児発育不全

高度生殖医療による多胎妊娠の増加

1978年にイギリスで最初の体外受精が成功して以来，高度生殖医療（体外受精—胚移植・顕微授精—胚移植・凍結胚移植）は発展を続けてきた．2015年にはわが国における高度生殖医療による出生児数は50,000人を超え，総分娩数の約5％を占めるまでになった[29]（図3；日本産科婦人科学会 倫理委員会 調査・報告小委員会，2007〜2015年）．高度生殖医療の進歩に伴い，その周産期リスク，特に子宮内の胎児発育に与える影響については現在も議論が絶えない．

第一点は高度生殖医療の進歩に伴う多胎妊娠（複産）の増加である．1975年に注射剤のゴナドトロピン製剤が保険適応され，1983年に体外受精が始まって以降，日本における複産が急激に増加した．そこで日本産科婦人科学会は1996年に生殖補助医療における移植胚数を3個までとする会告を出した．その後，2000年頃から多胎妊娠率は徐々に低下した．さらに，2008年に日本産科婦人科学会により生殖医療における多胎妊娠防止に関する見解が示され，体外受精・顕微授精で移植する受精卵の数は原則として1個となった．その結果，単一胚移植率が増加し，多胎妊娠率は低下傾向となっている 表1．同学会の報告によると2015年には高度生殖医療に占める多胎生産の割合は約3％にまで低下している．しかし，高度生殖医療が発展する以前のわが国における多胎妊娠の自然発生率（1975〜1979年）は1,000分娩あたり6.3前後であった[30]．すなわち，低下傾向にあるとはいえ，高度生殖医療における多胎妊娠率は自然発生と比較すると依然として高く，高度生殖医療は多胎妊娠を介して胎児発育不全の増加に寄与しているといえる．

高度生殖医療と一絨毛膜双胎

高度生殖医療が胎児発育不全に及ぼす影響を考える場合，どの種類の多胎妊娠が増加しているかも重要である．高度生殖医療による多胎妊娠は，従来は主に複数胚移植に由来するものだったため，単一胚移植の推奨により二卵性以上の多胎妊娠は劇的に減少した 表1．その一方で，一卵性双胎の増加が指摘されるようになってきた．一卵性双胎の発生頻度は人種による差はなく0.4〜0.45％とされ，一絨毛膜二羊膜双胎（MCDA）は一卵性双胎の3/4程度と考えられるため，一般に発生頻度は0.3〜0.4％と考えられている．一方，高度生殖医療においては，報告によりばら

5 多胎妊娠と高度生殖医療

表1 わが国の年別の移植総回数および生産数

年	新鮮胚（IVF/ICSI）					凍結胚移植				
	移植総回数 （単一胚移植数）	単胎 生産*	双胎 生産*	品胎以上 生産*	多胎 生産率	移植総回数 （単一胚移植数）	単胎 妊娠*	双胎 妊娠*	品胎妊娠 以上*	多胎 生産率
2007	62,260（28,968）	8,099	1,082	25	12.02	43,552（23,832）	7,582	821	11	9.89
2008	63,549（38,048）	7,986	636	7	7.45	57,794（39,155）	11,045	681	5	5.85
2009	63,726（42,913）	9,071	567	7	5.95	71,201（52,339）	14,872	776	6	5.00
2010	65,077（45,522）	8,906	499	10	5.41	81,209（61,236）	17,229	871	10	4.86
2011	65,382（47,159）	9,125	406	8	4.34	92,719（71,560）	20,586	912	14	4.30
2012	70,522（53,018）	9,453	385	5	3.96	116,108（91,164）	25,394	1,136	15	4.34
2013	71,314（55,085）	9,657	373	1	3.73	138,175（110,508）	29,906	1,106	8	3.59
2014	71,850（56,156）	10,022	342	7	3.37	153,868（124,856）	34,250	1,148	11	3.27
2015	70,254（55,971）	9,750	314	5	3.17	171,360（140,105）	38,055	1,254	12	3.22

*母体ベースの分娩数を示している.
（日本産科婦人科学会 倫理委員会 調査・報告小委員会，2007-2015年）.

つきはあるものの，MCDAの率は0.72～2.0％と自然発生率と比較すると高率である[31-33]．わが国においても，松本らがMCDAの自然発生率が0.3～0.4％に対して，高度生殖医療ではMCDAの発生率が1.3％であったと報告している[34]．また，河村ら，林らも高度生殖医療妊娠中，それぞれ1.2％，2.5％にMCDAを認めたと報告しており，高度生殖医療がわが国におけるMCDAの増加に寄与していると考えられる[35,36]．一方，MCMAに関しては高度生殖医療によっては増加しない[31]．

MCDAの発生率の増加の要因として，胚移植の時期が指摘されている．Day 3の胚移植ではMCDA発生率は0.72～1.88％[37-39]である一方，胚盤胞移植では2.7～13.2％とされており[40]，培養期間が長いことが増加に関連すると考えられている[31,41]．また，胚盤胞移植の他，透明帯を傷つけるICSIやアシストハッチング（assisted hatching: AH）の関連も指定されている[41-43]．透明帯の損傷部から胚盤胞がヘルニアを形成して，胎児成分である内部細胞塊が分断されるためと考えられているが，まだ結論は出ていない．

単一胚移植により二絨毛膜二羊膜双胎（DCDA）の減少を通じて双胎妊娠（多胎妊娠）は減少しつつあるものの，自然発生率と比較すると高度生殖医療での多胎妊娠は依然として高率である．さらに近年のデータによりMCDAの増加が明らかとなっており，高度生殖医療がより周産期リスクの高いsFGRの増加に関与していることが示唆される．

高度生殖医療と胎児発育不全

高度生殖医療は多胎妊娠の増加を介して胎児発育不全の増加に関与している．一方，単胎妊娠での検討では，高度生殖医療による妊娠において早産と低出生体重児（≦2,500 g）のリスクが自然妊娠と比較して有意に高いことが報告されてきた[44,45]．では，高度生殖医療が胎児発育自体，すなわち胎児発育不全と関連するのであろうか．

約200万件の自然単胎妊娠と12,283件の高度生殖医療（ICSI除く）による単胎妊娠を比較したメタ解析（母体年齢，産科歴を補正）によると，高度生殖医療による妊娠においては早産（オッズ比2.0, 95％信頼区間1.7-2.2），低出生体重児（オッズ比1.8, 95％信頼区間1.4-2.2）に加えて，胎児発育不全（オッズ比1.6, 95％信頼区間1.3-2.0）が有意に高率であった **表2** [45]．RomndstadらもIVFによる単胎妊娠では有意に胎児発育不全が多かった（オッズ比1.26, 95％信頼区間1.10-1.44）と報告しており[46]，他にも同様の報告がある[47]．その一方で，高度生殖医療と自然妊娠の間には胎児発育不全の発症頻度に差はなかったとする報告もある[48]．凍結胚移植周期を自然周期と比較したWennerholmらの検討では，胎児発育不全（オッズ比1.18, 95％信頼区間1.03-1.35），低出生体重児（オッズ比1.27, 95％信頼区間1.13-1.43），早産（オッズ比1.49, 95％信頼区間1.35-1.63），さらにlarge for gestational age（オッズ比1.29, 95％信頼区間1.15-1.45）の頻度も凍結胚移植で高いことが示されている **表2** [49]．

凍結胚移植（FET）と新鮮胚移植（IVF/ICSI）との比較も報告されている．凍結胚移植では，早産と低出生体重児と共に，胎児発育不全の頻度が新鮮胚移植より少ない **表2** [47,49-51]．この結果は，凍結胚移植周期では，より自然周期に近い着床と胎盤形成の環境が整っていることに起因すると予想され，胎児の発育を含む予後には胚移植の際の子宮内環境の影響が最も大きいと考えられる[51]．

興味深い検討として，体外受精（IVF）を受ける妊産婦自体の影響の検討も行われている．この検討は，高度生殖医療による妊娠と自然妊娠の両方を経験した妊産婦からの

5 多胎妊娠と高度生殖医療

表2 高度生殖医療と自然妊娠の単胎妊娠症例での比較

	報告者	報告年	IVF（n）	自然妊娠（n）
IVF vs 自然妊娠	Jackson et al.	2004	12,283	1.9 million
	Romundstad et al.	2008	8,229	1,200,922
	Zhu et al.	2016	1,493	4,255
	報告書	報告年	凍結胚移植	自然妊娠
凍結胚移植 vs 自然妊娠	Wennerholm et al.	2013	6,647	288,542
	報告書	報告年	凍結胚移植	新鮮胚移植（IVF/ICSI）
凍結胚移植 vs 新鮮胚移植（IVF/ICSI）	Maheshwari et al.	2016	1,993–8,536[†]	3,141–27,686[‡]
	Wennerholm et al.	2013	6,647	42,242
	報告書	報告年	IVF	自然妊娠
同胞間での比較	Seggers et al.	2016	1,813	1,813
	Romundstad et al.	2008	8,229	1,200,922

*IVF/ICSI/GIFT の合計
[†]1,993（SGA）, 8,536（LBW）, 10,017（PTB）
[‡]3,141（SGA）, 25,800（IVF/ICSI）, 27,686（PTB）

同胞間での比較によって検討が可能である．Romundstadらは先の報告の中で，同胞間に自然妊娠と体外受精（IVF）両者が含まれる妊産婦で胎児発育不全，低出生体重児，早産の発症率に差があるかについてさらに検討し，それらの発症率には差がなかったと報告している 表2[46]．同様の検討で，Seggersらは第一子自然妊娠-第二子自然妊娠（自然-自然）の妊産婦と，第一子自然妊娠-第二子体外受精（自然-体外受精）の妊産婦で胎児発育不全の発生率を比較し，自然-体外受精の妊産婦では，第一子での胎児発育不全の発症が自然-自然の妊産婦よりも有意に高かったことを報告している（オッズ比 1.44, 95％信頼区間 1.02-2.04） 表2[52]．また，自然妊娠と体外受精両方を含む妊産婦では，同胞間で胎児発育不全の発症率には差がなかったと報告している．すなわち，これらの結果は，胎児発育不全を呈する妊産婦では，自然妊娠においても発育不全の発症率が高いことを意味しており，胎児発育不全に高度生殖医療自体は関与していないことを示唆している[46,52]．

◆ ◆ ◆

おわりに

高度生殖医療が多胎妊娠の増加を介して胎児発育不全を増加させているのは紛れもない事実である．その一方で，高度生殖医療自体が胎児発育不全に関与するかどうかについては，まだ結論は出ていない．高度生殖医療を受ける妊産婦と自然妊娠の妊産婦を比較する場合，大きなバイアスがかかっており，両者の間に存在する種々の背景を完全に除外して比較することは極めて難しい．しかし，近年の同胞間での検討や，本項では詳細には述べなかったが，メタ解析の母体背景の結果を鑑みると，高度生殖医療の影響の可能性も完全には否定できないものの，妊娠前の体格や妊娠中の体重増加，喫煙など，妊産婦自身が持つ因子や，胚移植の際の子宮内環境の影響の方が大きい可能性がある．わが国での高度生殖医療の施行件数は世界的にみても極めて多い．今後，大規模データに基づいた妊産婦の背景を標準化した詳細な検討が待たれる．

文献

1) Ghi T, Prefumo F, Fichera A, et al. Development of customized fetal growth charts in twins. Am J Obstet Gynecol. 2017; 216: 514 e1-17.
2) Grantz KL, Grewal J, Albert PS, et al. Dichorionic twin trajectories: the NICHD Fetal Growth Studies. Am J Obstet Gynecol. 2016; 215: 221 e1-16.
3) Shivkumar S, Himes KP, Hutcheon JA, et al. An ultrasound-based fetal weight reference for twins. Am J Obstet Gynecol. 2015; 213: 224 e1-9.
4) Blickstein I. Growth aberration in multiple pregnancy. Obstet Gynecol Clin North Am. 2005; 32: 39-54, viii.
5) Stirrup OT, Khalil A, D'Antonio F, et al. Fetal growth reference ranges in twin pregnancy: analysis of the Southwest Thames Obstetric Research Collaborative（STORK）multiple pregnancy cohort. Ultrasound Obstet Gynecol. 2015; 45: 301-7.
6) Fox NS, Rebarber A, Klauser CK, et al. Intrauterine growth restriction in twin pregnancies: incidence and associated risk factors. Am J Perinatol. 2011; 28: 267-72.
7) Gonzalez-Quintero VH, Luke B, O'Sullivan MJ, et al. Antenatal factors associated with significant birth weight discordancy in twin gestations. Am J Obstet Gynecol. 2003; 189: 813-7.
8) Inde Y, Satomi M, Iwasaki N, et al. Maternal risk factors for small-for-gestational age newborns in Japanese dichorionic twins. J Obstet Gynaecol Res. 2011; 37: 24-31.
9) Arbuckle TE, Wilkins R, Sherman GJ. Birth weight percentiles by gestational age in Canada. Obstet Gynecol. 1993; 81: 39–

胎児発育不全（≦10%tile）	低出生体重児（≦2,500 g）	早産
OR 1.6, 95% CI 1.3–2.0	OR 1.8, 95% CI 1.4–2.2	OR 2.0 95% CI 1.7–2.2
OR 1.26, 95% CI 1.10–1.44	−25 g, 95% CI −35−−14	−2.0days, 95% CI 1.6–2.3
n. s.	<0.001	<0.001
胎児発育不全（≦10%tile）	低出生体重児（≦2,500 g）	早産
OR 1.18, 95% CI 1.03–1.35	OR 1.27, 95% CI 1.13–1.43	OR 1.49, 95% CI 1.35–1.63
胎児発育不全（≦10%tile）	低出生体重児（≦2,500 g）	PTD
OR 0.45, 95% CI 1.30–0.66	OR 0.69, 95% CI 0.62–0.76	OR 0.84, 95% CI 0.78–0.90
OR 0.72, 95% CI 0.62–0.83	OR 0.81, 95% CI 0.71–0.91	OR 0.84, 95% CI 0.76–0.92
SGA	低出生体重児（≦2,500 g）	早産
OR 0.81, 95% CI 0.59–1.13	−25.3 g, 95% CI −29.4–77.8	OR 0.78, 95% CI 0.57–1.07
OR 0.99, 95% CI 0.62–1.57	−9 g, 95% CI −18–36	−0.6days, 95% CI −0.5–1.7

48.
10) Secher NJ, Kaern J, Hansen PK. Intrauterine growth in twin pregnancies: prediction of fetal growth retardation. Obstet Gynecol. 1985; 66: 63–8.
11) 桂介 石. selective IUGR の診断と治療. In: 村越 毅, 編. 多胎妊娠. メジカルビュー社; 2015. p.170–9.
12) Kent EM, Breathnach FM, Gillan JE, et al. Placental pathology, birthweight discordance, and growth restriction in twin pregnancy: results of the ESPRiT Study. Am J Obstet Gynecol. 2012; 207: 220 e1–5.
13) Miller J, Chauhan SP, Abuhamad AZ. Discordant twins: diagnosis, evaluation and management. Am J Obstet Gynecol. 2012; 206: 10–20.
14) Muhlhausler BS, Hancock SN, Bloomfield FH, et al. Are twins growth restricted? Pediatr Res. 2011; 70: 117–22.
15) Bagchi S, Salihu HM. Birth weight discordance in multiple gestations: occurrence and outcomes. J Obstet Gynaecol. 2006; 26: 291–6.
16) Miura K, Niikawa N. Do monochorionic dizygotic twins increase after pregnancy by assisted reproductive technology? J Hum Genet. 2005; 50: 1–6.
17) Souter VL, Kapur RP, Nyholt DR, et al. A report of dizygous monochorionic twins. N Engl J Med. 2003; 349: 154–8.
18) Grennert L, Persson PH, Gennser G, et al. Zygosity and intrauterine growth of twins. Obstet Gynecol. 1980; 55: 684–7.
19) Gardosi J, Francis A. Adverse pregnancy outcome and association with small for gestational age birthweight by customized and population-based percentiles. Am J Obstet Gynecol. 2009; 201: 28 e1–8.
20) Valsky DV, Eixarch E, Martinez JM, et al. Selective intrauterine growth restriction in monochorionic diamniotic twin pregnancies. Prenat Diagn. 2010; 30: 719–26.
21) Ishii K, Murakoshi T, Hayashi S, et al. Ultrasound predictors of mortality in monochorionic twins with selective intrauterine growth restriction. Ultrasound Obstet Gynecol. 2011; 37: 22–6.
22) Lewi L, Jani J, Blickstein I, et al. The outcome of monochorionic diamniotic twin gestations in the era of invasive fetal therapy: a prospective cohort study. Am J Obstet Gynecol. 2008; 199: 514 e1–8.
23) Lewi L, Deprest J, Hecher K. The vascular anastomoses in monochorionic twin pregnancies and their clinical consequences. Am J Obstet Gynecol. 2013; 208: 19–30.
24) Lewi L, Gucciardo L, Van Mieghem T, et al. Monochorionic diamniotic twin pregnancies: natural history and risk stratification. Fetal Diagn Ther. 2010; 27: 121–33.
25) Lopriore E, Sueters M, Middeldorp JM, et al. Velamentous cord insertion and unequal placental territories in monochorionic twins with and without twin-to-twin-transfusion syndrome. Am J Obstet Gynecol. 2007; 196: 159 e1–5.
26) Gratacos E, Lewi L, Munoz B, et al. A classification system for selective intrauterine growth restriction in monochorionic pregnancies according to umbilical artery Doppler flow in the smaller twin. Ultrasound Obstet Gynecol. 2007; 30: 28–34.
27) Ishii K, Murakoshi T, Takahashi Y, et al. Perinatal outcome of monochorionic twins with selective intrauterine growth restriction and different types of umbilical artery Doppler under expectant management. Fetal Diagn Ther. 2009; 26: 157–61.
28) Rustico MA, Consonni D, Lanna M, et al. Selective intrauterine growth restriction in monochorionic twins: changing patterns in umbilical artery Doppler flow and outcomes. Ultrasound Obstet Gynecol. 2017; 49: 387–93.
29) 日本産科婦人科学会倫理委員会調査・報告小委員会. 日産婦誌. 2009–2017; 61–69 巻.
30) 正博 斎. 多胎妊娠の実態とその予防. 日産婦誌. 2000; 52: N15–8.
31) Knopman J, Krey LC, Lee J, et al. Monozygotic twinning: an eight-year experience at a large IVF center. Fertil Steril. 2010; 94: 502–10.
32) Osianlis T, Rombauts L, Gabbe M, et al. Incidence and zygosity of twin births following transfers using a single fresh or frozen embryo. Hum Reprod. 2014; 29: 1438–43.
33) Parazzini F, Cipriani S, Bianchi S, et al. Risk of monozygotic twins after assisted reproduction: a population-based approach. Twin Res Hum Genet. 2016; 19: 72–6.
34) 松本美奈子, 村越 毅, 尾崎智哉, 他. 胚盤胞移植と一絨毛膜性多胎妊娠. 産婦人科の実際. 2005; 52: 361–3.

35) 河村寿宏, 後藤妙恵子, 森 理子, 他. 生殖補助医療による一絨毛膜性双胎の発生因子に関する検討. 日本受精着床学会誌. 2005; 22: 138-41.
36) Hayashi M, Satoh S, Matsuda Y, et al. The effect of single embryo transfer on perinatal outcomes in Japan. Int J Med Sci. 2015; 12: 57-62.
37) Alikani M, Cekleniak NA, Walters E, et al. Monozygotic twinning following assisted conception: an analysis of 81 consecutive cases. Hum Reprod. 2003; 18: 1937-43.
38) Schachter M, Raziel A, Friedler S, et al. Monozygotic twinning after assisted reproductive techniques: a phenomenon independent of micromanipulation. Hum Reprod. 2001; 16: 1264-9.
39) Edwards RG, Mettler L, Walters DE. Identical twins and in vitro fertilization. J In Vitro Fert Embryo Transf. 1986; 3: 114-7.
40) Sugawara N, Fukuchi H, Maeda M, et al. You have full text access to this Open Access contentSex-discordant twins despite single embryo transfer: a report of two cases. Reproduct Med Biol. 2010; 9: 169-72.
41) Kanter JR, Boulet SL, Kawwass JF, et al. Trends and correlates of monozygotic twinning after single embryo transfer. Obstet Gynecol. 2015; 125: 111-7.
42) Aston KI, Peterson CM, Carrell DT. Monozygotic twinning associated with assisted reproductive technologies: a review. Reproduction. 2008; 136: 377-86.
43) Vitthala S, Gelbaya TA, Brison DR, et al. The risk of monozygotic twins after assisted reproductive technology: a systematic review and meta-analysis. Hum Reprod Update. 2009; 15: 45-55.
44) Luke B, Gopal D, Cabral H, et al. Pregnancy, birth, and infant outcomes by maternal fertility status: the Massachusetts Outcomes Study of Assisted Reproductive Technology. Am J Obstet Gynecol. 2017; 217: 327 e1-14.
45) Jackson RA, Gibson KA, Wu YW, et al. Perinatal outcomes in singletons following in vitro fertilization: a meta-analysis. Obstet Gynecol. 2004; 103: 551-63.
46) Romundstad LB, Romundstad PR, Sunde A, et al. Effects of technology or maternal factors on perinatal outcome after assisted fertilisation: a population-based cohort study. Lancet. 2008; 372: 737-43.
47) Okun N, Sierra S. Pregnancy outcomes after assisted human reproduction. J Obstet Gynaecol Can. 2014; 36(1): 64-83.
48) Zhu L, Zhang Y, Liu Y, et al. Maternal and live-birth outcomes of pregnancies following assisted reproductive technology: a retrospective cohort study. Sci Rep. 2016; 6: 35141.
49) Wennerholm UB, Henningsen AK, Romundstad LB, et al. Perinatal outcomes of children born after frozen-thawed embryo transfer: a Nordic cohort study from the CoNARTaS group. Hum Reprod. 2013; 28: 2545-53.
50) Maheshwari A, Raja EA, Bhattacharya S. Obstetric and perinatal outcomes after either fresh or thawed frozen embryo transfer: an analysis of 112,432 singleton pregnancies recorded in the Human Fertilisation and Embryology Authority anonymized dataset. Fertil Steril. 2016; 106: 1703-8.
51) Maas K, Galkina E, Thornton K, et al. No change in live birthweight of IVF singleton deliveries over an 18-year period despite significant clinical and laboratory changes. Hum Reprod. 2016; 31: 1987-96.
52) Seggers J, Pontesilli M, Ravelli ACJ, et al. Effects of in vitro fertilization and maternal characteristics on perinatal outcomes: a population-based study using siblings. Fertil Steril. 2016; 105: 590-8 e2.

〈前川 亮, 杉野法広〉

Chapter II 病因・病態

6 合併症妊娠と胎児発育不全

胎児発育不全（fetal growth restriction: FGR）は頻度の高い主要な胎児合併症の一つである．胎児発育を制御している因子 表1 は様々であり，したがってFGRは様々な原因で発症する胎児の一つのphenotypeである．一般的に胎児発育異常の発症要因は，①胎児そのものが発育異常のpotentialを内包している場合と，②胎児への栄養素移送の障害に大別される．前者は，主に先天異常，遺伝的要因，先天性感染症，妊娠初期の環境因子への曝露（放射線，薬剤，環境汚染など）が原因となり，胎児発育が主に細胞数の増加による器官形成期〜第2三半期前半までの妊娠前半期の要因が原因となる．後者は，妊娠第2三半期後半以降の妊娠後半期の，器官形成が完了し，胎児発育が細胞肥大（cellular hypertrophy）を反映する時期に低栄養に晒されることによって起こる発育障害である．慢性的な胎盤機能不全による経胎盤的な栄養素移送の低下が主要因であるが，母体の低栄養も含まれる．合併症妊娠におけるFGR発症は，その大部分は母体の合併症に起因する胎盤機能不全が原因であり，一部は合併症そのものの病態あるいは治療に関連した薬剤等が誘因となる可能性がある．本項では，FGRの原因となる主要な母体合併症として，妊娠高血圧症候群，自己免疫性疾患〔全身性エリテマトーデス（systemic lupus erythematosus: SLE）および抗リン脂質抗体症候群（antiphospholipid syndrome: APS）〕，甲状腺機能異常，糖尿病合併妊娠を取り上げて概説する．

表1 胎児発育関連因子

- 遺伝背景
- 人種・地域（高地）
- 母体の体格：身長・非妊時体重（肥満・やせ）
- 妊娠前の栄養・社会経済的因子
- 初産・経産・多産婦
- 妊娠中の栄養・体重増加
- 喫煙
- 胎児数（多胎妊娠）
- 胎児異常：奇形・染色体異常・gigantism
- 先天性感染症
- 環境曝露
- 子宮-胎盤因子（胎盤機能不全）
  母体合併症：妊娠高血圧症候群・自己免疫疾患・甲状腺疾患 etc
- 糖尿病・妊娠糖尿病（高血糖）
- 肥満・脂質異常症

FGRの原因となる母体合併症

FGRと関連の深い母体合併症を 表2 に示した．我々は国立病院機構（National Hospital Organization: NHO）ネットワーク多施設共同研究として923例の単胎 small-for-gestational age（SGA）児の発症関連要因を検討した．SGAの発症に関連した要因別の検討では，FGRの要因と考えられる母体合併症（喫煙を含む）は全SGA症例の38％に認められた．一方，胎盤・臍帯要因は全SGA症例の24％，胎児要因（先天奇形，染色体異常など）は9％に認められた．母体合併症の中では，妊娠高血圧症候群（全SGA児症例の22％）が最多であり，次いで喫煙（同7％），SLEなどの自己免疫性疾患，子宮筋腫，活動性喘息（いずれも同1％）の順であった．

この調査では，母体要因，胎盤・臍帯要因，あるいは胎児要因のいずれも認められない，いわゆる原因不明のFGR症例が全体の40％強を占めていることが明らかとなった．この原因不明のFGRの中には，遺伝要因による"normal small"がある程度含まれていると推測されるが，原因不明のFGR症例の長期予後はいまだ明らかではなく，FGRに関連した今後の課題の一つである．

妊娠高血圧症候群

妊娠高血圧症候群（hypertensive disorders of pregnancy: HDP）はFGRと最も関連の深い産科合併症である．HDPは全妊娠の5〜10％に合併し，妊娠糖尿病とともに最も高頻度な周産期の内科的合併症である．その重症例は胎児死亡・新生児死亡の原因となり，時に母体の生命予後に関わる重症合併症である．FGRはHDPの代表的な胎児合併症

表2 FGRと関連する母体合併症，産科合併症

- 妊娠性高血圧疾患（hypertensive disorders of pregnancy）
- 自己免疫関連疾患（SLE，APS）
- 甲状腺疾患（甲状腺機能亢進症，甲状腺機能低下症）
- 糖尿病合併妊娠（糖尿病性血管病変を有する症例）
- 先天性心疾患
- 気管支喘息
- 重症貧血
- 喫煙

6 合併症妊娠と胎児発育不全

表3 妊娠高血圧症候群（HDP）の分類：日本産科婦人科学会新分類（2018）

①妊娠高血圧腎症：preeclampsia（PE）
 1）妊娠20週以降に初めて高血圧を発症し，かつ蛋白尿を伴うもので分娩12週までに正常に復する場合．
 2）妊娠20週以降に初めて発症した高血圧に，蛋白尿を認めなくても以下のいずれかを認める場合で，分娩12週までに正常に復する場合．
  ⅰ）基礎疾患のない肝機能障害〔肝酵素上昇（ALTもしくはAST＞40 IU/L），治療に反応せず他の診断がつかない重度の持続する右季肋部もしくは心窩部痛〕
  ⅱ）進行性の腎障害（Cr＞1.0 mg/dL，他の腎疾患は否定）
  ⅲ）脳卒中，神経障害（間代性痙攣・子癇・視野障害・一次性頭痛を除く頭痛など）
  ⅳ）血液凝固障害〔HDPに伴う血小板減少（＜15万/μL）・DIC・溶血〕
 3）妊娠20週以降に初めて発症した高血圧に，蛋白尿を認めなくても子宮胎盤機能不全〔*胎児発育不全（FGR），臍帯動脈血流波形異常，死産〕を伴う場合．

②妊娠高血圧：gestational hypertension（GH）
 妊娠20週以降に初めて高血圧を発症し，分娩12週までに正常に復する場合で，かつ妊娠高血圧腎症の定義に当てはまらないもの．

③加重型妊娠高血圧腎症：superimposed preeclampsia（SPE）
 1）高血圧が妊娠前あるいは妊娠20週までに存在し，妊娠20週以降に蛋白尿，もしくは基礎疾患のない肝腎機能障害，脳卒中，神経障害，血液凝固障害のいずれかを伴う場合．
 2）高血圧と蛋白尿が妊娠前あるいは妊娠20週までに存在し，妊娠20週以降にいずれかまたは両症状が増悪する場合．
 3）蛋白尿のみを呈する腎疾患が妊娠前あるいは妊娠20週までに存在し，妊娠20週以降に高血圧が発症する場合．
 4）高血圧が妊娠前あるいは妊娠20週までに存在し，妊娠20週以降に子宮胎盤機能不全を伴う場合．

④高血圧合併妊娠：chronic hypertension（CH）
 高血圧が妊娠前あるいは妊娠20週までに存在し，加重型妊娠高血圧腎症を発症していない場合．

*FGRの定義は，日本超音波医学会分類「超音波胎児計測の標準化と日本人の基準値」に従い，胎児推定体重が－1.5 SD以下となる場合とする．染色体異常のない，もしくは奇形症候群のないものとする．

であるとともに，FGRの原因として，最も高頻度に認められる母体合併症である．HDPにおけるFGRの合併は，胎児・新生児予後に直接関連し，HDPの妊娠・分娩管理に大きな影響を及ぼす．

HDPの分類

HDPの分類を表3に示した．妊娠高血圧（gestational hypertension：GH），妊娠高血圧腎症（preeclampsia：PE），あるいは高血圧合併妊娠（chronic hypertension）のいずれの病型もFGR発症と関連が深い．加重型妊娠高血圧腎症では，その基礎疾患（例えばSLEや抗リン脂質抗体症候群）そのものが胎盤機能不全の原因となり，FGR発症と病態に相乗的な影響を及ぼす．

妊娠高血圧腎症の病態とFGR

妊娠高血圧腎症は，血管内皮障害による全身性の血管攣縮を基本病態とする多臓器機能障害である．多臓器機能障害の観点から妊娠高血圧腎症の種々の徴候（症状，合併症）が表3の①2）に記載されている．これらの徴候は，妊娠高血圧腎症の重症化徴候（severe features of preeclampsia）

とされ，最近のアメリカ産婦人科学会（American College of Obstetricians and Gynecologists：ACOG）の定義では，この重症化徴候を認める場合は，従来の定義である蛋白尿を認めなくても妊娠高血圧腎症と診断する，という定義変更が行われた[1]．これは，蛋白尿を含むこれらの徴候の出現の経時性（chronology）が多様であり，蛋白尿の出現や重症化が必ずしも妊娠高血圧腎症の病態の増悪・進行に先行しないこと，従来の定義であった蛋白尿の多寡による重症度判定が母児の周産期予後と関連しないこと，などが考慮されたものである．ACOGの定義変更に際してのもう一つの重要な概念の変化は，妊娠高血圧腎症には「従来の軽症という概念が存在せず，全て重症として取り扱う」という観点を取り入れた点である．その他のガイドラインにおいても，同様の概念で妊娠高血圧腎症の定義が示されている．それらの中で，International Society for Hypertension in Pregnancy（ISSHP）やSociety of Obstetricians and Gynecologists of Canada（SOGC）では，血圧140/90 mmHg以上にFGRを合併すれば，血圧の重症度や蛋白尿の有無と多寡にかかわらず妊娠高血圧腎症と定義しており，子宮胎盤循環不全によるFGRを全身性の血管障害の一つの表現

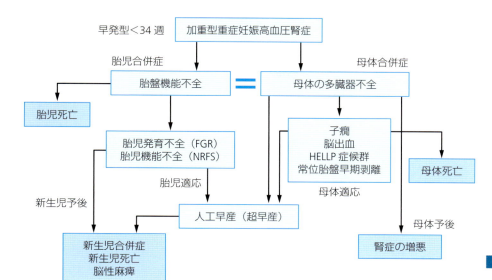

図1 加重型重症妊娠高血圧腎症と胎児発育不全

型として挙げている[2,3]．こうした国際的な定義変更を受けて，わが国の妊娠高血圧腎症の定義にも胎盤機能不全によるFGRが追加された 表3．

　妊娠高血圧腎症において最重症型のFGRを合併する要因は早発型妊娠高血圧腎症である．この早発型妊娠高血圧腎症と関連の深い病態は加重型妊娠高血圧腎症である．特に，SLEの合併症であるループス腎炎，コントロール不良のAPS，糖尿病性腎症，慢性腎炎で妊娠前に高血圧と腎機能障害を伴うもの，コントロール不良の甲状腺機能亢進症などの基礎疾患を背景として発症する妊娠高血圧腎症は，最重症型を呈する．早ければ妊娠20週頃，児の生存可能時期以前に発症し急速に重症化して重症FGRとなり胎児死亡の原因となる．母体の多臓器不全（特に腎障害）と関連重症合併症（子癇，HELLP症候群，常位胎盤早期剝離，肺水腫，脳出血など）の母体要因と，重症胎盤機能不全による胎児要因という両方の要因のため超早産を余儀なくされ，その児の予後は母児ともに不良である 図1．

妊娠高血圧腎症の発症理論

　HDPの中で最重症型とされる妊娠高血圧腎症の発症の病態はtwo-stage disorder theoryあるいはtwo-hit theoryと称される[4]．正常妊娠では妊娠15〜17週頃から，脱落膜螺旋動脈壁へ絨毛細胞（栄養膜細胞）が侵入し，血管内皮細胞や血管平滑筋が絨毛細胞に置換され，螺旋動脈のリモデリングが起こる．この過程で螺旋動脈の弾性筋皮膜が消失することによって，交感神経の影響（血管収縮）を受けることがなくなり，常に拡張している螺旋動脈から絨毛間腔に多量の血液が提供されるという巧妙なメカニズムが確立される．一方妊娠高血圧腎症では，絨毛外トロホブラストが浸潤不全に陥る結果，螺旋動脈のリモデリングができず，血管が拡張できなくなるばかりでなく，交感神経の影響下で収縮するため，胎盤循環血液量の低下と恒常的な低酸素状態をきたし，梗塞巣を形成する．

　正常な螺旋動脈のリモデリングのプロセスに関与するのは妊娠維持に必要なuterine natural killer cell（uNK）やregulatory T cellである．血管内皮増殖因子（vascular endothelial growth factor: VEGF）や胎盤増殖因子（placental growth factor: PlGF）などを螺旋動脈のリモデリングに管理するVEGFファミリーを産生するのはuNKである．このuNKやregulatory T cellの働きがうまくいかず，螺旋動脈のリモデリング不全が起こると考えられている．このリモデリング不全の結果としての低酸素刺激は，絨毛細胞でのsoluble fms-like tyrosine kinase-1（sFlt-1）の産生を刺激しPlGFの産生を抑制するため，胎盤の血管新生が抑制される．一方，脱落膜の低酸素が早期に起こることで，hypoxia-inducible factor-1α（HIF-1α）の産生が亢進されてTGF-β産生を増加し，正常な胎盤で必要な絨毛の侵入を阻害する．絨毛細胞ではsoluble endoglin（sEng）の産生も亢進し，TGF-β1の血管弛緩作用を抑制して低酸素を増悪する．このように妊娠初期から胎盤では低酸素状態が悪循環を起こしており，この一連のプロセスが"two-stage disorder" theoryのfirst stageである．

　second stageは母体循環，胎児-胎盤循環系での低酸素状態の悪循環のプロセスである．胎盤通過性を有するsFlt-1，PlGF，sEngなどの因子は，母体循環に移行して血管内皮を障害し全身性の細血管の攣縮を誘発し，高血圧と全身性の多臓器障害に至る．その一貫としての子宮胎盤循環不全は，胎盤機能不全をきたしてFGRや胎児機能不全を発症する．

6 合併症妊娠と胎児発育不全

表4 APSの分類基準

臨床所見	1. 血栓症 2. 妊娠合併症 　a．妊娠10週以降で原因不明の子宮内胎児死亡 　b．重症妊娠高血圧症候群または胎盤機能不全による妊娠34週未満の早産 　c．妊娠10週未満の3回以上連続した他に原因のない流産
検査基準（12週以上の間隔で2回以上陽性）	1. LAC陽性 2. 抗カルジオリピン抗体（IgG/IgM）が中等度以上の力価または健常人の99%以上 3. 抗$β_2$GPI抗体（IgG/IgM）が陽性（健常人の99%以上）
診断	臨床所見の1項目以上，かつ検査項目の1項目以上が存在する

（抗リン脂質抗体症候群合併妊娠 診療ガイドライン）[11]

自己免疫疾患

生殖年齢女性に発症し妊娠との関連が問題となる代表的な自己免疫性疾患は，SLEとAPSである．いずれも母体および胎児・新生児に重篤な合併症をきたすハイリスク妊娠であり，FGRはその代表的な胎児合併症である．

全身性エリテマトーデス（SLE）

SLE合併妊娠では，早産，妊娠高血圧症候群（特に妊娠高血圧腎症），FGR，緊急帝王切開，静脈血栓症，分娩後異常出血などの産科合併症のリスクはローリスク妊娠の2～4倍，母体死亡リスクは20倍にも達するハイリスク妊娠である[5]．SLEの活動期，降圧薬服用，ループス腎炎既往，抗リン脂質抗体（aPL）陽性，血小板減少などが予後不良因子とされるが[6]，こうしたリスク因子は妊娠高血圧腎症，なかでも早発型の発症のリスクと関連が深く，そのために，FGR，胎児機能不全，母体や胎児適応による人工早産および帝王切開，静脈血栓症などのリスクが増大する．SLE合併女性では，妊娠前にこうしたリスク因子の評価を評価し，活動性ループス（特にループス腎炎）を有する場合は，その病状制御のために少なくとも6カ月程度の避妊と妊娠前管理を行う．腎機能低下を認める場合は，妊娠による増悪のリスクが高く，腎機能廃絶のリスクを伴うため妊娠前に十分なカウンセリングが必須である．aPL測定は，SLE合併妊娠における周産期リスクの把握に有用である．

SLE合併妊娠の10～30%にFGRを合併するとされ，FGRの原因となる代表的な内科合併症の一つである[7,8]．FGR発症の基本病態は子宮-胎盤循環障害であり，活動性SLE，SLE合併症としての高血圧，ループス腎症はFGRのリスク因子であるとともに，これらは妊娠高血圧腎症の発症のリスク因子でもあり，SLEは加重型妊娠高血圧腎症をきたす代表的な内科合併症でもある．したがって，SLE合併妊娠における加重型妊娠高血圧腎症の発症は，より重症の胎盤機能不全とそれに伴う重症FGRの原因となる．一方，抗リン脂質抗体陽性の場合は，重度の胎盤梗塞に起因する重症FGRの原因となる（次項参照）．時に脳出血，腎不全，肺水腫等の多臓器障害のため，母体の重症化予防と胎児機能不全が相乗的な要因となって人工早産を余儀なくされる場合も少なくない．

なお，FGRとの関連性は必ずしも強くないが，SLE合併妊娠では，胎児房室ブロックが特徴的な胎児合併症であり，SLE母体からの抗Ro/SSA抗体および抗La/SSB抗体の移行によって発症する新生児ループスの合併症である．最重症型は完全房室ブロックであり，多くは第2三半期前半（妊娠16～24週）に胎児徐脈（50～80 bpm）を呈して診断される．妊娠26週以降に発症することは稀とされる[9]．この胎児徐脈を契機に母体のSLEが診断されることも少なくない．抗Ro/SSA抗体および抗La/SSB抗体陽性者の1～2%に発症するが，胎児房室ブロックの既往妊娠歴がある場合の再発率は15～20%と報告されている[10]．母体血中のこれらの抗体価が高いほど発症頻度が高い．

抗リン脂質抗体症候群（APS）

APSは，動静脈血栓症を誘発する自己免疫疾患である．そのため，APS合併妊娠は流産や胎児死亡を含む様々な周産期有害事象と関連する．APSは原発疾患として，あるいは他の自己免疫疾患（主にSLE）に関連して発症する．健康女性では，3つのAPS関連自己抗体のいずれかの陽性率は5%未満とされる一方，SLE患者における陽性率は40%とされる．APSで最も高頻度にみられる血栓症イベントは下肢の深部静脈血栓症（DVT）で，APS関連血栓症の2/3を占める．一方，動脈血栓症では脳卒中が代表的で，50歳未満の虚血性脳卒中患者の20%はaPL陽性との報告がある[9]．

APSの分類基準 **表4**[11]には，臨床所見の中に妊娠合併症の項目があり，妊娠初期流産（胎芽・胎児死亡）の既往とともに，重症妊娠高血圧症候群と胎盤機能不全が挙げられており，いずれも妊娠34週未満に人工早産を必要と

表5 Graves病合併妊娠における母体および胎児

母体および産科合併症	胎児合併症	新生児合併症
流産	死産（胎児死亡）	早産児
妊娠高血圧症候群	FGR	低出生体重児
早産	甲状腺機能亢進症	甲状腺機能亢進症
うっ血性心不全	甲状腺機能低下症	新生児甲状腺腫
甲状腺クリーゼ		新生児中枢性甲状腺機能低下症
常位胎盤早期剥離		
感染症		

(Patil-Sisodia K, et al. Endocr Pract. 2010; 16: 118-29)[15]

するような重症型と規定している．このことは，初期流産を除けば，APSの診断基準としてFGRとの強い関連性を示している．

抗リン脂質抗体陽性妊婦の重症妊娠高血圧腎症の発症頻度は8％に達する[12,13]．エノキサパリンおよび低用量アスピリン治療下でも10％が重症妊娠高血圧腎症を発症したとの報告もある[14]．APSの合併症としての重症妊娠高血圧腎症は，妊娠32週以前に発症する早発型であることが多い．早発型の重症妊娠高血圧腎症の発症は，母体の重症の多臓器不全（腎不全，肺水腫，HELLP症候群など），あるいは子癇発作，高血圧性脳症や脳出血などの重症合併症の発症（あるいはその予防）のため，母体適応として人工早産を余儀なくされる一方，重症妊娠高血圧腎症では，既述の通り，母体の多臓器不全の一環としての子宮・胎盤循環不全による胎盤機能不全→FGR→胎児機能不全（低酸素症・アシドーシス）のため，胎児要因による人工早産の適応となる．したがって，APSは，一般的な妊娠高血圧症候群に比べて，より早期で重症なFGRを合併するリスクが高い．

甲状腺機能異常

妊娠に合併した甲状腺機能亢進症と甲状腺機能低下症は，いずれも，その管理が不十分であれば，流・早産，妊娠高血圧症候群，胎児合併症（FGR，死産）などの周産期合併症のリスクが高い．生殖年齢における頻度も高いため，妊婦の代表的な内科合併症の一つである．

甲状腺機能亢進症（Graves病）

本疾患の特徴的な臨床症状は，動悸，頻脈，神経過敏，多汗，体重減少，甲状腺腫，眼球突出などである．体重減少や動悸，頻脈，神経過敏などの症状は，妊娠に関連する不定愁訴や悪阻症状に類似するため，その発症が見逃されることも少なくない．その一方で，妊娠中は定期健診のため診断される機会も多い．妊娠中のコントロールが不良であれば，種々の周産期合併症の原因となる．周産期合併症の発症とその予後は，妊娠前のコントロール状況と関連があり，周産期合併症の予防のために妊娠前からのコントロールが重要である．一方，稀ではあるが，産褥期のコントロール不良例は甲状腺クリーゼを発症し母体の生命予後に関わる．

コントロール不良の顕性甲状腺機能亢進症は，様々な周産期有害事象と関連する **表5** [15,16]．コントロール不良の場合の低出生体重児のリスクは正常妊婦の9倍と報告されている[17]．妊娠高血圧症候群は，コントロール不良なGraves病の代表的な産科合併症で，その相対リスクはコントロール良好の場合の5倍である[17]．FGRのリスクは，コントロール不良な甲状腺機能亢進症そのものに加えて，高頻度に合併する妊娠高血圧症候群との相加的な悪影響による．

また，コントロール不良な甲状腺機能亢進症合併妊娠では，特徴的な胎児合併症として胎児甲状腺機能亢進症を発症する．高濃度のTRAb（thyroid receptor antibody）が胎盤を通過し胎児の甲状腺を刺激することによるもので，FGR以外に胎児頻脈，羊水過少症，胎児水腫，胎児甲状腺腫，頸部過伸展などを認める．胎児心拍数モニタリングで，基線細変動が正常な170～180 bpm程度の胎児頻脈を認める．胎児甲状腺エコーで甲状腺腫が観察可能である．抗甲状腺薬投与中でTRAb陽性のハイリスク妊婦では，胎児甲状腺腫が25％に認められる．胎児は，甲状腺機能亢進あるいは高用量の抗甲状腺薬による二次性の機能低下状態にあり，抗甲状腺薬の投与量の調整によって改善し，その観察に胎児甲状腺超音波検査が有用とされる[18]．

甲状腺機能低下症

妊娠中の甲状腺機能低下症には，潜在性甲状腺機能低下症と顕性甲状腺機能低下症があり，前者は，母体の血清TSH値は上昇しているが血清遊離T4値は正常範囲で，後者は，母体の血清TSHの上昇と血清遊離T4値の低下を伴う場合，あるいは遊離T4値のレベルにかかわらず血清

TSHが10mIU/L値を超えるものをいう[16]．

潜在性甲状腺機能低下症でも，流・早産，妊娠高血圧症候群，妊娠糖尿病，常位胎盤早期剝離，低出生体重児などとの関連が示唆されている．児の知的障害との関連を示唆する報告[19,20]がなされたことがあったが，現在では否定的である[16,21]．

顕性甲状腺機能低下症では，倦怠感，易疲労感，便秘，乾燥皮膚，筋痙攣などの症状を伴うが，これらの症状は妊娠中の不定愁訴とも類似しており，妊娠中に見逃されることも多い．声の低音変化，浮腫様顔貌，皮膚冷感，寒冷不耐症，腱反射遅延，徐脈などの所見とともに，慢性甲状腺炎（橋本病）では甲状腺腫を80％に認め[16,21]，これらの所見は診断のきっかけとなる．未治療の場合，早産，FGR，胎児死亡，妊娠高血圧症候群，常位胎盤早期剝離などの周産期有害事象の増加が認められる．

糖尿病合併妊娠

妊娠中の耐糖能異常は，①妊娠前に発症し，すでに糖尿病と診断されている糖尿病合併妊娠（diabetic pregnancy），②妊娠中に糖尿病に匹敵する高血糖を認めて初めて診断される妊娠中の明らかな糖尿病（overt diabetes in pregnancy），および③妊娠中に認められる糖尿病よりも軽症の高血糖状態を呈する妊娠糖尿病（gestational diabetes: GDM）の3つに分類される[22]．②には，妊娠前に見逃されていた糖尿病（2型糖尿病），妊娠中に偶発発症した糖尿病（1型，2型糖尿病），およびGDMと同様，妊娠による耐糖能負荷（インスリン抵抗性の増大）の影響で発症したGDMの重症型の3つの病態が混在する．妊娠中の耐糖能異常に関連する胎児発育異常は，いずれの病型においても胎児過剰発育（巨大児）が基本である．耐糖能異常合併妊娠に発症する糖尿病性巨大児は，単に児の体重が大きいということではなく，母体高血糖に起因する胎児高血糖とそれに誘発される胎児高インスリン血症を基本病態として胎児には全身的な様々な機能異常をきたして多彩な胎児・新生児合併症を発症する（Pedersen仮説）．耐糖能異常に関連した周産期合併症の予防を目的とした母体の厳密な血糖コントロールは，巨大児発症の予防を主眼とするが，そのことは単に巨大児のみならず，糖尿病性胎児・新生児病を包括的に予防することを目的としている．

このように耐糖能異常合併妊娠の主たる胎児発育異常は過剰発育・巨大児であるが，糖尿病合併妊娠はFGR発症の要因ともなる．このFGRに関連する因子は先天奇形と糖尿病血管病変の存在である．前者は器官形成期における母体の不良な血糖コントロールを背景に発症するため，その

予防のためには，妊娠前の血糖コントロールが重要であることはいうまでもない．米国糖尿病学会のガイドライン[23]では，妊娠前の血糖管理の目標としてHbA1c値7％未満を目標とすること，目標値に達するまでの避妊指導，さらに，奇形予防を目的として妊娠可能糖尿病女性には葉酸を投与することを推奨している．一方，後者は，その多くが10年以上の糖尿病病歴を有し糖尿病性血管病変，特に腎症を合併した女性における加重型重症妊娠高血圧腎症である 図1 ．

耐糖能異常妊娠は，背景因子としての肥満妊婦と併せて，いずれの病型も妊娠高血圧腎症発症のリスク因子である．GDMの治療効果を検討した無作為化試験（RCT）は，血糖コントロールによって妊娠高血圧腎症の発症を有意に予防できることを示したが，そのコントロール状況はFGRの発症には関連しなかった[24,25]．耐糖能異常合併妊娠は，奇形や糖尿病性血管病変のない限りFGRのリスクとはならない．ただし，GDM，特にやせGDM妊婦に対する過剰な血糖コントロールがFGRのリスクとなる可能性が危惧される．

文 献

1) ACOG Task Force on Hypertension in Pregnancy. Hypertension in Pregnancy. American College of Obstetricians and Gynecolosist, 2013.
2) Tranquilli AL, Dekker G, Magee L, et al. The classification, diagnosis and management of the hypertensive disorders of pregnancy: a revised statement from the ISSHP. Pregnancy Hypertens. 2014; 4: 97-104.
3) The Canadian Hypertensive Disorders of Pregnancy Working Group. Diagnosis, evaluation, and management of hypertensive disorder of pregnancy. J Obstet Gynaecol Can. 2014; 36: 416-41.
4) James MR, Hubel CA. The two stage model of preeclampsia: Variations on the theme. Placenta. 2009; 30 Suppl A: S32-7.
5) Clowse ME, Jamison M, Myers E, et al. A national study of the complications of lupus in pregnancy. Am J Obstet Gynecol. 2008; 199: 127. e1-6.
6) Buyon JP, Kim MY, Guerra MM, et al. Predictors of pregnancy outcomes in patients with lupus: a cohort study. Ann Intern Med. 2015; 163: 153.
7) Smyth A, Oliveira GH, Lahr BD, et al. A systematic review and meta-analysis of pregnancy outcomes in patients with systemic lupus erythematosus and lupus nephritis. Clin J Am Soc Nephrol. 2010; 5: 2060-8.
8) Saavedra MA, Cruz-Reyes C, Vera-Lastra O, et al. Impact of previous lupus nephritis on maternal and fetal outcomes during pregnancy. Clin Rheumatol. 2012; 31: 813-9.
9) Carpenter J, Branch DW. Collagen vascular disease in pregnancy. In: Gabbe S, Niebyl JR, Simpson JL, et al, eds. Obstetrics: normal and problem pregnancies. 7th ed. Philadelphia: Elsevier; 2017. p.981-97.
10) Buyon JP, Clancy RM, Friedman DM. Autoimmune associated

congenital heart block: integration of clinical and research clues in the management of the maternal/foetal dyad at risk. J Intern Med. 2009; 265: 653-62.
11) 「抗リン脂質抗体症候群合併妊娠 診療ガイドライン」作成委員会. http://plaza.umin.ac.jp/～praj/pdf/news16_0302.pdf（2017.10.15）
12) Lee RM, Brown MA, Branch DW, et al. Anticardiolipin and antibeta2-glycoprotein-I antibodies in preeclampsia. Obstet Gynecol. 2003; 102: 294-300.
13) Cerevera R, Piette UC, Font J, et al. Antiphospholipid syndrome. Clinical and immunologic manifestations and patterns of disease expression in a cohort of 1,000 patients. Arthritis Rheum. 2002; 46: 1019-27.
14) Bouvier S, Cochery-Nouvellon E, Lavigne-Lissalde G, et al. Comparative incidence of pregnancy outcomes in treated obstetric antiphospholipid syndrome: the NOH-APS observational study. Blood. 2014; 123: 404-13.
15) Patil-Sisodia K, Mestman JH. Graves hyperthyroidism and pregnancy: a clinical update. Endocr Pract. 2010; 16: 118-29.
16) Mestman JH. Thyroid and parathyroid diseases in pregnancy. In: Gabbe S, Niebyl JR, Simpson JL, et al, eds. Obstetrics: normal and problem pregnancies. 7th ed. Philadelphia: Elsevier; 2017. p.910-37.
17) Millar LK, Wing DA, Leung AS, et al. Low birth weight and preeclampsia in pregnancies complicated by hyperthyroidism. Obstet Gynecol. 1994; 84: 946-9.
18) Luton D, LeGac I, Vuillard E. Management of Graves' disease during pregnancy: the key role of fetal thyroid gland monitoring. J Clin Endocrinol Metab. 2005; 90: 6093-3.
19) Haddow JE, Palomaki GE, Allan WC, et al. Maternal thyroid deficiency during pregnancy and subsequent neuropsychological development of the child. N Engl J Med. 1999; 341: 549-55.
20) Henrichs J, Bongers-Schokking JJ, Schenk JJ, et al. Maternal thyroid function during early pregnancy and cognitive functioning in early childhood: the generation R study. J Clin Endocrinol Metab. 2010; 95: 4227-34.
21) Ross DS. Hypothyroidism during pregnancy: clinical manifestations, diagnosis, and treatment. In: Cooper DS, Lockwood CL, eds. UpToDate® Jun 05, 2017（2017.10.15）.
22) 平松祐司, 羽田勝計, 安日一郎, 他. 日本糖尿病・妊娠学会と日本糖尿病学会との合同委員会. 妊娠中の糖代謝異常と診断基準の統一化について. 糖尿病. 2015; 58: 801-3. http://www.jsog.or.jp/news/pdf/tounyou_20150801.pdf（2017.10.14）
23) American Diabetes Association. 2. Classification and diagnosis of diabetes. Diabetes Care. 2015; 38（Suppl. 1）: S8-16.
24) Crowther CA, Hiller JE, Moss JR, et al. Effect of treatment of gestational diabetes mellitus on pregnancy outcomes. N Eng J Med. 2005; 352: 2477-86.
25) Landon MN, Spong CY, Thom E, et al. A multicenter, randomized trial of treatment for mild gestational diabetes. N Engl J Med. 2009; 361: 1139-48.

〈菅 幸恵, 安日一郎〉

Chapter II 病因・病態

7 凝固・線溶

血液凝固制御因子異常では十分に凝固系が抑制されないため血栓症を発症しやすくなり，それは血栓性素因となる．血栓性素因は先天性と後天性の2つに大別され，先天性血栓性素因としては主にfactor Vライデン変異，プロトロンビンG20210A変異，プロテインC欠乏症，プロテインS欠乏症，アンチトロンビン欠乏症があり，後天性血栓性素因としては抗リン脂質抗体症候群（antiphospholipid syndrome: APS）が挙げられる．血栓性素因では妊娠・分娩に伴って静脈血栓塞栓症を発症する頻度が高くなるだけでなく，胎盤血管障害のために流産，胎児死亡，妊娠高血圧症候群，常位胎盤早期剝離，胎児発育不全（fetal growth restriction: FGR）との関連も指摘されている[1]．なかでも習慣流産・不育症や妊娠高血圧症候群との関連が強いが[2]，FGR単独で血栓性素因との関連について述べられることは少ない．

本稿では各々の血栓性素因について解説し，これまでの報告からFGRとの関連について述べる．

先天性血栓性素因

Factor Vライデン変異

factor Vは分子量約330,000の1本鎖糖蛋白質で，その遺伝子は第1番染色体の長腕に存在する．遺伝子の点変異により1691番目のアルギニンがグルタミン酸に置換された場合をfactor Vライデン変異といい，活性化プロテインCによるV因子の活性阻害作用が低下するため凝固が亢進して血栓塞栓症のリスクが上がる[2]．常染色体顕性遺伝であり，発症頻度はヨーロッパ系白人で3～8%，アフリカ系アメリカ人で1.2%であるが[2]，日本人ではこの変異は報告されていない[3]．先天性血栓性素因と妊娠合併症の関連をレビューした文献はこれまでに3編認められるが[4-6]，これらからFGRの発症リスクを抽出してまとめた結果を表1に示す．報告者によって差がみられるが，Wuらはfactor Vライデン変異のホモ接合体で有意にFGRの発症リスクが高い（オッズ比15.2）と報告している[6]．

プロトロンビンG20210A変異

プロトロンビン遺伝子の3'非翻訳領域における点変異であり，血漿中のプロトロンビン濃度が上昇するため静脈血栓症のリスクが4倍増加するとされる[2]．常染色体顕性遺伝であり，ヨーロッパ系白人以外の人種では非常に稀で，日本人では報告されていない[3]．FGR発症についてはAlfirevicら[4]とWuら[6]がプロトロンビンG20210A変異のヘテロ接合体でFGR発症リスクが有意に高いと報告しており，それぞれオッズ比は5.7と2.9としている 表1 ．

プロテインC欠乏症

プロテインCはビタミンK依存性のセリンプロテアーゼ前駆体であり，主に肝臓で合成される分子量62,000の糖蛋白質である．血液凝固反応が開始するとプロテインCは血管内皮細胞上のトロンボモジュリンに結合したトロンビンにより活性化される．生成された活性化プロテインCはプロテインSを補酵素として活性型V因子と活性型VIII因子を不活化することで抗凝固作用を示す[3]．さらに活性化プロテインCは線溶阻害蛋白質であるplasminogen activator inhibitor type-1を中和し，結果的に線溶促進作用を発揮する[7]．プロテインCの遺伝子は第2染色体p13-p14に存在するが，先天性プロテインC欠乏症は常染色体顕性遺伝であり，発生頻度は1/1,500である[2]．160種類以上の遺伝子

表1 先天性血栓性素因と胎児発育不全の発症リスク

報告者（年）	Factor Vライデン変異		プロトロンビンG20210A変異		プロテインC欠乏症	プロテインS欠乏症	アンチトロンビン欠乏症
	ホモ接合体	ヘテロ接合体	ホモ接合体	ヘテロ接合体			
Alfirevic（2002）[4]	評価不能	0.8 (0.3–2.3)	評価不能	5.7* (1.2–27.4)	評価不能	10.2* (1.1–91)	評価不能
Robertson（2005）[5]	4.64 (0.19–115.68)	2.68 (0.59–12.13)	不明	2.92 (0.62–13.7)	不明	不明	不明
Wu（2006）[6]	15.2* (1.3–175.0)	1.6 (0.74–3.6)	不明	2.9* (1.1–7.5)	5.5 (0.21–138.9)	1.4 (0.28–6.7)	不明

データはオッズ比（95%信頼区間）で示す．*有意差あり

表2 当科における血栓性素因合併妊娠

年齢	妊娠歴	検査値	DVT	投薬	分娩（母体疾患）	LFD
プロテインS欠乏症						
37	G3P0（SA3）	PS活性51%（妊娠前）	なし	低用量アスピリン	40週 2,688 g 男	なし
38	G3P0（SA2）	PS抗原量32.6%（妊娠前）	なし	低用量アスピリン ヘパリン1万単位/日	38週 2,446 g 男	あり
アンチトロンビン欠乏症						
28	G0P0	AT抗原38%	あり（19週）	用量調節ヘパリン	38週 2,786 g 女	なし
34	G0P0	AT活性26.8%	あり（18週）	用量調節ヘパリン	40週 2,964 g 女	なし
39	G0P0	AT抗原45.6%	なし	ヘパリン1万単位/日	40週 2,844 g 女	なし
28	G2P1	AT抗原41.9%	なし	ヘパリン1万単位/日	38週 2,745 g 女	なし
抗リン脂質抗体陽性（12週以上の間隔で2回以上陽性例）						
35	G4P0	ループスAC 1.39	なし	低用量アスピリン ヘパリン1万単位/日	28週 661 g 男 （HDPあり）	あり
33	G0P0	ループスAC 1.38	あり（9週）	用量調節ヘパリン	36週 2,282 g 女	なし
38	G0P0	ループスAC 1.34	なし	低用量アスピリン	40週 2,616 g 女 （SLEあり）	あり
35	G2P1*	ループスAC 2.04 抗CLβ$_2$GPI抗体 31.8 U/mL	なし	低用量アスピリン ヘパリン1万単位/日	37週 1,978 g 男 （HDPあり）	あり
33	G1P0（SA1）	ループスAC 1.54 抗CLβ$_2$GPI抗体 32 U/mL 抗CL IgG抗体 43 U/mL	なし	低用量アスピリン	40週 2,516 g 男	あり
34	G1P0（SA1）	ループスAC 1.33 抗CL IgG抗体 25 U/mL	なし	低用量アスピリン ヘパリン1万単位/日	39週 3,398 g 男 （Sjögrenあり）	なし
34	G0P0	ループスAC 2.29 抗CLβ$_2$GPI抗体 109 U/mL 抗CL IgG抗体 81 U/mL	なし	低用量アスピリン ヘパリン1万単位/日	38週 3,264 g 男 （SLEあり）	なし
31	G3P1（SA2）	抗CLβ$_2$GPI抗体 69.6 U/mL 抗CL IgG抗体 44 U/mL	なし	なし	41週 3,634 g 男 （HDPあり）	なし

DVT: 深部静脈血栓症, LFD: light for date, G: 経妊, P: 経産, SA: 自然流産, PS: プロテインS, AT: アンチトロンビン, AC: アンチコアグラント, CL: カルジオリピン, HDP: hypertensive disorders of pregnancy, *妊娠24週子宮内胎児死亡

変異が判明しており，そのほとんどがヘテロ接合体であるが，稀にホモ接合体が存在する．FGRの発症リスクについては，Wuら[6]がオッズ比5.5であるが有意差は認められなかったと報告している 表1．

プロテインS欠乏症

プロテインSもビタミンK依存性のセリンプロテアーゼ前駆体であり，肝臓や血管内皮細胞などで合成される分子量80,000の糖蛋白質である．非結合型プロテインSが活性化プロテインCの補酵素となり，活性型V因子と活性型VIII因子を不活化することで抗凝固作用を示す[3]．プロテインSの遺伝子は第3染色体p11.1–q11.2に存在し，先天性プロテインS欠乏症は常染色体顕性遺伝である．200種類以上の遺伝子変異が判明しており，そのほとんどがヘテロ接合体であるが，稀にホモ接合体が存在する[2]．先天性血栓性素因の中でプロテインS欠乏症の頻度は人種により異なることが知られており，白人では0.1～0.2%，日本人では1～2%とされている[8]．

日本人における先天性プロテインS欠乏症の中で最も高頻度にみられる変異はプロテインS徳島変異である．本変異は第2EGF様ドメイン内にある196番目のリジンがグルタミン酸に置換される変異で，日本人の55人に1人の割合でヘテロ接合体として見つかるという報告がある[9]．Factor Vライデン変異やプロトロンビンG20210A変異が欧米人特有の血栓性素因であるのに対し，プロテインS徳島変異は日本人特有の血栓性素因とされている[8]．この変異を持つ患者では血中プロテインS抗原量は正常であるがプロテインS活性が低下する．

プロテインCやアンチトロンビンは妊娠中に値が変化しないのに対して，プロテインSは抗原量，活性ともに妊娠初期から生理的に低下し，妊娠28週以降ではプロテインS活性は16～42%まで低下する[1]．そのため妊娠中の検査では先天性プロテインS欠乏症の診断は困難なことが多い．

FGRについてはAlfirevicら[4]がオッズ比10.2でプロテイ

ンS欠乏症で有意にFGR発症リスクが高いと報告している 表1 ．Wuら[6]はFGR発症リスクはオッズ比1.4であるが有意差はなかったとしている 表1 ．当科では先天性プロテインS欠乏症合併妊娠を2例経験しており 表2 ，いずれも習慣流産の原因精査により妊娠前検査で診断されていた．そのため妊娠初期から低用量アスピリンあるいは低用量アスピリンとヘパリン1万単位/日（皮下注射）の併用投与で管理され，1例で出生児はlight for date児であったが高度のFGRではなかった．

アンチトロンビン欠乏症

アンチトロンビンは432個のアミノ酸から構成される分子量58,200の糖蛋白質であり，主に肝臓で合成される．セリンプロテアーゼインヒビターに属し，トロンビンや他の活性凝固因子（Factor IX，X，XI）を不活化することにより止血機構を調節する[10]．アンチトロンビンの遺伝子は第1番染色体q23-q25に存在し，先天性アンチトロンビン欠乏症は常染色体顕性遺伝で，その発症頻度は1/2,000～1/5,000とされている[11,12]．

アンチトロンビン欠乏症におけるFGR発症リスクについては，これまでの報告で明確な関連は示されていない 表1 ．当科では先天性アンチトロンビン欠乏症合併妊娠を4例経験しているが 表2 ，2例は妊娠中期に深部静脈血栓症を発症したことから原因検索で診断され，以後APTT値の延長を指標とした用量調節ヘパリン投与を行った．他の1例は非妊娠時に深部静脈血栓症の既往があったこと，もう1例は家族歴に先天性アンチトロンビン欠乏症があったことから診断されており，いずれも妊娠中はヘパリン1万単位/日の投与で管理された．4例とも出生児はlight for date児ではなくFGRは認められなかった．

後天性血栓性素因

抗リン脂質抗体症候群（APS）

後天性血栓性素因であるAPSは，動・静脈血栓ならびに習慣流産・不育症，妊娠高血圧症候群などの産科合併症を主要な臨床所見とし，抗リン脂質抗体が検出されることにより診断される症候群である．APSの約半数は全身性エリテマトーデス（SLE）などの膠原病に合併する二次性APSであり，残りの半数は基礎疾患を持たない原発性APSである．日本におけるAPS患者数は原発性，二次性ともに5,000～10,000人程度と推定されているが，産科的APS，特に不育症を臨床所見とするAPSは600例/年と推測されている．原発性，二次性ともに女性が大半を占める[13]．

表3 抗リン脂質抗体と胎児発育不全の発症リスク

報告者（年）	ループスアンチコアグラント陽性	抗カルジオリピン抗体陽性
Alfirevic (2002)[4]	評価不能	33.9* IgG† (1.6-735.8)
Robertson (2005)[5]	不明	6.91* (2.70-17.68)
Wu (2006)[6]	18.6 (0.96-361.9)	3.4 (0.59-19.9)
Chauleur (2010)[15]	10.27* (2.37-44.52)	3.55* IgG† (1.09-11.58)
Abou-Nassar (2011)[16]	4.65* (1.29-16.71)	20.03* β₂GP I† (4.59-87.43)

データはオッズ比（95%信頼区間）で示す．
*有意差あり，†抗体タイプ

APSで認められる流・死産は，血栓傾向による「胎盤の梗塞」という機序だけで説明されるわけではなく，抗リン脂質抗体が血管内皮細胞や絨毛細胞を障害することによる胎盤機能不全も重要な病態として考えられている[14]．実際に抗血栓効果のある低用量アスピリンとヘパリンで治療してもFGRや妊娠高血圧症候群などの合併症を起こして早期に娩出せざるを得なくなる症例が経験される[13]．

APSとFGR発症リスクについては抗リン脂質抗体陽性とFGRとの関連が報告されており，特にループスアンチコアグラント陽性と抗カルジオリピン抗体陽性〔IgG抗体，β_2-グリコプロテインI（β_2GP I）抗体など〕に分けて整理することができる 表3 ．Chauleurら[15]とAbou-Nassarら[16]はループスアンチコアグラント陽性では有意にFGR発症リスクが高いと報告しており，それぞれオッズ比は10.27，4.65としている．またAlfirevicら[4]とChauleurら[15]は抗カルジオリピンIgG抗体陽性で有意にFGR発症リスクが高いとしており，それぞれオッズ比は33.9と3.55である．Abou-Nassarら[16]は抗カルジオリピンβ_2GP I抗体陽性ではオッズ比20.03で有意にFGR発症リスクが高いとしている．

当科では抗リン脂質抗体陽性妊婦を8例経験しているが，4例は基礎疾患としてSLEやSjögren症候群を持っており，残りの4例に膠原病はなかった 表2 ．4例で出生児はlight for date児であり，そのうち2例は高度のFGRであった（妊娠28週・661gと妊娠37週・1,978g）．2例とも妊娠初期から低用量アスピリンとヘパリン1万単位/日の併用投与が行われていたが，どちらも妊娠高血圧症候群を発症しFGRとなっていた．

おわりに

本項では主な血栓性素因とFGRの関連について概説し

た．特に日本人においては先天性プロテインS欠乏症とAPSが重要と考えられる．ただしプロテインS抗原量・活性は生理的に妊娠初期から低下しうること，抗リン脂質抗体では各抗体の測定キットが数種類あることや，陽性とするには12週間隔で2回陽性が必要など，しばしば値の解釈に苦慮することがある．今後は，診断や妊娠中の管理がより標準化されることが期待される．

文 献

1) 月森清巳. 凝固制御異常と妊娠合併症. 医のあゆみ. 2012; 242: 175-80.
2) 天野真理子, 山田秀人. 不育症と先天性凝固異常. 血栓止血誌. 2009; 20: 506-9.
3) 津田博子. 先天性血栓性素因による静脈血栓塞栓症（特発性血栓症）. 血液フロンティア. 2016; 26: 355-61.
4) Alfirevic Z, Roberts D, Martlew V. How strong is the association between maternal thrombophilia and adverse pregnancy outcome? A systematic review. Eur J Obstet Gynecol Reprod Biol. 2002; 101: 6-14.
5) Robertson L, Wu O, Langhorne P, et al. Thrombophilia in pregnancy: a systematic review. Br J Haematol. 2005; 132: 171-96.
6) Wu O, Robertson L, Twaddle S, et al. Screening for thrombophilia in high-risk situations: systematic review and cost-effectiveness analysis. The thrombosis: Risk and Economic Assessment of Thrombophilia Screening (TREATS) study. Health Technol Assess. 2006; 10: 1-110.
7) 喜多伸幸. 先天性プロテインC欠損症合併妊娠について. 産婦の進歩. 2007; 59: 254.
8) 藤田太輔, 寺井義人, 大道正英. プロテインS欠乏症. 産と婦. 2016; 83: 514-20.
9) 林 辰弥, 鈴木宏治. Protein S-Tokushima(K155E). 臨検. 2011; 55: 373-7.
10) Rosenberg RD, Damus PS. The purification and mechanism of action of human antithrombin heparin cofactor. J Biol Chem. 1973; 248: 6490-505.
11) Beresford CH. Antithrombin Ⅲ deficiency. Blood Rev. 1988; 2: 239-50.
12) Cosgriff TM, Bishop DT, Hershgold EJ, et al. Familial antithrombin Ⅲ deficiency: its natural history, genetics, diagnosis and treatment. Medicine. 1983; 62: 209-20.
13) 村島温子. 抗リン脂質抗体症候群の概要と本ガイドラインの使い方. In:「抗リン脂質抗体症候群合併妊娠の治療及び予後に関する研究」研究班編. 抗リン脂質抗体症候群合併妊娠の診療ガイドライン. 東京: 南山堂; 2016. p.6-9.
14) Tong M, Viall CA, Chamley LW. Antiphospholipid antibodies and the placenta: a systematic review of their in vitro effects and modulation by treatment. Hum Reprod Update. 2015; 21: 97-118.
15) Chauleur C, Galanaud JP, Alonso S, et al. Observational study of pregnant women with a previous spontaneous abortion before the 10th gestation week with and without antiphospholipid antibodies. J Thromb Haemost. 2010; 8: 699-706.
16) Abou-Nassar K, Carrier M, Ramsay T, et al. The association between antiphospholipid antibodies and placenta mediated complications: a systematic review and meta-analysis. Thromb Res. 2011; 128: 77-85.

〈大平哲史，塩沢丹里〉

Chapter II 病因・病態

8 実験動物と胎児発育不全モデル

生命科学領域，特に医学研究の分野では様々な疾患モデル動物が作製され，病因，病態の解明や治療開発において重要な役割を果たしてきた．さらに近年，CRISPR/Cas9 を用いたゲノム編集技術の導入により，改変効率の飛躍的な向上と受精卵での変異導入を可能とし，迅速かつ簡便に遺伝子改変動物が作製できるようになったことから，今後さらに急速な発展が期待される．しかし，導入された遺伝子改変が誘導する表現型が生物種によって大きく異なることは従来と変わりないため，マウスをはじめとした実験動物，遺伝子改変動物をヒト疾患モデル動物として扱う場合には，ヒトとの類似性だけではなく，相違性を十分に理解しておく必要がある．周産期の分野においても，これまで様々な胎児発育不全（fetal growth restriction: FGR）モデル動物が作製されてきた．本稿では，動物実験で最もよく用いられる哺乳動物であるマウスとラットを中心に FGR モデルについて解説し，さらにこの領域において今後応用が期待される小動物用超音波高解像度イメージングシステムについて紹介したい．

FGR モデル動物

マウスは，体重は 20〜30g と小さく，生後 6 週で生殖年齢に達し，寿命も 2 歳程度と短い．多胎（6〜14 匹）であり，妊娠期間は約 20 日間と短いため，実験効率が良い．比較的安価で，扱いやすく，遺伝的に均一な近交系マウスが複数樹立されており，またミュータント系統も多く，それぞれの特徴が詳細に調べられていることから，実験動物としての有用性は極めて高い．ラットは，胎仔数や繁殖などはマウスとほぼ同様で，性格も大人しく扱いやすく，近交系も樹立されており，実験動物としてよく用いられている．マウスより約 10 倍大きいことから，血液や組織などのサンプル採取量が多く必要な場合に，特に有用である．ウサギ，ブタ，ヤギ，ヒツジ，ウシなど，大型動物になってくるほど，胎児にカニュレーションやインターベンションが可能となるというメリットは出てくるが，経費や設備の問題から取り扱いが可能な施設は限定されてくる．

FGR モデルは 4 つに大別される 図1．個体に及ぶ影響範囲の広い順に，母獣栄養制限モデル（カロリー制限，蛋白制限），子宮血流制限モデル（結紮，塞栓），胎盤障害モデル（薬剤，遺伝子改変），胎児奇形モデル（薬剤，遺伝

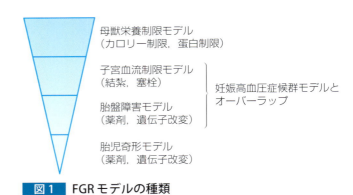

図1 FGR モデルの種類

子改変）となる．古典的な FGR 作製方法として妊娠母獣の栄養制限モデルがよく知られている．特に developmental origins of health and disease（DOHaD）に関連する研究では，胎内での低栄養状態が出生後に及ぼす影響を調べるのに，その簡便性から現在でも広く用いられている．図1 の下位になるほど，作製にはより高度な技術が要求されるが，胎児個体への選択性および調節性は高くなり，条件を絞った詳細な解析が可能となってくる．子宮血流制限モデルにおける血流の遮断方法に関しては，外科的結紮の他，クリップやコイルを用いた低還流など様々な手法が考案されている．胎盤障害モデルでは，薬剤性に誘導するモデルのほか，遺伝子改変モデル，サイトカイン類を過剰発現させて胎盤障害を誘導するモデルなど，実に様々なモデルが考案されている．さらに，これらのモデル動物を用いて，FGR に対する治療薬の開発が進められている．なお，子宮血流制限モデルおよび胎盤障害モデルでは，しばしば妊娠母獣に高血圧，尿蛋白などの妊娠高血圧症候群（hypertensive disorders of pregnancy: HDP）に類似した症状が出現するため，HDP モデルとオーバーラップしてくる．FGR と HDP のいずれも胎盤異常（虚血・低酸素）に起因する病態であることを考えると理にかなっている．胎児奇形モデルの中には，FGR を合併しているものも少なくないが，FGR が胎児因子か胎盤因子か多くの場合で判別が困難である．

母獣栄養制限モデル

近年の疫学的研究から，低出生体重児が出生後に急速に体重増加する catch-up growth を経て，成人後にメタボリックシンドロームを高率に発症することが示された[1]．この

概念はBarker仮説として検証され，現在DOHaDとして定着してきている．その機序解明のために，これまで種々の動物モデルが考案され，胎生期の低栄養が成長後のメタボリックシンドローム発症に関与することが再現されている．ただし，栄養制限することによる母獣や胎児胎盤に対する不確定な因子が入ってくること，胎児個体への選択性および調節性が低いこと，また現代のヒトにおいて，動物実験と同等のレベルでの栄養制限は現実的ではないなどの問題点がある．

マウスの栄養制限モデル

由良らは，妊娠マウス母獣にカロリー制限をすることによる胎生期低栄養マウスを報告している．妊娠マウスは，妊娠後半期に30％のカロリー制限を行って低栄養群とし，その出産児を解析した．胎児重量は対照群と比較して平均約16％の発育低下を認めたが，出生後は急速な体重増加を示し，生後10日目以降は対照群と比較して有意な体重差を認めなかった．その後16週頃まで自由摂食で飼育したところ，両群の身長差および体重差は認めなかった[2]．

Ozanneらは，妊娠マウス母獣に蛋白質含量8％の低蛋白餌を給餌した胎生期低栄養マウスを，蛋白質含量20％の普通餌を給餌した対照群と比較したところ，出生後の生存期間が対照群に比較して有意に短縮したと報告している[3]．この報告では，妊娠中は普通餌を給餌し，出産後の授乳期に母マウスに低蛋白食を給餌する新生児期低栄養モデルも行っているが，その群は対照群と比較して生存期間がむしろ延長している．つまり，胎生期の低栄養は予後増悪因子，新生児期の低栄養は予後改善因子となる可能性が示唆された．

マウス以外の栄養制限モデル

ラットにおいても，母獣のカロリー制限や低蛋白餌投与によって胎児の子宮内発育が障害され，成長後には肥満や耐糖能異常，血圧上昇を認めることが確認されている．これには，胎児が過剰なグルココルチコイドに曝露されたことによる影響が挙げられる[4]．ラットの主要なグルココルチコイドであるコルチコステロンの母獣血中濃度は，母獣低栄養によって増加し，胎児のコルチコステロンへの曝露が増加していること，経母体的に胎児にデキサメタゾンを投与すると，胎児の成長後に高血圧や耐糖能異常を認めることなどが，その論拠となっている．ヒツジにおいても母獣のカロリー制限による胎生期低栄養モデルが試みられ，胎児の出生後に耐糖能障害，高血圧，下垂体・副腎系の過剰反応を認めた[5]．

子宮血流制限モデル

子宮血流制限モデルの歴史は比較的古く，1940年にイヌにおいて腎動脈下レベルで下行大動脈を部分的に閉塞させることで，血圧が上昇したことが報告されている[6]．その後，血流の遮断方法に関しては，子宮動脈や卵巣動脈を塞栓物質あるいは外科的結紮により遮断する手法から，最近では微小金属コイルを用いて低還流にする手法まで様々な工夫がなされている．子宮および胎盤への虚血・低酸素の影響を併せてみていることから，胎盤機能不全に伴うFGRモデルと考えられている[7]．ただし，血流遮断の程度が手技に依存するところが大きく，同一母獣内においてもFGRの有無や程度にバラツキが生じるという欠点がある．

マウスの子宮血流制限モデル

外科的手技を要することから，これまでラットや大型動物での報告が中心であったが，2014年にIntapadらが，妊娠13日目のマウスにおいて下行大動脈と卵巣動脈の血流を制限することで，妊娠18日目に有意に血圧が上昇し，胎児発育が遅延することを報告した[8]．ラットや大型動物と同様に，母獣血中および胎盤におけるsoluble fms-like tyrosine kinase 1（sFlt-1）が上昇しており，胎盤の虚血に伴う病態であると推察された．

マウス以外の子宮血流制限モデル

ヒツジなどの大型動物では子宮動脈塞栓術による血流障害モデルも報告されているが[9]，外科的結紮やクリップによる血流遮断が主流である．Grangerらによって，ラットにおける子宮血流制限モデルが詳細に検討されている[10]．腎動脈下レベルの下行大動脈のみの遮断では，卵巣動脈からの子宮への血流が代償性に増加するため，FGRやHDP

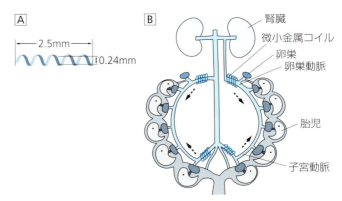

図2 微小金属コイルを用いた子宮低還流モデル
A：微小金属コイル．B：微小金属コイルにより左右の子宮動脈および卵巣動脈の血流を制限．
（Ohshima M, et al. Sci Rep. 2016; 6: 39377[11]をもとに作成）

を誘導するには不十分となる．そのため，左右の卵巣動脈が子宮動脈の第1分節に入る直前にもクリップを追加する必要があった．妊娠14日目にシルバークリップで下行大動脈と卵巣動脈の血流を制限することで子宮灌流が約40%減少し，血圧上昇，腎血流量減少，尿蛋白，血管内皮障害およびFGRが出現した．これらの現象はすべてレニン-アンギオテンシン系とは独立して生じていた．最近，辻らは，頸動脈狭窄に使用されている微小金属コイルを応用して，ラットにおける子宮低還流モデルを考案した 図2 [11]．実際の手技はビデオジャーナルに掲載されているので参照していただきたい[12]．従来のモデルよりマイルドな子宮血流制限が特徴である．

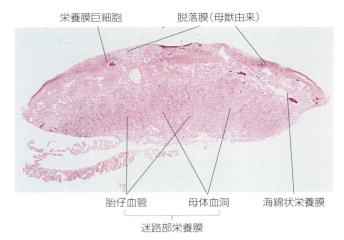

図3　マウスの胎盤構造（胎生18日目，HE染色）

胎盤障害モデル

FGRとHDPのいずれも胎盤異常に起因する病態であることを勘案すると，胎盤障害モデルが最も理想的な疾患モデルとなりうる．薬剤性に胎盤障害を誘導するモデルのほか，遺伝子改変技術を用いたノックアウトマウス，sFLT1を過剰発現させて胎盤障害を誘導するモデルなど，胎盤の虚血・低酸素状態を模した様々なモデルが考案されている[7]．さらに，これらのモデル動物を用いて，胎盤をターゲットとした治療薬の開発が進められている．

実験動物においてもヒトに類似した現象が起こっていると考えられるが，最もよく使用されるマウスをみても，胎盤の基本構造および内分泌機能がヒトとは大きく異なっている[13,14]．マウスの正常胎盤組織を提示する 図3 ．マウスでは，ヒトと比べて，栄養膜細胞の浸潤が浅く，栄養膜巨細胞，海綿状栄養膜，迷路部栄養膜の3層で構成されている．12日目に胎盤が形成され，20日目には分娩となるため，胎盤が維持される期間は極めて短い．また，マウスではエストロゲンレベルが低いなど内分泌機能も異なる．ヒト疾患と同様の表現型を得るのは理想ではあるが，動物モデルには限界があることを忘れてはならない．

薬剤誘導によるモデル

一酸化窒素合成酵素阻害薬であるL-NG-nitroarginine methyl ester（L-NAME）を妊娠ラット（Sprague-Dawleyラット）に投与することで，高血圧，尿蛋白，腎糸球体障害，血小板減少，さらにFGRが誘導されることが報告された[15]．同ラットを用いて，phosphodiesterase type 5（PDE5）阻害薬であるシルデナフィルがこれらのHDP様症状を改善することが確認された[16]．その後も，L-NAME誘導モデルにおいて，シルデナフィルによるHDP様症状の改善効果が相次いで報告されたが，BaijnathらはFGRの改善効果も認めたことを報告している[17]．梅川らは，妊娠マウスにL-NAMEを用いてHDP様症状を誘導し，シルデナフィルよりもさらに選択性の高いPDE5阻害薬であるタダラフィルの投与によってHDP様症状およびFGRが改善されたことを報告した[18]．

その他の薬剤誘導モデルとしては，ヒトにおいて慢性高血圧，腎機能障害，糖尿病を合併した妊婦でHDPおよびFGRを発症しやすいことに着眼したモデルマウスが考案されている[19-21]．妊娠ラットにサイトカイン類を投与することにより，母体の全身性の炎症反応や酸化ストレスを惹起させ，HDP様症状を誘導するモデルも報告されている[22,23]．ただし，薬剤性モデルでは，薬剤の母獣の全身臓器への影響のみでなく，胎児への直接作用（胎児毒性）も常に考慮する必要がある．

遺伝子改変によるモデル

金崎らにより，catechol-O-methyltransferase（COMT）ノックアウトマウスが遺伝子改変によるHDPモデルマウスとして初めて報告された[24]．COMTはカテコールアミンを不活化することが知られているが，COMT不全の結果として2-methoxyestradiolが欠乏することで，hypoxia-inducible factor-1αが高発現し炎症が惹起されることが，HDPの主病態であると考えられた．実際に，ヒトの重症HDP症例においてCOMTの発現が低下しており，COMTがHDPの責任遺伝子である可能性が示唆された．その後，同モデルを用いて，PDE5阻害薬であるシルデナフィルに子宮胎盤血流改善効果および胎児発育改善効果があることが示された[25]．ただし，同モデルにおいてシルデナフィルによる血圧，尿蛋白の改善効果は認められなかった．

ウイルスベクターを用いた遺伝子発現によるモデル

HDPの有力な病因として考えられているvascular endothelial growth factor（VEGF）の受容体の可溶型（sFlt-1）を，アデノウイルスベクターを用いて，マウスに過剰発現させることでHDPが誘導されることが確認された[26]．HDPに着目したモデルであり，FGRの有無については触れられていない．その後，同モデルマウスを用いてVEGF-Aおよびplacental growth factor（PlGF）が子宮動静脈に対して血管拡張作用を持ち，発症した高血圧を正常化する作用があることが確認されている．しかし，アデノウイルスは多くが肝臓に感染すると考えられており，肝毒性より局所的に様々な影響を及ぼす危険性がある[27]．それを克服したのが，次のレンチウイルスベクターを用いたモデルである．

レンチウイルスベクターを用いた胎盤特異的な遺伝子発現によるモデル

受精卵が卵割して胚盤胞期胚まで発生すると，将来胎児になる内部細胞塊と，将来胎盤になる栄養膜に分かれる．近年，胚盤胞の外側からレンチウイルスベクターを感染させることで，栄養膜細胞のみに効率よく遺伝子導入できることが報告された．胎盤異常により胚性致死となるノックアウトマウスの系統において，胎盤特異的に責任遺伝子を発現させることで胎盤異常が正常化され，自然交配では決して得られなかったノックアウトマウス新生児を得ることに成功した[28]．熊澤らは，この技術を用いてマウスの胎盤特異的にsFlt-1を過剰発現させたところ，妊娠後期に血圧が上昇し，尿蛋白の増加も認められ，HDP類似の病態を示した[29]．同マウスの胎盤では迷路層における血管形成障害およびFGRが認められたが，HMG-CoA還元酵素阻害薬であるスタチン投与によって，PlGF上昇を介して，血圧，尿蛋白，さらにはFGRも改善されることが確認された．

胎児奇形モデル

薬剤誘導や遺伝子改変により作製された胎児奇形モデル動物の中には，FGRを合併しているものも少なくないが，FGRには着目されていないことが多い．また，胎児と胎盤の両方に影響が生じうるため，FGRの原因が胎児と胎盤のいずれに起因するかを判定することは多くの場合困難となる．遺伝子ノックアウトマウスであれば，胎児特異的にノックアウトをする方法や胎盤特異的に責任遺伝子を発現させる方法によって，検証することは可能である．ヒトにおいて，特に出生後手術介入を要する形態異常を有する胎児で，FGRを合併することは出生後の治療および予後に強く影響する．そのため，将来的には胎児因子によるFGRに対しても胎児胎盤治療を試みる時代が来るかもしれない．

小動物用超音波高解像度イメージングシステム

小動物用超音波高解像度イメージングシステム（Visual Sonics社，Vevo® 2100）により，マウスの胎児胎盤循環の高精度なリアルタイム解析が可能となった 図4．プローベはリニア型で，周波数は45〜70 MHzとヒトの10倍近く，顕微鏡に近い分解能（〜30 μm）を有するため，胎生早期よりマウス胎児の生体内構造の視覚化が可能である．フレームレートは400 frames/sec以上であり，300 bpm前後あるマウス胎児の速い心拍数にも対応できる[30]．実際の操作手順の概略を提示する 図5．イソフルラン吸入麻酔下に，母獣の心拍数および直腸温をモニタリングしながら実施する．除毛は必須であるが，子宮を体外に出すことなく，母獣の腹壁を通して観察可能である．胎児局所を観察する場合には，微細な操作が要求されることから，超音波プローベを固定しプレートを動かす．Bモード，Mモード，パルスドプラ法も含め，ヒト胎児で計測できる項目は，マウス胎児でもほぼ全て評価可能である 図6．今後，3D/4D，組織ドプラ法の精度がマウス胎児でも実用可能なレベルまで上がることを期待したい．

従来の摘出組織標本による解析では困難であったマウス胎児心臓の機能的評価および胎盤の血流評価が経時的にできるため，心臓血管発生学に全く新しい知見をもたらす可能性が期待される．また，FGRモデル動物を用いた治療薬開発においても，胎児胎盤循環への治療効果を直接評価できる極めて有用なツールとなる．

おわりに

FGRの病態や分子機構を明らかにし，治療法の開発を行うには疾患モデル動物の確立が必要不可欠である．近年の遺伝子改変技術や遺伝子導入技術の発展も相まって，迅速かつ簡便に疾患モデル動物が作製できるようになった．しかし，どのようなモデル動物にも限界があるので，ヒトとの相違性も十分に理解した上で，正確な考察をすることが重要である．

8 実験動物と胎児発育不全モデル

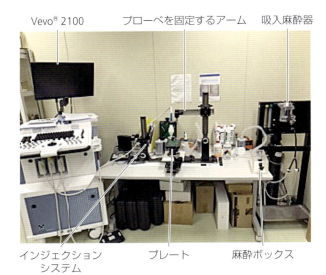

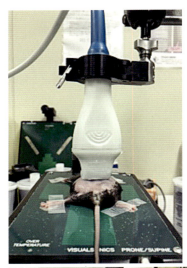

・吸入麻酔（イソフルラン）
・母獣の心拍数，体温をモニタリング
・除毛は必須，開腹は不要
・超音波プローベは固定し，プレートを動かす

図4 小動物用超音波高解像度イメージングシステム（全体図）

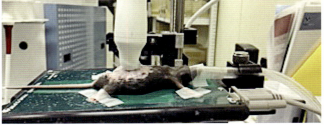

図5 小動物用超音波高解像度イメージングシステム（操作方法）

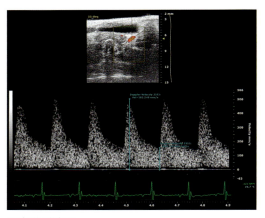

子宮動脈波形

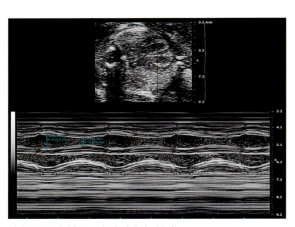

胎仔の四腔断面　左室内径短縮率

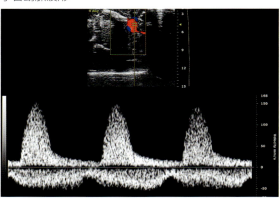

臍帯動静脈波形

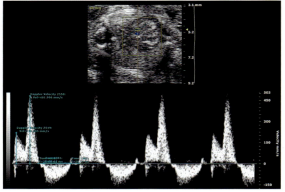

左室流入流出波形　Tei index，E/A

図6 マウス子宮−胎盤−胎仔循環の超音波画像

参考文献

1) Godfrey KM, Barker DJ. Fetal nutrition and adult disease. Am J Clin Nutr. 2000; 71: 1344S-52S.
2) Yura S, Itoh H, Sagawa N, et al. Role of premature leptin surge in obesity resulting from intrauterine undernutrition. Cell Metab. 2005; 1: 371-8.
3) Ozanne SE, Hales CN. Lifespan: catch-up growth and obesity in male mice. Nature. 2004; 427: 411-2.
4) Seckl JR, Meaney MJ. Glucocorticoid programming. Ann N Y Acad Sci. 2004; 1032: 63-84.
5) Bloomfield FH, Oliver MH, Giannoulias CD, et al. Brief undernutrition in late-gestation sheep programs the hypothalamic-pituitary-adrenal axis in adult offspring. Endocrinology. 2003; 144: 2933-40.
6) Ogden E, Hildebrand GJ, Page EW. Rise in blood pressure during ischaemia of the gravid uterus. Prac Soc Exper Biol & Med. 1940; 43: 49-51.
7) McCarthy FP, Kingdom JC, Kenny LC, et al. Animal models of preeclampsia; uses and limitations. Placenta. 2011; 32: 413-9.
8) Intapad S, Warrington JP, Spradley FT, et al. Reduced uterine perfusion pressure induces hypertension in the pregnant mouse. Am J Physiol Regul Integr Comp Physiol. 2014; 307: R1353-7.
9) Murotsuki J, Challis JR, Han VK, et al. Chronic fetal placental embolization and hypoxemia cause hypertension and myocardial hypertrophy in fetal sheep. Am J Physiol. 1997; 272: R201-7.
10) Granger JP, LaMarca BB, Cockrell K, et al. Reduced uterine perfusion pressure (RUPP) model for studying cardiovascular-renal dysfunction in response to placental ischemia. Methods Mol Med. 2006; 122: 383-92.
11) Ohshima M, Coq JO, Otani K, et al. Mild intrauterine hypoperfusion reproduces neurodevelopmental disorders observed in prematurity. Sci Rep. 2016; 6: 39377.
12) Tsuji M, Coq JO, Ogawa Y, et al. A rat model of mild intrauterine hypoperfusion with microcoil stenosis. J Vis Exp. 2018 Jan;(131). doi:10.3791/56723.
13) Malassiné A, Frendo JL, Evain-Brion D. A comparison of placental development and endocrine functions between the human and mouse model. Hum Reprod Update. 2003; 9: 531-9.
14) Georgiades P, Ferguson-Smith AC, Burton GJ. Comparative developmental anatomy of the murine and human definitive placentae. Placenta. 2002; 23: 3-19.
15) Salas SP, Altermatt F, Campos M, et al. Effects of long-term nitric oxide synthesis inhibition on plasma volume expansion and fetal growth in the pregnant rat. Hypertension. 1995; 26: 1019-23.
16) Ramesar SV, Mackraj I, Gathiram P, et al. Sildenafil citrate improves fetal outcomes in pregnant, L-NAME treated, Sprague-Dawley rats. Eur J Obstet Gynecol Reprod Biol. 2010; 149: 22-6.
17) Baijnath S, Murugesan S, Mackraj I, et al. The effects of sildenafil citrate on urinary podocin and nephrin mRNA expression in an L-NAME model of pre-eclampsia. Mol Cell Biochem. 2017; 427: 59-67.
18) Yoshikawa K, Umekawa T, Maki S, et al. Tadalafil improves L-NG-nitroarginine methyl ester-induced preeclampsia with fetal growth restriction-like symptoms in pregnant mice. Am J Hypertens. 2017; 31: 89-96.
19) Zhou CC, Zhang Y, Irani RA, et al. Angiotensin receptor agonistic autoantibodies induce pre-eclampsia in pregnant mice. Nat Med. 2008; 14: 855-62.
20) Podjarny E, Bernheim J, Rathaus M, et al. Adriamycin nephropathy: a model to study effects of pregnancy on renal disease in rats. Am J Physiol. 1992; 263: F711-5.
21) Podjarny E, Bernheim J, Katz B, et al. Chronic exogenous hyperinsulinemia in pregnancy: a rat model of pregnancy-induced hypertension. J Am Soc Nephrol. 1998; 9: 9-13.
22) LaMarca BB, Bennett WA, Alexander BT, et al. Hypertension produced by reductions in uterine perfusion in the pregnant rat: role of tumor necrosis factor-alpha. Hypertension. 2005; 46: 1022-5.
23) Faas MM, Schuiling GA, Baller JF, et al. A new animal model for human preeclampsia: ultra-low-dose endotoxin infusion in pregnant rats. Am J Obstet Gynecol. 1994; 171: 158-64.
24) Kanasaki K, Palmsten K, Sugimoto H, et al. Deficiency in catechol-O-methyltransferase and 2-methoxyestradiol is associated with pre-eclampsia. Nature. 2008; 453: 1117-21.
25) Stanley JL, Andersson IJ, Poudel R, et al. Sildenafil citrate rescues fetal growth in the catechol-O-methyl transferase knockout mouse model. Hypertension. 2012; 59: 1021-8.
26) Maynard SE, Min JY, Merchan J, et al. Excess placental soluble fms-like tyrosine kinase 1 (sFlt1) may contribute to endothelial dysfunction, hypertension, and proteinuria in preeclampsia. J Clin Invest. 2003; 111: 649-58.
27) Mahasreshti PJ, Kataram M, Wang MH, et al. Intravenous delivery of adenovirus-mediated soluble FLT-1 results in liver toxicity. Clin Cancer Res. 2003; 9: 2701-10.
28) Okada Y, Ueshin Y, Isotani A, et al. Complementation of placental defects and embryonic lethality by trophoblast-specific lentiviral gene transfer. Nat Biotechnol. 2007; 25: 233-7.
29) Kumasawa K, Ikawa M, Kidoya H, et al. Pravastatin induces placental growth factor (PGF) and ameliorates preeclampsia in a mouse model. Proc Natl Acad Sci U S A. 2011; 108: 1451-5.
30) Hinton RB Jr, Alfieri CM, Witt SA, et al. Mouse heart valve structure and function: echocardiographic and morphometric analyses from the fetus through the aged adult. Am J Physiol Heart Circ Physiol. 2008; 294: H2480-8.

〈三好剛一〉

Chapter II 病因・病態

9 胎児発育不全と胎盤

胎児発育不全（fetal growth restriction: FGR）は，なんらかの原因により子宮内で児の発育が遅延ないし停止した状態であり，超音波検査による胎児体重，腹囲測定などを目安にして総合的に診断される[1]．そのため，FGR と診断される集団は，原因となる病態が混在している．分類は日本産婦人科学会発行のガイドラインに記載をもとにして，成書[2]の記載を加えて表1に示した．母体因子としては自己免疫性疾患などの内科的合併症，妊娠高血圧症候群（hypertensive disorders of pregnancy: HDP），喫煙やアルコール，子宮の構造異常が挙げられる．胎児因子としては，染色体異常，先天奇形症候群，胎児感染（サイトメガロウィルス，風疹ウィルス，トキソプラズマ，梅毒）が挙げられ，多胎も FGR の率を高める．一方で，先天異常，染色体異常のない単胎児で FGR を呈する症例もあり，そのような症例では児ではなく胎盤に原因があると推測される．最初に，FGR の胎盤における肉眼所見と一般的な事項を概説し，FGR となりうる胎盤病変を表1に沿って説明する．

FGR における胎盤の大きさと肉眼所見

胎盤の重量は小さい傾向がある．成長因子との関連が研究されているが結論は出ていない．びまん性絨毛膜ヘモジデローシス（diffuse chorionic hemosiderosis: DCH），梗塞，massive perivillous fibrin deposition（MPFD）などは，肉眼観察することで概ね診断がつく．その一方で，胎盤の大きさは小さいものの，組織学的に検索をしても正常な症例も FGR 全体の 1/4 ほどあるといわれており，必ずしも FGR の原因となる所見が得られるとは限らない[3]．

超音波所見と胎盤病理の関連

FGR でみられる超音波異常所見として，（A）子宮動脈血流の低下と（B）臍帯動脈血流の低下がある．いずれも子宮と胎盤，胎児と胎盤の循環異常が示唆され，FGR の胎盤を考える上で重要な臨床所見である．

子宮動脈血流の低下

FGR では子宮動脈血流が低下しており，胎盤で虚血性病変が多いことに関与している[4,5]．正常妊娠では絨毛外栄養膜細胞は子宮動脈の枝である螺旋動脈の血管壁に浸潤し，

表1 FGR の分類

母体因子	内科的疾患（高血圧，糖尿病，腎疾患，炎症性腸疾患，抗リン脂質抗体症候群，膠原病，心疾患）
	妊娠高血圧症候群
	生活習慣（タバコ，アルコール，大量カフェイン摂取）
	薬剤
胎児因子	多胎妊娠
	染色体異常
	遺伝子疾患
	胎児感染（サイトメガロウイルス，風疹ウイルス，トキソプラズマ，梅毒）
胎盤因子	胎児絨毛血栓性血管症（fetal thoromotic vasculopathy）
	慢性絨毛炎（chronic villitis, villitis of unknown etiology: VUE）
	慢性絨毛間腔炎（chronic histiocytic intervillositis）
	高度絨毛周囲フィブリン沈着（massive perivillous fibrin deposition, maternal floor infarction）
	慢性常位胎盤早期剥離（chronic abruption）
	臍帯付着部異常（辺縁付着: marginal insertion, 膜付着: velamentous insertion）

（日本産婦人科学会/日本産婦人科医会，編．産婦人科診療ガイドライン．産科編2017．東京: 日本産婦人科学会事務局; 2017. p.177-85[1] および Heerema-McKenny A, et al. Diagnostic pathology placenta. 1st ed. Philadelphia; Elsevier Health; 2014. Chaptor III 4, p.2-3[2]を改変して作成）

平滑筋が置き換えられるため，動脈は収縮性を失い拡張する．これを生理的螺旋動脈拡張という．子宮動脈血流の低下はこの生理的な拡張の欠如があるため起こり，病理組織上，脱落膜血管障害（decidual vasculopathy）として認識される[5,6]．

臍帯動脈血流の低下

FGR では臍帯動脈波形に異常があり，胎盤血管床の抵抗の増加を示唆しており，胎児胎盤循環の異常も指摘されている[7]．FGR で臍帯動脈波形に異常がある症例の胎盤の組織を検索すると，末梢絨毛低形成（villous hypoplasia）や絨毛血管の減少が認められ，梗塞の頻度も正常妊娠と比べて増加している[8,9]．

9 胎児発育不全と胎盤

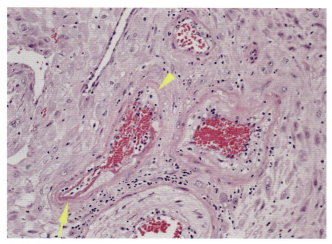

図1-1 脱落膜血管障害
血管壁は浮腫状に変性し，フィブリノイド変性（矢印）や泡沫細胞（矢頭）の集簇を認める．

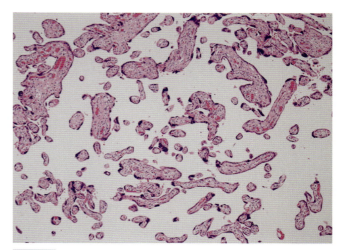

図1-2 末梢絨毛低形成
多くの末梢絨毛は細長く小型化し，枝分かれは少なくなっている．trophoblastic knots が目立つ．

FGR の分類

母体因子

妊娠高血圧症候群（HDP）

現在，HDP は Two Step Theory が発症の原因論として主流となっている．つまり第一段階として胎盤の形成不全，第二段階としてその病的な胎盤から産生される soluble fms-like tyrosine kinase-1（sFlt-1）などの anti-angiogenic factor が血管細胞障害を起こすことにより，高血圧，尿蛋白などの HDP の諸症状が発症するという概念である[10]．sFlt-1 とそのリガンドである placental growth factor（PlGF）との比は HDP の診断や切迫早産の予測などの妊娠予後に関連するとして臨床上，注目されている[11,12]．病理学的な検討でも，正常妊娠の胎盤に比べて HDP（特に早発型）に，免疫染色の染色性が Flt-1 は高く，PlGF は低いと報告されている[13]．

肉眼所見では，胎盤の大きさ（重量）に関しては，遅発型は正常範囲であることが多いが，早発型や重症妊娠高血圧症の場合，週数に比べて小さい．稀であるが，浮腫状で重い場合もある．その他，梗塞と胎盤後血腫・辺縁出血が見られる．梗塞は広範囲（全胎盤の 5% 以上）で，中心部に位置し，新旧が混じる．組織所見では，(a) 脱落膜血管障害（decidual vasculopathy）図1-1，(b) 末梢絨毛低形成（distal villous hypoplasia）・絨毛過成熟（accerated villous maturation）図1-2，(c) 胎盤中央部の梗塞 図1-3，(d) 絨毛周囲のフィブリン増加（perivillous fibrin deposition），(e) 常位胎盤早期剝離がある．脱落膜の層状壊死 図1-4，栄養膜細胞の多核巨細胞の増加，pseudo-

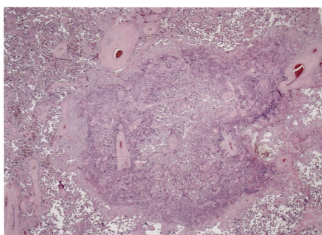
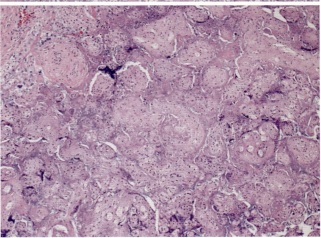

図1-3 胎盤中央部の梗塞
栄養膜細胞は壊死し，核は凝集している．絨毛間腔は虚脱し，絨毛同士はフィブリンでくっつき合っている．

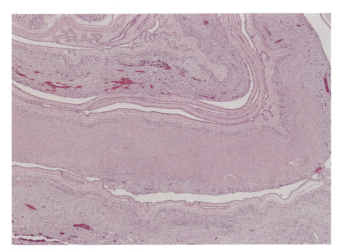

図1-4 脱落膜の層状壊死

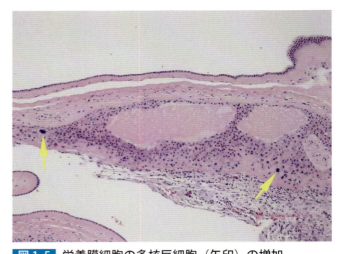

図1-5 栄養膜細胞の多核巨細胞（矢印）の増加
pseudocyst：均一な好酸性顆粒状の無構造物が絨毛膜外栄養膜細胞に取り囲まれている．

cyst 図1-5 などがみられる場合，妊娠高血圧症候群をより検出しやすくなるという報告もある[14]．しかし上記のいずれも特異的な所見ではなく，distal villous hypoplasia などは前述のごとく，虚血性変化を伴う病態なら認めうる．また decidual vasculopathy は妊娠糖尿病で，絨毛周囲のフィブリン増加も抗リン脂質抗体症候群でみられる．

内科的疾患（抗リン脂質抗体症候群，自己免疫性疾患など）

抗リン脂質抗体症候群では，重症の妊娠高血圧症候群に類似した胎盤所見を示す．肉眼所見は広範囲な梗塞や常位胎盤早期剥離がみられ，組織所見は絨毛周囲のフィブリン沈着（perivillous fibrin deposition），絨毛間腔血栓や脱落膜の血管障害などが認められる[15,16]．

胎児因子

染色体異常，遺伝子疾患

FGR 児の 10％は先天奇形を持つといわれており，遺伝子疾患の内 100 例以上の疾患が FGR をきたしうる．特に以下の症候群では重症 FGR を呈しうる: Brachmann-De Lange syndrome, Rubinstein-Taybi syndrome, Russell-Silver syndrome, Mulibrey's nanism syndrome, Dubowitz syndrome, Bloom syndrome, SC-pseudothalidomide syndrome, De Sanctis-Cacchione syndrome, Sekel syndrome, Johanson-Blizzard syndrome, Hellermann-Streiff syndrome[17]．

21 トリソミーなどの染色体異常に関しては，嚢胞状の絨毛，非特異的な栄養膜細胞の増生，異型性絨毛〔いびつな形状，栄養膜細胞の封入（trophoblast inclusions），絨毛間質細胞の核腫大，通常みられない血管のパターン〕などがみられることがある[18]　図2．

先天性サイトメガロウイルス感染症

先天性サイトメガロウイルス感染症は，中枢神経障害，難聴，肝脾腫などの症状を呈し，FGR だけでなく，胎児水腫や子宮内胎児死亡とも関連する．特に妊娠 20 週以前の早い段階で感染すると重症化する．肉眼所見は胎児水腫の場合に胎盤浮腫を呈する．組織所見は，リンパ球や形質細胞浸潤をみる絨毛炎が認められ，Hofbauer 細胞や血管内皮細胞にフクロウの目と形容される核内封入体　図3-1 があれば診断できるが，核内封入体が非典型的であったりすることも多いので免疫染色　図3-2 を併用すると同定しやすくなる[19]．

先天性風疹症候群

組織所見として，Hofbauer 細胞の増生や非特異的な絨毛炎が報告されている[20]．

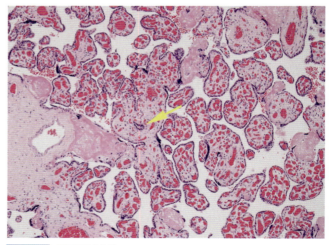

図2 異型性絨毛
いびつな形の絨毛と栄養膜細胞の封入（矢印）．chorangiosis 様の血管の分布を認める．出生 38 週．羊水染色体検査で 21 trisomy の症例．

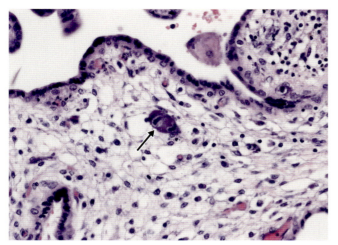

図3-1 先天性サイトメガロウィルス感染症
「フクロウの目」と形容される核内封入体（矢印）．

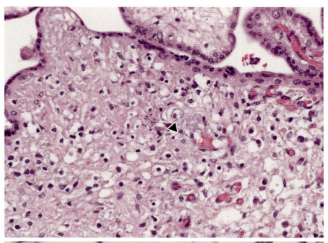

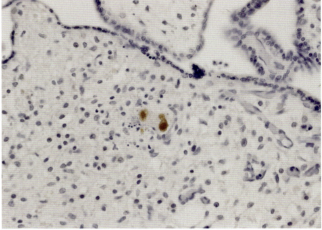

図3-2 先天性サイトメガロウィルス感染症
好酸性で均一なクロマチン（矢頭）として見えることもあり，免疫染色で陽性像が確認できる．

トキソプラズマ感染

肉眼所見は乏しい．組織所見では虫体は羊膜細胞，羊膜と絨毛膜の間の間質細胞，Hofbauer 細胞の胞体内に囊子として認めうる．それらの囊子が破けることで炎症が起こる．非特異的な絨毛炎やLangerhans typeの多核巨細胞を伴う肉芽腫を認めることもある．PAS染色，グロコット染色，免疫染色を併用し検索するが，検出は非常に難しい[21]．パラフィン包埋切片からDNAを抽出して証明する方法もある[22]．

梅毒

肉眼所見では胎盤は大きく蒼白である．組織所見では，3つの重要な所見があり，組織球浸潤が優位の絨毛炎 図4-1 ，増殖性血管炎（幹絨毛で血管壁の硬化を伴う血管周囲の炎症）図4-2 ，壊死性臍帯炎 図4-3 である[23]．

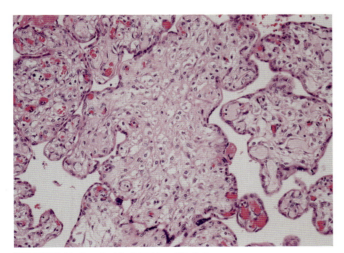

図4-1 梅毒．組織球優位の絨毛炎

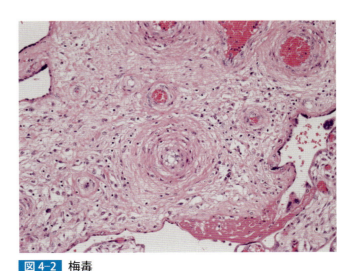

図4-2 梅毒
増殖性血管炎（幹絨毛で血管壁の硬化を伴う血管周囲の炎症）．

9 胎児発育不全と胎盤

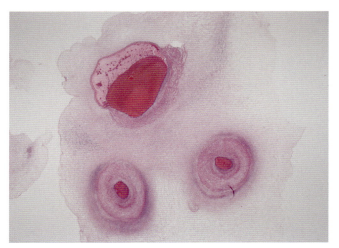

図 4-3 梅毒
壊死性臍帯炎.

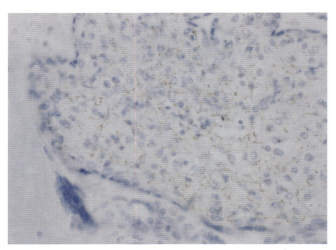

図 4-4 梅毒．免疫組織化学染色
免疫組織化学染色 Treponema でらせん状の桿菌が多数確認できる．

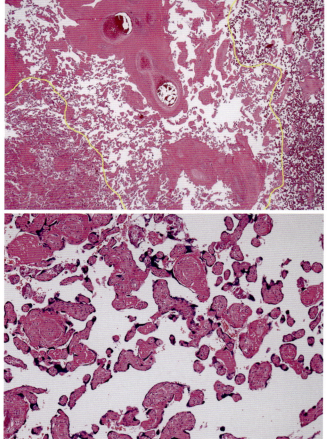

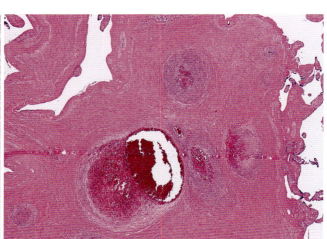

図 5 胎児絨毛血栓性血管症（fetal thoromotic vasculopathy）
弱拡大で avascular villi の領域が認められ，幹絨毛の血管内腔が消失ないしフィブリン血栓が認められる．

胎盤因子

胎児絨毛血栓性血管症（fetal thrombotic vasculopathy）

胎盤胎児面を走行する臍帯動静脈から分岐した胎児血管や幹絨毛の血管レベルでの閉塞性ないし壁在血栓により，末梢絨毛の毛細血管が虚脱し無血管絨毛（avascular villi）となった状態を指す．肉眼所見は，比較的大きな血管ならば血栓が認識できる．実質割面では楔状の蒼白な領域が認められる．組織所見は，早期の病変では毛細血管内皮の核の断片化，小出血，合胞体栄養膜細胞直下の基底膜にヘモジデリン沈着を認める．古い病変では，毛細血管が消失し線維化が起こり，無血管絨毛となる 図5 ．無血管絨毛が

9 胎児発育不全と胎盤

表2 Chronic villitis の Grading

Low grade（10 inflamed villi/focus*未満）	focal（1切片のみ）
	multifocal（2切片以上）
High grade（10 inflamed villi/focus*以上）	patchy（全末梢絨毛の5％未満）
	diffuse（全末梢絨毛の5％以上）

＊focus は原文[25]では対物10倍でカウント
（文献25をもとに作成）

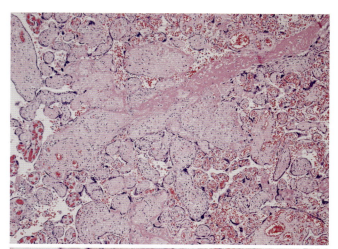

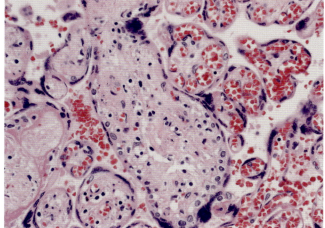

図6 慢性絨毛炎
末梢絨毛の間質に小型リンパ球と組織球が浸潤している（low grade, multifocal の症例）．

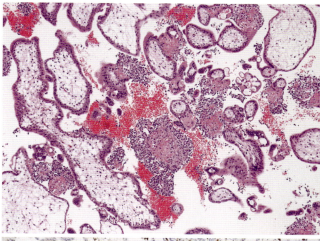

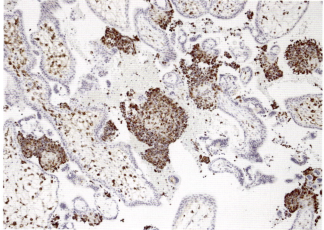

図7 慢性組織球性絨毛間炎（chronic intervillositis）
絨毛間腔にフィブリンを伴って著明な組織球の浸潤を認める．免疫染色では，CD68陽性の組織球が多数認められる．

広範囲の場合は血栓を見つけやすい[24]．また無血管絨毛が胎盤全体の2.5％ないし0.25 cm²以上の比較的範囲が広く認められた時にFGRを呈する率が高くなるといわれている[24]．

慢性絨毛炎（chronic villitis, villitis of unknown etiology: VUE）

末梢絨毛にリンパ球と組織球浸潤が主体の炎症を認め，病原体の同定ができないものである．絨毛間腔や細い血管ならば幹絨毛まで炎症が及ぶことがある．満期近い胎盤でも局所的に見ることがあるが，臨床的に問題となっている症例はほとんどなく病的意義は不明である．一方で炎症が広範囲に及ぶものはFGRと関連があるといわれている[25]．Gradingを表2に示す．

肉眼所見上，胎盤は週数に比べて小さいことが多い．炎症が強ければ，割面でみると不整な硬結や白っぽい領域が認められることもある．組織所見は，末梢絨毛の間質に主にリンパ球（CD8陽性T細胞優位）と組織球が浸潤し図6，時に巨細胞を伴う肉芽腫様の病変を認めることがある．炎症が強ければ絨毛間腔にフィブリンが目立つ．TORCH症候群などの villitis をきたしうる感染症を示唆する所見は認めない．

慢性組織球性絨毛間炎（chronic histiocytic intervillositis）

絨毛に近接した絨毛間腔に組織球主体の著しい炎症細胞浸潤が認められるものであり，感染の所見は認められない．FGRや習慣性流産と関連しているといわれる．肉眼所見は乏しく[26]，組織所見は絨毛間腔に組織球が主体の炎症細胞浸潤を認め，種々の量のフィブリン沈着を伴う図7．慢性絨毛炎を伴うことがある．

9 胎児発育不全と胎盤

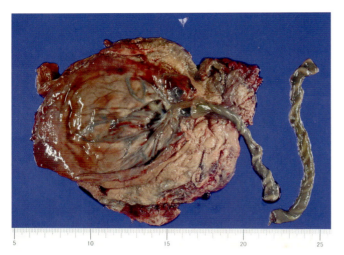

図 8-1 慢性常位胎盤早期剥離
肉眼上，胎児面は鉄さび様の赤褐色を呈している

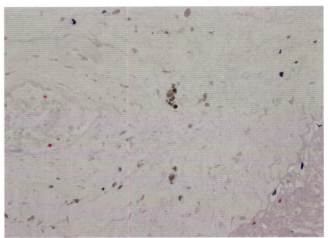
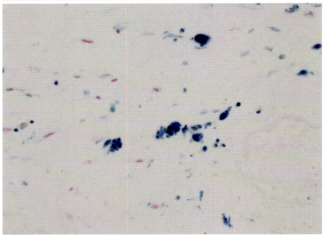

図 8-2 びまん性絨毛膜ヘモジデローシス
絨毛膜に茶褐色のヘモジデリンが認められる．鉄染色ではヘモジデリンは青染される．

高度絨毛周囲フィブリン沈着（massive perivillous fibrin deposition, maternal floor infarction）

massive perivillous fibrin deposition（MPFD）と maternal floor infarction（MFI）は，同じ病態で類義語として使われる．MPFD は母体面から胎児面まで達するフィブリン沈着である．少なくとも 1 切片で，フィブリンが半分以上の絨毛を巻き込んでいる．MFI はフィブリンが母体面を完全に覆うもので，厚さ 3 mm 以上である[27]．

肉眼所見は，胎盤が小さい割にフィブリン沈着のため重い．MPFD の割面は母体側の基底板から胎児側の絨毛膜板まで柱状ないし格子様にフィブリンが沈着している．そのため白っぽくなり固い．MFI は基底板が固くオレンジの皮様に見える．組織所見は，フィブリンが絨毛を取り囲むように絨毛間腔を埋めている．フィブリン内の絨毛は萎縮状のものから単に血管が虚脱しているものまで様々である．フィブリンのない部分の絨毛は概ね正常で個々に離れており，凝集していない．

慢性常位胎盤早期剥離（chronic abruption）

静脈性の反復ないし持続性の出血が胎盤辺縁や卵膜を剥離させている病態で，緊急性はないが，半数以上で羊水過少を合併し chronic abruptio-oligohydroamnios sequence（CAOS）を呈する．また FGR も呈することがあり，児の合併症として chronic lung disease（CLD）や神経発達障害とも関連する．肉眼所見は，胎児面は鉄さびのような赤色をしている 図 8-1．胎盤辺縁および卵膜にはくすんだ赤色の古い血腫に種々の割合で新鮮な血腫が混在する．血腫は辺縁部から入り込んで絨毛膜下血腫となり周郭胎盤（circumvallate placenta）となることもある．

組織所見は，血腫が絨毛膜板や卵膜，脱落膜に入り込んで胎盤辺縁部を広げており，近接する絨毛は血腫が押すこ とで血流障害が起こり，うっ血や梗塞などを呈する．絨毛膜板や卵膜にはヘモジデリン沈着と組織球浸潤を認められ，これはびまん性絨毛膜ヘモジデローシス（diffuse chorionic hemosiderosis: DCH）という状態である 図 8-2．HE 染色では通常，ヘモジデリンは角ばった茶褐色の小さな結晶として認識されるが，目立たない場合でも肉眼的に赤色であれば鉄染色を施行することで青染されるヘモジデリンが多数認められることもある[28]．

臍帯異常〔辺縁付着（marginal insertion），膜付着（velamentous insertion）〕

辺縁付着は胎盤の縁から 2 cm 以内に臍帯付着部があるもの，膜付着は卵膜内を臍帯血管が走行するものであり，FGR と関連するといわれている[29]．

◆　　◆　　◆

おわりに

FGR の原因は様々であるが，胎盤検査をすることにより多くの情報が得ることができ，次回の妊娠に生かせること

ができると考える．FGRの胎盤は非特異的な所見が多く，臨床所見と病理所見を，臨床医と病理医が共有することが病態理解に必要不可欠であり，そのための両者の相互理解が重要である．

文 献

1) 日本産婦人科学会/日本産婦人科医会, 編. 産婦人科診療ガイドライン. 産科編 2017. 東京: 日本産婦人科学会事務局; 2017. p.177-85.
2) Heerema-McKenny A, Popek EJ, De Paepe ME, et al. Diagnostic pathology placenta. 1st ed. Philadelphia; Elsevier Health; 2014. Chaptor Ⅲ 4, p.2-3.
3) Fox H, Sebire NJ. Pathology of the Placenta. 3rd ed. Saunders; 2007. p.242-3.
4) Turan OM, Turan S, Gungor S, et al. Progression of Doppler abnormalities in intrauterine growth restriction. Ultrasound Obstet Gynecol. 2008; 32: 160-7.
5) Fox H, Sebire NJ. Pathology of the Placenta. 3rd ed. Saunders; 2007. p.243.
6) Khong TY, De Wolf F, Robertson WB. Inadequate maternal vascular response to placentation in pregnancies complicated by pre-eclampsia and by small-for-gestational age infants. Br J Obstet Gynaecol. 1986; 93: 1049-59.
7) Trudinger BJ, Giles WB, Cook CM, et al. Fetal umbilical artery flow velocity waveforms and placental resistance: clinical significance. Br J Obstet Gynaecol. 1985; 92: 23-30.
8) Mayhew TM, Ohadike C, Baker PN, et al. Stereological investigation of placental morphology in pregnancies complicated by pre-eclampsia with and without intrauterine growth restriction. Placenta. 2003; 24: 219-26.
9) Madazli R, Somunkiran A, Calay Z. Histomorphology of the placenta and the placental bed of growth restricted foetuses and correlation with the Doppler velocimetries of the uterine and umbilical arteries. Placenta. 2003; 24: 510-6.
10) 熊沢恵一, 木村 正. 実験モデルからみたPIH. 周産期医学. 2014; 44: 1451-4.
11) Herraiz I, Quezada MS, Rodriguez-Calvo J, et al. Longitudinal changing values of the sFlt-1/PlGF ratio in singleton pregnancies with early-onset fetal growth restriction. Ultrasound Obstet Gynecol. 2017 Sep 6. doi: 10.1002/uog.18894. [Epub ahead of print].
12) Chelli D, Hamdi A, Saoudi S, et al. Clinical assessment of soluble FMS-like tyrosine kinase-1/placental growth factor ratio for the diagnostic and the prognosis of preeclampsia in the second trimester. Clin Lab. 2016; 62: 1927-32.
13) Weel IC, Baergen RN, Romão-Veiga M, et al. Association between placental lesions, cytokines and angiogenic factors in pregnant women with preeclampsia. PLoS One. 2016; 11: e0157584.
14) Stanek J. Diagnosing placental membrane hypoxic lesions increases the sensitivity of placental examination. Arch Pathol Lab Med. 2010; 134: 989-95.
15) Rebecca N. Baergen. Manual of Benirschke and Kaufmann's pathology of the human placenta. New York: Springer; 2004. p.347-8.
16) 松岡健太郎. 周産期医療にかかわる人のためのやさしくわかる胎盤のみかた・調べかた. 東京: 診断と治療社; 2016. p.70.
17) Mendez H. Introduction to the study of pre- and postnatal growth in humans: a review. Am J Med Genet. 1985; 20: 63-85.
18) Kraus FT, Redline RW, Gersell DJ, et al. Atlas of nontumor pathology placental pathology. Washington DC: American Registry of Pathology; 2004. p.68-70.
19) Heerema-McKenny A, Popek EJ, De Paepe ME, et al. Diagnostic pathology placenta. 1st ed. Philadelphia: Elsevier Health; 2014. Chaptor Ⅱ 3, p.2-7.
20) Heerema-McKenny A, Popek EJ, De Paepe ME, et al. Diagnostic pathology placenta. Philadelphia: Elsevier Health; 2014. Chaptor Ⅲ 3, p.21.
21) Heerema-McKenny A, Popek EJ, De Paepe ME, et al. Diagnostic pathology placenta. Philadelphia: Elsevier Health; 2014. Chaptor Ⅲ 3, p.32-3.
22) 松岡健太郎. 周産期医療にかかわる人のためのやさしくわかる胎盤のみかた・調べかた. 東京. 診断と治療社; 2016. p.64.
23) Kraus FT, Redline RW, Gersell DJ, et al. Atlas of nontumor pathology placental pathology. Washington DC: American Registry of Pathology; 2004. p.95.
24) Redline RW, Pappin A. Fetal thrombotic vasculopathy: the clinical significance of extensive avascular villi. Hum Pathol. 1995; 26: 80-5.
25) Redline RW. Villitis of unknown etiology: noninfectious chronic villitis in the placenta. Hum Pathol. 2007; 38: 1439-46.
26) Rebecca N. Baergen. Manual of Benirschke and Kaufmann's pathology of the human placenta. New York: Springer; 2004. p.313.
27) Katzman PJ, Genest DR. Maternal floor infarction and massive perivillous fibrin deposition: histological definitions, association with intrauterine fetal growth restriction, and risk of recurrence. Pediatr Dev Pathol. 2002; 5: 159-64.
28) Heerema-McKenny A, Popek EJ, De Paepe ME, et al. Diagnostic pathology placenta. Philadelphia: Elsevier Health; 2014. Chaptor Ⅱ 7, p.6-7.
29) Rolschau J. The relationship between some disorders of the umbilical cord and intrauterine growth retardation. Acta Obstet Gynecol Scand Suppl. 1978; 72: 15-21.

〈市川千宙, 竹内 真〉

Chapter III

管理・予知

Chapter III 管理・予知

1 推定体重と2つの体重曲線

　欧米では本邦で一般的に行われているような頻回の超音波検査や推定体重の測定は実施されていない[1]．このため，すべての妊婦に対する胎児発育不全（fetal growth restriction: FGR）のスクリーニングについて米国産婦人科学会（American College of Obstetricians and Gynecologists: ACOG）は妊娠24週以降での子宮底長の測定を推奨している[2]．しかし，肥満や子宮筋腫，多胎妊娠などの合併がある妊婦の場合には子宮底長によるFGRの推定には限界がある．欧米での超音波検査によるFGRのスクリーニングの報告は，単回によるものが多い．妊娠32～34週での単回超音波検査によるFGRのスクリーニングについては，感度70～80%，特異度は96%であり，それ以前の週数では感度が低下する[3]．しかし，FGRの発症時期や程度は個々の病態によって異なるため，単回のスクリーニングの実施時期を特定するのは困難である[1]．

　一方，本邦では頻回の超音波検査で推定体重を測定し，必要に応じて再検している[1]．超音波計測には15～18%の誤差があるが，頻回の超音波検査による推定体重の測定はFGRのスクリーニングとしての感度の上昇が期待でき，本邦のガイドラインでも推奨されている[1]．

■ 超音波断層法による推定体重の測定

　超音波検査機器の進歩に伴い1970年代には多くの胎児発育曲線が提唱されたが，計測方法も様々であった[4]．1970年代の後半になると，コンピュータを用いた統計処理が可能となり，単一部分の発育曲線に留まることなく，推定胎児体重（estimated fetal weight: EFW）など，複数の計測結果を複合した計算式が発表された[4]．1980年代に入ると，超音波診断装置にはキャリパー機能と同時に発育算定のプログラムが内蔵され，本邦でも一般的な超音波診断装置には，東大式や阪大式と呼ばれる発育曲線がソフトとして組み込まれる結果となった[4]．しかし，児頭大横径（biparietal diameter: BPD）一つをとっても，いわゆる，out-in（O–I），out-out（O–O）と呼ばれる計測方法の違いがあり，計測方法は統一されていなかった[4]．さらに，エリプスと呼ばれる近似の楕円に合わせる計測方法も存在し，この複数の基準値のために臨床現場は大いに混乱した[4]．また，発育の人種差により，外国で作成された発育曲線は使用できないことはすでに証明されていた[4]．以上のことから，日本における胎児計測方法の統一と胎児発育曲線の基準値設定が強く求められていた[4]．そこで日本超音波医学会が，何回かの私的懇談会を経た後，1997年度の日本超音波医学会の事業として「胎児診断評価の標準化研究部会（1998年度は研究会）」を設立した[4]．この中で，胎児計測法，各種発育曲線，胎児血流計測の基準値について，これまでの報告における症例数，計測方法，統計手法の妥当性などを検討し，必要な項目については新しく症例を集積し，最終的に日常臨床での使いやすさ，超音波診断装置へのソフト導入のしやすさなどを考慮した原案を作成した[4]．この原案を日本超音波医学会が2003年に「超音波胎児計測の標準化と日本人の基準値」として公示し[4]，2005年には日本産科婦人科学会周産期委員会からも公示された[5]．

　BPDの計測法を 図1 に示す[4]．BPDの計測断面は胎児頭部の正中線エコーが中央に描出され透明中隔腔と四丘体槽が描出される断面で，探触子に近い頭蓋骨外側から対側の頭蓋骨内側までの距離を計測する．腹囲（abdominal circumference: AC）の計測法を 図2 に示す[4]．ACの計測断面は胎児の腹部大動脈に直交する断面で，胎児の腹壁から脊椎までの距離の前方1/3から1/4の部位に肝内臍静脈および胃胞が描出される断面とし，エリプス法で外周を計測する．大腿骨長（femur length: FL）の計測法を 図3 に示す[4]．計測断面は大腿骨の長軸が最も長く，両端の骨端部まで描出される断面で，大腿骨化骨部分両端のエコーの中央から中央を計測する．推定体重は，従来日本人の胎児において精度が高いとされていた篠塚らの式[6]を改変し，表1 の推定式を用いている[4]．

■ 2つの胎児発育標準曲線

　前述のように2003年に日本超音波医学会が公示した「超音波胎児計測の標準化と日本人の基準値」において，従来統一されていなかった日本における超音波胎児計測方法の統一と胎児発育曲線の基準値の設定がなされ[4]，2005年には日本産科婦人科学会周産期委員会からも公示された[5]．表1 の推定式の精度検討には457例の帝王切開当日か陣痛のない分娩前日に超音波専門医が計測した超音波計測値を用いて推定体重を測定し，出生体重と比較して精度に問題がないことを確認した．その上で 表2 の「胎児体重の妊娠週数毎の基準値」が胎児発育曲線の基準値として設

1 推定体重と2つの体重曲線

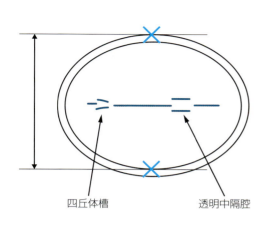
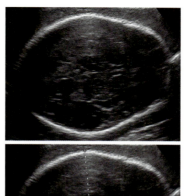

図1 児頭大横径（BPD）の計測
（日本超音波医学会．超音波医学．2003; 30: J415-40 より一部改変）[4]

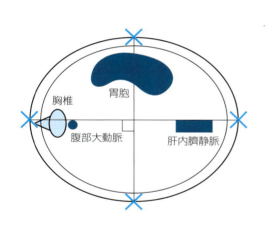
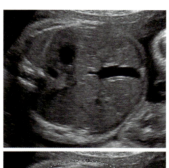
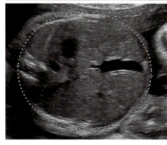

図2 腹囲（AC）の計測
（日本超音波医学会．超音波医学．2003; 30: J415-40 より一部改変）[4]

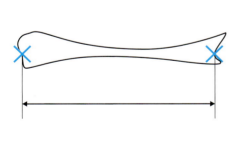
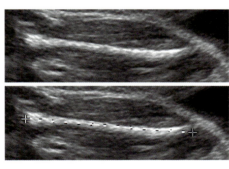

図3 大腿骨長（FL）の計測
（日本超音波医学会．超音波医学．2003; 30: J415-40 より一部改変）[4]

定され，図4 の胎児体重の妊娠週数に対する回帰曲線が公示された[4]．現在産科診療で用いている超音波診断装置には日本超音波医学会の胎児計測標準値が導入され，産科臨床で広く用いられ，本邦のガイドラインでも推奨されている[1]．

一方，2010年に日本小児科学会新生児委員会より在胎期間別出生時体格標準値が提案されている[7]．これは1995年に出生した新生児のデータをもとに作成された在胎期間別出生時体格標準値[8]を update する目的で作成された[7]．日本産科婦人科学会周産期登録委員会の協力のもと，同委員

1 推定体重と2つの体重曲線

表1 胎児体重推定式

$$EFW = 1.07 \times BPD^3 + 0.30 \times AC^2 \times FL$$

EFW: 推定児体重（g）　　BPD: 児頭大横径（cm）
AC: 腹囲（cm）　　　　FL: 大腿骨長（cm）

（日本超音波医学会. 超音波医学. 2003; 30: J415-40より一部改変）[4]

表2 胎児体重の妊娠週数毎の基準値

妊娠週数	推定児体重（g）				
	−2.0 SD	−1.5 SD	平均	+1.5 SD	+2.0 SD
18w0d	126	141	187	232	247
19w0d	166	186	247	308	328
20w0d	211	236	313	390	416
21w0d	262	293	387	481	512
22w0d	320	357	469	580	617
23w0d	386	430	560	690	733
24w0d	461	511	660	809	859
25w0d	546	602	771	940	996
26w0d	639	702	892	1,081	1,144
27w0d	742	812	1,023	1,233	1,304
28w0d	853	930	1,163	1,396	1,474
29w0d	972	1,057	1,313	1,568	1,653
30w0d	1,098	1,191	1,470	1,749	1,842
31w0d	1,231	1,332	1,635	1,938	2,039
32w0d	1,368	1,477	1,805	2,133	2,243
33w0d	1,508	1,626	1,980	2,333	2,451
34w0d	1,650	1,776	2,156	2,536	2,663
35w0d	1,790	1,926	2,333	2,740	2,875
36w0d	1,927	2,072	2,507	2,942	3,086
37w0d	2,059	2,213	2,676	3,139	3,294
38w0d	2,181	2,345	2,838	3,330	3,494
39w0d	2,292	2,466	2,989	3,511	3,685
40w0d	2,388	2,572	3,125	3,678	3,862
41w0d	2,465	2,660	3,244	3,828	4,023

（日本超音波医学会. 超音波医学. 2003; 30: J415-40より一部改変）[4]

会登録データベース（2003〜2005年, 147施設）から得られた150,471名の情報から多胎児や死産児，胎児水腫，重篤な先天奇形，在胎期間や性別が不明な児，在胎42週以後で出生した児，出生時の計測値が明らかな外れ値である例を除く143,370名を対象に，在胎期間別出生体重および身長に関する基準値が作成された[7]．在胎期間別出生時体格標準値は，出生体重については男女間およびそれぞれの性別で初産・経産で差を認めたため，4つのグループで作成したが，これまでの基準値[8]に比べて10パーセンタイルが最大400gも低下することになり，出生した児のリスク予知や早産児の出生後の成長の指標としての利用にも混乱が生じる可能性が予測された[7]．そこで早産児の分娩様式を検討したところ，早産児は極めて高率に帝王切開で出生していることが明らかとなり，帝王切開で分娩となった児38,622名と経腟分娩で出生した児104,748名に分けて，それぞれ在胎期間別出生体重のパーセンタイル曲線を作成してみると，特に帝王切開率の高い早産において両者に大きな相違があった[7]．このことから，早産児の出生体重分布の10パーセンタイルを下方にシフトさせている主な要因は，帝王切開で娩出された早産児の存在であると考え，経腟分娩で出生した104,748名を対象として基準値ではなく標準値として作成された[7]．一般に在胎期間別出生時体格基準値は，特定の民族を対象に，多胎児や死産児，高度の先天異常を除いた対象で作成される．一方，在胎期間別出生時体格標準値は，子宮内発育に影響する諸因子を除いた出生時の身体計測値によって作成される[7]．理論上は理想的な在胎別の出生時の体格値であるとされるが，早産児についてはその保証はない[9]．したがって，在胎期間別出生体重分布に強く影響する帝王切開例を除いた対象で作成されたものを標準値として位置付けてよいかどうかは議論のあるところであったが[7]，作成された在胎期間別出生体重

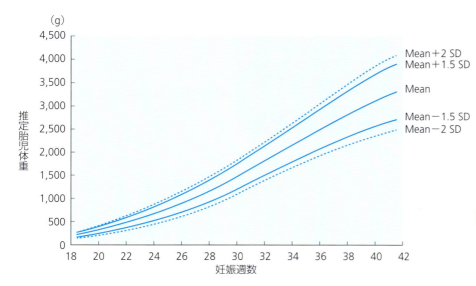

図4 胎児体重の妊娠週数に対する回帰曲線

（日本超音波医学会. 超音波医学. 2003; 30: J415-40[4]より一部改変）

曲線の 10 パーセンタイルは在胎期間別胎児発育値[10]の－1.5 SD とほぼ同一であったことから 2011 年 1 月以降はこの標準値を基準とすることを提唱している[7]．しかし，経腟分娩例に FGR の児が含まれていない保証はなく，この中には何らかの異常により早産で出生した新生児のデータが含まれている可能性や正常胎児の発育を評価するためにはふさわしくない可能性があり，本邦のガイドラインでは FGR の診断には推奨されていない[1]．

超音波検査による FGR の診断

FGR の診断には，分娩予定日が正確に算定されていることが重要であり，FGR を疑った場合には，分娩予定日が正確かどうかを再確認する必要がある[1]．FGR については明確な診断基準がないため，本邦での FGR の診断基準として胎児体重基準値の－1.5 SD を当面の目安とし，その他の所見（羊水過少の有無，腹囲の測定値など）や再検による経時的変化の検討から，総合的に FGR と臨床診断することを推奨している[1]．

◆　　◆　　◆

おわりに

本邦における超音波胎児計測方法の統一と胎児発育曲線の基準値の設定により，胎児の発育評価は標準化され，FGR の診断基準も標準化されつつある．超音波検査による胎児計測は FGR の診断において有用であるが，超音波計測による胎児体重測定には 15〜18％の誤差があることを認識する必要がある[11]．現状では再検による胎児計測値の経時的変化や胎児の well-being を総合的に判断して FGR と診断するとともに，早期に適切な介入をすることが重要である．今後の症例の蓄積によりより明確な FGR の診断基準が設定されるものと期待される．

文　献

1) 日本産科婦人科学会，日本産婦人科医会．産婦人科診療ガイドライン—産科編 2017; 2017.
2) American College of Obstetricians and Gynecologists. ACOG Practice bulletin No. 134: fetal growth restriction. Obstet Gynecol. 2013; 121: 1122-33.
3) Breeze AC, Lees CC. Prediction and perinatal outcomes of fetal growth restriction. Semin Fetal Neonatal Med. 2007; 12: 383-97.
4) 日本超音波医学会．「超音波胎児計測値の標準化と日本人の基準値」の公示について．超音波医学．2003; 30: J415-40.
5) 日本産科婦人科学会周産期委員会提案超音波胎児計測の標準化と日本人の基準値．日産婦誌．2005; 57: 92-117.
6) Shinozuka N, Okai T, Kohzuma S, et al. Formulas for fetal weight estimation by ultrasound measurements based on neonatal specific gravities and volumes. Am J Obstet Gynecol. 1987; 157: 1140-5.
7) 板橋家頭夫，藤村正哲，楠田聡，他．新しい在胎期間別出生時体格標準値の導入について．日児誌．2010; 114: 1271-93.
8) 小川雄之亮，岩村透，栗谷典量，他．日本人の在胎別出生時体格基準値．新生児誌．1998; 34: 624-32.
9) Bertino E, Milani S, Fabris C, et al. Neonatal anthropometric charts: what they are, what they are not. Arch Dis Child Fetal Neonatal Ed. 2007; 92: F7-10.
10) 篠塚憲男，升田春夫，香川秀之，他．超音波胎児計測における基準値の作成．超音波医学．1996; 23: 877-88.
11) Doubilet PM, Benson CB. Sonographic evaluation of intrauterine growth retardation. Am J Roentgenol. 1995; 164: 709-17.

〈小口秀紀〉

Chapter III 管理・予知

2 胎児発育不全，妊娠高血圧症候群の予知法

妊娠高血圧症候群や胎児発育不全（fetal growth restriction: FGR）はその病因の基礎に共通のものも想定され，実際に両者が合併することも多いことから，近年では，常位胎盤早期剥離と共に"ischemic placental disease（IPD）"の呼称の中で包括的に論じられることも多い．そして，両者は人工早産の適応疾患としても最も頻度の高い2つでもあり，児の生命予後や発達予後との関連が深いがゆえに，その管理は周産期医療において極めて重要である．もしこれらを適切に予知することができるならば，リスクの高い症例を高次施設で集約して管理することが可能になるであろうし，フォローアップ法がローリスク妊婦と異なってくるかもしれない．さらには，これらの疾患に対する予防的な介入法の確立に向けて種々のトライアルも始まっている．将来的に予防的介入に繋げることを考えれば，そのための予知は妊娠のなるべく早い時期にできることが望ましい．

母体生化学マーカー

IPDの予知において議論されてきた母体生化学マーカーはおおよそ3種類に分類される．つまり，現在では染色体異数性のマーカーとして用いられているいくつかの胎盤由来マーカー，血管新生関連マーカー，その他のマーカーである．

胎盤由来マーカー

妊娠関連血漿プロテインA（pregnancy-associated plasma protein-A: PAPP-A），AFP（alpha-fetoprotein），hCG（human chorionic gonadotropin），エストリオール（E3）などがこれに該当し，これらは染色体異数性の出生前診断に用いられることもある．妊娠高血圧症候群を発症する妊婦では，妊娠中期にAFP，hCGの上昇，PAPP-AやE3の低下が報告されている．また，妊娠初期においてはhCGやPAPP-Aの低下が報告されている．諸マーカーを単独で用いて妊娠高血圧症候群を予知する場合のカットオフ値，感度と特異度について検討した代表的な研究報告の結果を表1にまとめる[1-3]．特異度としては比較的高いが，感度は低いものが多く，単独のマーカーとして妊娠高血圧症候群の発症を高い精度で予知できると結論づけられているものはない．

血管新生関連マーカー

胎盤が形成される過程において，血管新生因子が果たす役割は大きい．妊娠高血圧症候群の病態を説明するための

表1 単独の胎盤由来マーカーを用いて妊娠第1三半期または妊娠第2三半期前半で妊娠高血圧症候群を予知する場合のカットオフ値，感度と特異度

報告者	マーカーとカットオフ	測定時期（妊娠週）	感度（%）	特異度（%）
Olsen RN[1]	AFP ≧2 MoM / ≧3 MoM	15〜22	27.7 / 15.4	95.4 / 99.0
	βhCG ≧2 MoM / ≧3 MoM	15〜22	27.7 / 12.3	90.4 / 97.6
Aquilina J[2]	hCG≧2.3 MoM	15〜19	34.3	89.9
Goetzinger KR[3]	hCG<0.47 MoM	11〜13	5.8	95.1
	PAPP-A<0.46 MoM	11〜13	7.8	95.4

AFP: alpha-fetoprotein, hCG: human chorionic gonadotropin, PAPP-A: pregnancy-associated plasma protein-A, MoM: multiple of median

Two Step Theoryとはすなわち，1st stepとして妊娠初期に胎盤機能不全・胎盤の虚血が生じ，2nd stepとして酸化ストレスを受けた胎盤より可溶性チロシンキナーゼ1（soluble fms-like tyrosine kinase 1: sFlt-1）や可溶性エンドグリン（soluble endoglin: sEng）などの抗血管新生因子が流血中に入り，母体の全身性の炎症反応や血管内皮障害をもたらすというものである．実際，妊娠高血圧症候群妊婦において，母体血中sFlt-1やsEngは高値を，PlGF（placental growth factor）は低値をとることが知られている．そして，sFlt-1高値，sEng高値，PlGF低値は早発型のケースにおいて，より正常域からの逸脱が大きい．sFlt-1の増加はPlGFの減少を伴うため，この両者の比もよいマーカーとなりうる．

そして，妊娠高血圧症候群の中でも，妊娠高血圧と妊娠高血圧腎症とではこれらの血管新生関連因子の予知マーカーとしての意義が同様でないかもしれない．Khalilらはそれぞれについて妊娠初期から後期までのsFlt-1，PlGF，sEngの推移を検討しているが，妊娠高血圧例では正常妊娠と比較してPlGFが妊娠26週以降に軽度低下，sFlt-1は妊娠34週以降で軽度上昇，sEngに至っては正常妊娠と大きく変わらないまま経過していたとしている．このことは，少なくとも血管新生関連因子単独での妊娠高血圧予知は限定的な意義しかないことを示唆している[4]．一方，早発型の妊娠高血圧腎症の予知においてはその有用性がより高いことも示唆されている．現時点で，これら血管新生関連マーカーは本邦では臨床検査として広く測定されるに至っていないが，今後の臨床研究の展開が大いに期待される．

表2 各バイオマーカーのFGRの予知因子としての精度を検討したメタ解析の結果

血清バイオマーカー	アウトカム	研究数	症例数	統合感度（95%信頼区間）	統合特異度（95%信頼区間）	陽性尤度比（95%信頼区間）	陰性尤度比（95%信頼区間）
PlGF	FGR<10th centile	5	3,917	46 (41–51)	68 (66–69)	1.4 (1.2–1.6)	0.8 (0.7–0.9)
	FGR< 5th centile	5	1,792	33 (29–37)	80 (78–82)	1.7 (1.4–2.0)	0.8 (0.8–0.9)
sFlt-1	FGR< 5th centile	1	447	48 (40–56)	67 (61–72)	1.4 (1.1–1.8)	0.8 (0.7–0.9)
sFlt-1/PlGF	FGR< 5th centile	1	411	48 (40–56)	67 (61–72)	1.4 (1.1–1.8)	0.8 (0.7–0.9)
endoglin	FGR< 5th centile	1	355	61 (52–69)	67 (60–73)	1.8 (1.4–2.3)	0.6 (0.5–0.7)
ADAM-12	FGR< 5th centile	3	1,947	12 (10–14)	95 (93–96)	2.2 (1.6–3.1)	0.9 (0.9–1.0)
PP-13	FGR<10th centile	2	3,066	12 (8–17)	94 (93–95)	2.0 (1.4–3.0)	0.9 (0.9–1.0)
	FGR< 5th centile	3	3,854	34 (27–42)	91 (90–92)	3.6 (2.8–4.7)	0.7 (0.6–0.8)
acticin A	FGR< 5th centile	1	635	50 (42–59)	47 (43–51)	1.0 (0.8–1.1)	1.1 (0.9–1.3)
fibronectin	FGR<10th centile	1	130	57 (33–79)	96 (90–98)	13.3 (5.0–35.0)	0.5 (0.2–0.8)

FGR: fetal growth restriction, PlGF: placental growth factor, sFlt-1: soluble fms-like tyrosine kinase 1, ADAM-12: a disintegrin and metalloprotease 12, PP-13: placental tissue protein 13
（Conde-Agudelo. BJOG. 2013; 120: 681-94[10]より一部改変）

その他のマーカー

低酸素刺激により栄養膜細胞からの炎症性サイトカインの産生が亢進することから，TNF（tumor necrosis factor）-αなどのサイトカインが妊娠高血圧症候群の予知マーカーとして用いられることがある[5]．あるいは，血管内皮障害の指標として血漿フィブロネクチンを予知に用いた研究報告もある[6]．さらには，細胞接着因子の異常は着床不全の原因となりうるが，VCAM-1（vascular cell adhesion molecule-1），ICAM-1（intracellular adhesion molecule-1）が発症予知に有効との意見もある．ただし，これらについても単独で予知マーカーとしての臨床的地位を確立しているとはいえず，その有用性は限定的であると考えられる．

FGRと母体生化学マーカー

胎盤組織が高度な低酸素状態にあるような病態では，HIF（hypoxia inducible factor）-1αが過剰に誘導され，血中sFlt-1，sEngの産生が増加し，血管新生因子であるVEGF（vascular endothelial growth factor），TGFβ1（transforming growth factor-β1）の作用を抑制することにより胎盤組織の血管内皮障害が発生する．胎盤における血管内皮障害は胎盤機能障害を惹起し，胎児胎盤循環障害によって胎児発育不全が発生する．このように妊娠高血圧症候群と胎児発育不全には密接な連関があり，そのため，FGRの予知マーカーとして過去に報告がなされているマーカーは，妊娠高血圧症候群の予知マーカーとかなりの部分でオーバーラップする．ただし，FGR症例のベースに必ずしも妊娠高血圧症候群の病態があるわけではなく，FGRとはその背景因子が非常に多様な集団である．胎児胎盤循環不全の傍証を伴うpathological FGRとこれに乏しいconstitutionally small fetusに大別されるが，この両者の線引きも常に明確なわけではない．それゆえ，FGRを予知する時の諸マーカーの精度は妊娠高血圧症候群予知の場合と比しても，概ね好ましくないものになりがちである．

例えば，将来FGRとなる妊娠における妊娠第1三半期でのβ-hCG値はやや低値を示すことが報告されたりもしたが[7]，現在，予知因子としては臨床利用において満足できるものではないというのが一般的な考え方となっている．あるいは，妊娠第1三半期でのPAPP-Aの低値はFGRまたはSGA（small for gestational age）の予測因子ではあるが[7,8]，5パーセンタイル未満のSGA児出生を予測する時の感度は8～33%にすぎない[8,9]．Conde-Agudeloらは53の研究，39,974例を対象としたメタ解析を行い，その他37のバイオマーカーについて，FGRの予知因子としての精度を検討している[10]．その結果のうち主なものを 表2 に示すが，FGRの予知に臨床的に有用なほど精度の高いバイオマーカーはなく，複数のマーカーや母体背景因子などと組み合わせたさらなる検討が必要であると著者らは結論している．その検討においては多様な集団であるFGRのサブグループ化も必要かもしれない．

母体背景因子からの評価

IPDは，その発症危険因子となる母体背景要因が複数知られており，ハイリスク症例を簡便に抽出するための足掛かりにしやすい．

妊娠高血圧症候群の危険因子

妊娠前の妊娠高血圧症候群の危険因子を 表3 にまとめる．慢性高血圧，腎疾患，糖尿病，結合組織病などの合併は妊娠時の妊娠高血圧症候群発症リスクになることが知られている．これらの合併症はその重症度や罹病期間によっても妊娠高血圧症候群の発症リスクが異なってくる．また

2 胎児発育不全，妊娠高血圧症候群の予知法

表3 妊娠高血圧症候群の主な危険因子

- 慢性高血圧/腎疾患
- 糖尿病
- 結合組織病〔全身性エリテマトーデス（SLE）や慢性関節リウマチなど〕
- 血栓性素因（遺伝性または後天性）
- 肥満/インスリン抵抗性
- 15歳以下の若年
- 40歳以上の高齢
- 妊娠高血圧症候群や心血管系疾患の家族歴
- 妊婦本人がSGAとしての出生
- 以前の妊娠におけるFGR，常位胎盤早期剥離，胎児死亡の既往
- 妊娠間隔の延長
- 父親側因子

表5 FGRの主な危険因子

- 慢性高血圧/腎疾患/心疾患
- 炎症性腸疾患
- 結合組織病/抗リン脂質抗体症候群
- やせ
- 20歳未満の若年
- 35歳以上の高齢
- 喫煙
- アルコール摂取
- 多量のカフェイン摂取
- シンナーやコカイン
- 以前の妊娠におけるFGR，常位胎盤早期剥離，胎児死亡の既往

表4 Preeclampsiaの再発率に関する主な報告のまとめ

報告者と報告年	国	対象例数（既往preeclampsia）	Preeclampsiaの再発率(%)
Makkonen N, 2000[13]	フィンランド	144	14.5
Hnat MD, 2002[14]	米国	598	17.9
Trogstad L, 2004[15]	ノルウェー	19,960	14.1
Poston L, 2006[16]	英国	546	22.7
Hjartardottir S, 2006[17]	アイスランド	151	13.2
Brown MA, 2007[18]	オーストラリア	383	14.0
Spinnato JA 2nd, 2007[19]	米国	338	11.5
Mahande MJ, 2013[20]	タンザニア	3,909	25.0
Boghossian NS, 2015[21]	米国	1,319	11.4

肥満や高齢も危険因子の一つである．本人がSGAで出生していることもリスクになり，また本人の要因だけでなく，妊娠のパートナーに他の妊娠高血圧症候群女性のパートナーであった既往がある場合，妊娠高血圧症候群の発症リスクが約2倍になることも知られている．Sibaiらはパートナーが変わっても妊娠高血圧症候群をもたらす男性を"dangerous father"と呼んでいる[11]．また，同一夫婦間でも，次回妊娠までの間隔が5年以上になると発症頻度が増加する[12]．

以前の妊娠歴はより重要な危険因子になりうる．特に，以前の妊娠で妊娠高血圧症候群を発症していることは，次の妊娠における妊娠高血圧症候群の発症リスクであることがよく知られている．報告されている再発率について表4にまとめる[13-21]．地域や人種によっても数字が変わってくるが，おおよそ10〜25％の再発率が示されている．また，この表ではpreeclampsiaの再発率ということでまとめているが，妊娠高血圧，子癇なども加えてhypertensive disorders of pregnancyというくくりでいくと，さらに高い再発率が想定される．

FGRの危険因子

FGRの母体側危険因子を表5にまとめる．内科的合併症については，上記妊娠高血圧症候群の危険因子とオーバーラップするところも多い．肥満とFGRとの関連は定かでない一方で，母体のやせとFGRの関連は強い．喫煙やアルコール，カフェイン摂取などの生活習慣と低出生体重，FGR，SGAの関連はよく知られている．またFGRの重要な危険因子である喫煙は常位胎盤早期剥離のリスクもあげることも大きな問題である．

超音波断層法による予知

超音波断層法を用いた評価法としては，子宮動脈の血流波形を観察する方法，および3D超音波を用いて胎盤体積を計測する方法などが知られている．前者は螺旋動脈の再構築障害を捉えるものであり，後者は胎盤形成障害を捉えるものと考えられる．

子宮動脈血流波形

子宮動脈は内子宮口の高さで子宮に達し頸管方向に向かう下行枝と子宮体部に向かう上行枝とに分枝する．このうち胎児への栄養血管は主に上行枝であるため，妊娠高血圧症候群の予知に用いられる評価部位は一般に上行枝となる．子宮動脈上行枝の同定にはカラードプラが用いられ，鼠径部にプローブを当てることでまず外腸骨動脈を同定しそれと交差し子宮壁を上行する子宮動脈を同定する図1．子宮動脈のRI（resistance index）値，PI（pulsatility index）値は妊娠週数の経過とともに低下する．この変化は拡張期血流速度の相対的上昇によってもたらされるが，胎盤完成に伴う血管床の急激な増大に伴う血流コンプライアンスの上昇に由来する．そして，胎盤が左右に偏在する場合には胎盤付着側の子宮動脈でその血管抵抗はより

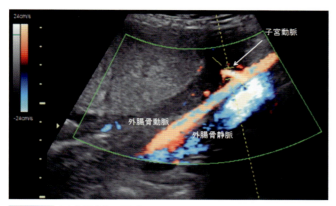

図1 子宮動脈の同定
鼠径部内側に超音波プローブを当てると外腸骨動静脈が並走するのが確認され，これらに直行しやや細く子宮を上行する子宮動脈を同定することができる．

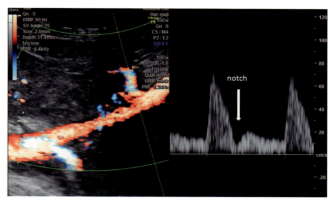

図2 子宮動脈の拡張早期切痕像（矢印）

低値をとる．また，日本人胎児における子宮動脈のPIやRIのreference rangeを策定する試みも報告されている[22]．

妊娠高血圧症候群を発症するものでは正常妊婦に比べて子宮動脈のPIは有意に高値であり，notch（拡張期切痕）を認める頻度も高い **図2**．これらは子宮螺旋動脈の再構築障害による子宮循環の高血管抵抗状態を反映しているものと推測される．特に早発型妊娠高血圧症候群やFGRを合併する妊娠高血圧症候群でその傾向は顕著である．また，妊娠高血圧症候群の合併を問わない将来のFGRという意味でも，妊娠第1三半期または妊娠第2三半期での子宮動脈の血管抵抗の高値は関連性がある．ただし，妊娠初期におけるPI値の上昇を指標としてスクリーニングを行う場合，特異度や陰性的中率は高いものの，感度と陽性的中率は低い．つまり，非発症発見率に優れている一方で，ローリスク妊娠において単独で精度高く予知するには不十分な指標と言わざるを得ない．

胎盤体積

トロホブラストの脱落膜・子宮筋層への侵入異常があると胎盤容量が小さくなることが知られており，3D超音波で計測する胎盤体積から妊娠高血圧症候群やSGA児を予知しようという試みがある．特に，妊娠初期に3D超音波断層法で計測される胎盤体積が小さいことは将来のFGRやSGAと関連することが複数の研究者によって指摘され，3D超音波での妊娠初期胎盤体積でSGA児を予測する精度が，PAPP-AやPlGFなどのバイオマーカーよりも優れていることを示唆する意見もある[23,24]．ただし，この点の検討が十分になされているとはまだいえない．Farinaはsystematic reviewを行っているが[25]，detection rateに関する十分な統計的検出力を有した研究報告は2論文しかなかったとしている[23,26]．彼らのレビューによれば推定される検出率は24.7％，偽陽性率は10％となっており，やはり臨床的により信頼度を高めるには，他の複数のマーカーとの組み合わせで用いられることが望ましいと考えられている．

3D超音波による胎盤体積の計測においては，使用する機器やその条件設定，さらには胎盤の付着位置などによっても影響を受けやすいことが指摘されており，計測法の標準化は一つの課題である．また，体積のみならず，3Dパワードプラ法により胎盤実質内の血流をVI（vascularization index），FI（flow index），VFI（vascularization flow index）といった指標を用いて評価しようという試みもある．

複数のパラメータの組み合わせによる予知

上述の通り，妊娠高血圧症候群やFGR（SGA）の予知において，単独で臨床的に満足できるほどの精度を有したパラメータはいまだ認められていない．一方で，母体の背景因子と超音波検査，各種バイオマーカーなどを組み合わせることによって高い精度での予知が報告されてきている．特に将来的な予防につなげるために意義の高いと思われる妊娠第1三半期での予知について，主な最近の研究とその結論を **表6** にまとめる[27-44]．これらの中には，複数のパラメータの組み合わせ方を種々に変えて，どういった組み合わせ方で予知をすると最も精度が高いかを検討した研究も多くある．全体からみえる傾向として，単独マーカーでの検討で報告されてきたdetection rateよりかなり高い数字が示されている．そして，早発型の病態は遅発型の病態よりもdetectionされる率が高く，SGAのdetection rateはPE（preeclampsia）のそれよりも若干低いようである．

まとめ

IPDのリスク分類を行うことでその後の妊娠管理法にアレンジを加えようとするためには，あるいは，将来的に発症予防につなげていくためには，IPDの予知は妊娠のなる

2 胎児発育不全, 妊娠高血圧症候群の予知法

表6 複合マーカーを用いて妊娠第1三半期にPEまたはSGAを予測する場合の精度に関する代表的研究（2010年以降）

報告者	年	研究デザイン	Combined マーカー	アウトカム	DR for 5% FPR (%)	DR for 10% FPR (%)
Foidart[31]	2010	Case-control	maternal characteristics, UtA-PI, sEng, PlGF	early PE	78	96
Karagiannis[32]	2011	Prospective screening	maternal characteristics, MAP, NT, UtA-PI, PAPP-A, beta hCG, PlGF, PP13, ADAM12	SGA	61	73
Nanda[33]	2011	Case-control	maternal characteristics, UtA-PI, PAPP-A, adiponectin	early PE	57	
Plasencia[22]	2011	Prospective screening	maternal characteristics, PAPP-A, placental volume by 3D ultrasound	SGA	35	
Akolekar[34]	2011	Prospective screening	maternal characteristics, UtA-PI, PlGF, PP13, sEng, inhibin-A, activin-A, PTX3	early PE	91	95
				PE (34-37wks)	79	88
				PE (>37wks)	61	71
Wright[35]	2012	Prospective screening	maternal characteristics, UtA-PI, MAP	early PE	80	90
				PE	35	57
Di Lorenzo[36]	2012	Prospective screening	UtA-PI, PlGF, beta hCG	early PE	67	75
				late PE	23	31
				PE	32	40
Park[37]	2013	Prospective screening	maternal characteristics, MAP, UtA-PI, PAPP-A	early PE	42	92
Akolekar[38]	2013	Prospective screening	maternal characteristics, UtA-PI, MAP, PAPP-A, PlGF	early PE	93	96
				PE	38	54
Poon[39]	2013	Prospective screening	maternal characteristics, UtA-PI, MAP, PAPP-A, PlGF	early PE		95
				preterm SGA		56
				term SGA		44
Parra-Cordero[40]	2013	Case-control	maternal characteristics, UtA-PI, PlGF	early PE	33	47
				late PE	20	29
Crovetto[41]	2014	Prospective screening	maternal characteristics, PAPP-A, beta hCG, MAP, UtA-PI	early onset SGA	50	60
				late onset SGA	14	23
Yliniemi[42]	2015	Case-control	maternal characteristics, PAPP-A, RBP4	early PE	20	34
Chaiworapongsa[43]	2016	Prospective cohort	UtA-PI, PlGF/sEng ratio	PE		76
O'Gorman[44]	2017	Prospective screening	maternal characteristics, UtA-PI, MAP, PlGF	preterm PE	65	75
				term PE	33	47

DR: detection rate, FPR: false-positive rate, PE: preeclampsia, SGA: small for gestational age, UtA-PI: pulsatility index of uterine artery, sEng: soluble endoglin, PlGF: placental growth factor, hCG: human chorionic gonadotropin, PP13: placental tissue protein 13, PAPP-A: pregnancy-associated plasma protein-A, PTX3: pentraxin3, MAP: mean arterial pressure

べく早い時期にできることが好ましい．しかし，超音波マーカーにせよ生化学マーカーにせよ，その多くは比較的満足できる非発症発見率がある一方で，ローリスク妊娠において単独で精度高くdetectするには不十分なものとなっており，臨床的な有用性が高いとまではいえない．ただ，これらと母体の背景因子を含めた複数のマーカーの組み合わせによって高い検出率が得られることがわかってきている．母体の背景因子を正確に把握することの重要性は日常診療の中ですでに広く認識され，また，超音波断層法での子宮動脈の血流波形解析は簡便に行うことが可能である．

①3D超音波での胎盤体積計測が臨床で広く行われるには簡便性に欠け，再現性を担保する必要があること，②諸マーカーの中で中心的役割を担うかもしれない血管新生関連マーカーが現状で臨床検査として広く測定されるに至っていないこと，などが課題として考えられるが，日本人データを基にした大規模な研究と実臨床への応用が期待される．IPDの中でもFGRは妊娠高血圧症候群に比べてその背景や病態を多様にする集団であり，ことFGRの発症予知のためには，対象となるFGRのサブグループ化も必要かもしれない．

文 献

1) Olsen RN, Woelkers D, Dunsmoor-Su R, et al. Abnormal second-trimester serum analytes are more predictive of preterm preeclampsia. Am J Obstet Gynecol. 2012; 207: 228. e1-7.
2) Aquilina J, Maplethorpe R, Ellis P, et al. Correlation between second trimester maternal serum inhibin-A and human chorionic gonadotrophin for the prediction of pre-eclampsia. Placenta. 2000; 21: 487-92.
3) Goetzinger KR, Singla A, Gerkowicz S, et al. Predicting the risk of pre-eclampsia between 11 and 13 weeks' gestation by combining maternal characteristics and serum analytes, PAPP-A and free β-hCG. Prenat Diagn. 2010; 30: 1138-42.
4) Khalil A, Garcia-Mandujano R, Maiz N, et al. Longitudinal changes in uterine artery Doppler and blood pressure and risk of pre-eclampsia. Ultrasound Obstet Gynecol. 2014; 43: 541-7.
5) Serin IS, Ozçelik B, Basbug M, et al. Predictive value of tumor necrosis factor alpha (TNF-alpha) in preeclampsia. Eur J Obstet Gynecol Reprod Biol. 2002; 100: 143-5.
6) Paarlberg KM, de Jong CL, van Geijn HP, et al. Total serum fibnonectin as a marker of pregnancy-induced hypertensive disorders: a longitudinal study. Obstet Gynecol. 1998; 91: 383-8.
7) Dugoff L, Hobbins JC, Malone FD, et al. First-trimester maternal serum PAPP-A and free-beta subunit human chorionic gonadotropin concentrations and nuchal translucency are associated with obstetric complications: a population-based screening study (the FASTER Trial). Am J Obstet Gynecol. 2004; 191: 1446-51.
8) Zhong Y, Tuuli M, Odibo AO. First-trimester assessment of placenta function and the prediction of preeclampsia and intrauterine growth restriction. Prenat Diagn. 2010; 30: 293-308.
9) Leung TY, Sahota DS, Chan LW, et al. Prediction of birthweight by fetal crown-rump length and maternal serum levels of pregnancy-associated plasma protein-A in the first trimester. Ultrasound Obstet Gynecol. 2008; 31: 10-4.
10) Conde-Agudeo A, Papageorghiou AT, Kennedy SH, et al. Novel biomarkers for predicting intrauterine growth restriction: a systematic review and meta-analysis. BJOG. 2013; 120: 681-94.
11) Sibai BM, Dekker G, Kupferminc M. Preeclampsia. Lancet. 2005; 365: 785-99.
12) Cinde-Agudelo A, Belizan JM. Maternal morbidity and mortality associated with interpregnancy interval: cross section study. BMJ. 2000; 321: 1255-9.
13) Makkonen N, Heinonen S, Kirkinen P. Obstetric prognosis in second pregnancy after preeclampsia in first pregnancy. Hypertens Pregnancy. 2000; 19: 173-81.
14) Hnat MD, Sibai BM, Caritis S, et al. National Institute of Child Health and Human Development Network of Maternal-Fetal Medicine-Units. Perinatal outcome in women with recurrent preeclampsia compared with women who develop preeclampsia as nulliparas. Am J Obstet Gynecol. 2002; 186: 422-6.
15) Trogstad L, Skrondal A, Stoltenberg C, et al. Recurrence risk of preeclampsia in twin and singleton pregnancies. Am J Med Genet A. 2004; 126 A: 41-5.
16) Poston L, Briley AL, Seed PT, et al. Vitamins in Pre-eclampsia (VIP) Trial Consortium. Vitamin C and vitamin E in pregnant women at risk for pre-eclampsia (VIP trial): randomised placebo-controlled trial. Lancet. 2006; 367: 1145-54.
17) Hjartardottir S, Leifsson BG, Geirsson RT, et al. Recurrence of hypertensive disorder in second pregnancy. Am J Obstet Gynecol. 2006; 194: 916-20.
18) Brown MA, Mackenzie C, Dunsmuir W, et al. Can we predict recurrence of pre-eclampsia or gestational hypertension? BJOG. 2007; 114: 984-93.
19) Spinnato JA 2nd, Freire S, Pinto E, et al. Antioxidant therapy to prevent preeclampsia: a randomized controlled trial. Obstet Gynecol. 2007; 110: 1311-8.
20) Mahande MJ, Daltveit AK, Mmbaga BT, et al. Recurrence of preeclampsia in northern Tanzania: a registry-based cohort study. PLoS One. 2013; 8: e79116.
21) Boghossian NS, Albert PS, Mendola P, et al. Delivery blood pressure and other first pregnancy risk factors in relation to hypertensive disorders in second pregnancies. Am J Hypertens. 2015; 28: 1172-9.
22) Takahashi K, Ohkuchi A, Hirashima C, et al. Establishing reference values for mean notch depth index, pulsatility index and resistance index in the uterine artery at 16-23 weeks' gestation. J Obstet Gynaecol Res. 2012; 38: 1275-85.
23) Schwartz N, Sammel MD, Leite R, et al. First-trimester placental ultrasound and maternal serum markers as predictors of small-for-gestational-age infants. Am J Obstet Gynecol. 2014; 211: 253. e1-8.
24) Law LW, Leung TY, Sahota DS, et al. Which ultrasound or biochemical markers are independent predictors of small-for-gestational age? Ultrasound Obstet Gynecol. 2009; 34: 283-7.
25) Farina A. Systematic review on first trimester three-dimensional placental volumetry predicting small for gestational age infants. Prenat Diagn. 2016; 36: 135-41.
26) Plasencia W, Akolekar R, Dagklis T, et al. Placental volume at 11-13 weeks' gestation in the prediction of birth weight percentile. Fetal Diagn Ther. 2011; 30: 23-8.
27) Vintzileos AM, Ananth CV. First trimester prediction of ischemic placental disease. Semin Perinatol. 2014; 38: 159-66.
28) Akolekar R, Zaragoza E, Poon LC, et al. Maternal serum placental growth factor at 11+0 to 13+6 weeks of gestation in the prediction of pre-eclampsia. Ultrasound Obstet Gynecol. 2008; 32: 732-9.
29) Akolekar R, Minekawa R, Veduta A, et al. Maternal plasma inhibin A at 11-13 weeks of gestation in hypertensive disorders of pregnancy. Prenat Diagn. 2009; 29: 753-60.
30) Poon LC, Kametas NA, Maiz N, et al. First-trimester prediction of hypertensive disorders in pregnancy. Hypertension. 2009; 53: 812-8.
31) Foidart JM, Munaut C, Chantraine F, et al. Maternal plasma soluble endoglin at 11-13 weeks' gestation in pre-eclampsia. Ultrasound Obstet Gynecol. 2010; 35: 680-7.
32) Karagiannis G, Akolekar R, Sarquis R, et al. Prediction of small-for-gestation neonates from biophysical and biochemical markers at 11-13 weeks. Fetal Diagn Ther. 2011; 29: 148-54.
33) Nanda S, Yu CK, Giurcaneanu L, et al. Maternal serum adiponectin at 11-13 weeks of gestation in preeclampsia. Fetal Diagn Ther. 2011; 29: 208-15.
34) Akolekar R, Syngelaki A, Sarquis R, et al. Prediction of early, intermediate and late pre-eclampsia from maternal factors,

biophysical and biochemical markers at 11-13 weeks. Prenat Diagn. 2011; 31: 66-74.
35) Wright D, Akolekar R, Syngelaki A, et al. A competing risks model in early screening for preeclampsia. Fetal Diagn Ther. 2012; 32: 171-8.
36) Di Lorenzo G, Ceccarello M, Cecotti V, et al. First trimester maternal serum PIGF, free β-hCG, PAPP-A, PP-13, uterine artery Doppler and maternal history for the prediction of pre-eclampsia. Placenta. 2012; 33: 495-501.
37) Park FJ, Leung CH, Poon LC, et al. Clinical evaluation of a first trimester algorithm predicting the risk of hypertensive disease of pregnancy. Aust N Z J Obstet Gynaecol. 2013; 53: 532-9.
38) Akolekar R, Syngelaki A, Poon L, et al. Competing risks model in early screening for preeclampsia by biophysical and biochemical markers. Fetal Diagn Ther. 2013; 33: 8-15.
39) Poon LC, Syngelaki A, Akolekar R, et al. Combined screening for preeclampsia and small for gestational age at 11-13 weeks. Fetal Diagn Ther. 2013; 33: 16-27.
40) Parra-Cordero M, Rodrigo R, Barja P, et al. Prediction of early and late pre-eclampsia from maternal characteristics, uterine artery Doppler and markers of vasculogenesis during first trimester of pregnancy. Ultrasound Obstet Gynecol. 2013; 41: 538-44.
41) Crovetto F, Crist F, Scazzocchio E, et al. First-trimester screening for early and late small-for-gestational-age neonates using maternal serum biochemistry, blood pressure and uterine artery Doppler. Ultrasound Obstet Gynecol. 2014; 43: 34-40.
42) Yliniemi A, Nurkkala MM, Kopman S, et al. First trimester placental retinol-binding protein 4 (RBP4) and pregnancy-associated placental protein A (PAPP-A) in the prediction of early-onset severe pre-eclampsia. Metabolism. 2015; 64: 521-6.
43) Chaiworapongsa T, Romero R, Whitten AE, et al. The use of angiogenic biomarkers in maternal blood to identify which SGA fetuses will require a preterm delivery and mothers who will develop pre-eclampsia. J Matern Fetal Neonatal Med. 2016; 29: 1214-28.
44) O'Gorman N, Wright D, Poon LC, et al. Multicenter screening for pre-eclampsia by maternal factors and biomarkers at 11-13 weeks' gestation: comparison with NICE guidelines and ACOG recommendations. Ultrasound Obstet Gynecol. 2017; 49: 756-60.

〈日高庸博，加藤聖子〉

Chapter III 管理・予知

3 超音波ドプラ法による評価と管理

　超音波ドプラ法による胎児血流速度計測は1980年代後半より急速に臨床に普及し，胎児循環やwell-beingの評価法として現在に至るまで試行錯誤が繰り返されてきた．適切に計測・記録できれば有用であるが，得られる血流速度波形については循環生理学的，超音波物理学的な背景の理解を省略すると，表層的な解釈と運用しかできなくなるおそれがある．本章では基礎的な事項も含めて概説する．

「血流速度」の生理学的意義

　臨床用の超音波診断装置で計測可能なのは「血流速度」であり，これは血流という生理学的現象を記述する情報の一部に過ぎない．血流は血管腔内の流体運動であり，単位時間あたりの移動容積が血流量（Q）である．血管抵抗（R），血圧（P）との関係は，

$$Q \cdot R = P$$

であり，血管断面積（S）が一様な血管内での血流速度（U）は，

$$U = \frac{P}{S \cdot R} = \frac{Q}{S}$$

となる．つまり血流速度は血圧や血流量とは正の，血管抵抗とは負の関連を示すことが理解される．血圧の評価は児の循環動態評価や予後予測に有用と考えられるが，臨床的にそれを評価できる方法は本稿執筆時には普及していない．

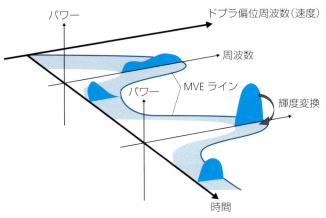

図1 流速プロファイルとFFTスペクトラム表示
受信したドプラ偏位周波数スペクトルを輝度変換して血流波形を描画させる．
MVE: maximum velocity envelope

　動脈血流は心周期に伴う拍動流であり，血流量は心拍出量にも規定される．血流に超音波を送信すると主として赤血球からの反射波を受信できるが，この時ドプラ効果により速度に比例した周波数偏移を生じる．これを用いて「血流速度」を推定するのであるが，赤血球の速度分布は一様ではないことに注意する．超音波診断装置では，受信した周波数偏移スペクトルを高速フーリエ変換（fast Fourier transform: FFT）を用いたアルゴリズムにより輝度変調して，ほぼリアルタイムに血流速度波形を描画している 図1．このスペクトラム表示では血管内の流速プロファイル情報をすべて表現するのは困難である．後述の計測用インデックスはMVE（maximum velocity envelope）ラインと呼ばれる最大スペクトルの輪郭線を用いているが，複雑な流速プロファイル情報の代表値に過ぎない．これで血流量を推定しようとすると過大評価になりやすいことが理解される．誤解されやすいが臨床的に計測できるのは「血流速度」であり，「血流」そのものを評価しているわけではない．

血流速度計測の実際

　血流速度計測を適切に行うためには，超音波ドプラ法についての物理特性の理解が必要である．超音波診断装置により異なるが，少なくとも以下の設定を意識し，適切に設定しておく必要がある．

- パルス送受信形式: パルス波，連続波
- パルス繰り返し周波数（pulse repetition frequency: PRF）
- サンプルゲートサイズ，角度補正
- ドプラ偏位スペクトル表示，ドプラゲイン
- wall motion filter（WMF），wall filter
- 掃引速度
- 血流速度波形からの指標の算出方法
- 超音波の安全性
- 計測ノイズ

超音波診断装置により異なるため一般化した記述は難しいが，ISUOG（International Society of Ultrasound in Obstetrics and Gynecology）のPractice Guidelineが参考になる[1]．胎児血流速度計測では，パルスドプラ法を用いる場合がほとんどである．房室弁逆流など，1.5 m/sを超える速い速度を計測する場合には連続波ドプラ法が用いられる．血流速

度計測のためにはカラードプラ，パワードプラによる血流信号表示は必須ではないが，目的とする血流信号の位置や超音波ビームとの角度を把握するために参考となる．超音波ビームと血流はなるべく小さい角度となるように設定し，角度補正機能を用いる．60°を超えると計測誤差が大きくなるため，最大血流速度を用いる場合には注意する．

血流速度波形（FFT表示）が適切な表示スケールとなるようにパルス繰り返し周波数（PRF）を調整する．また波形が明瞭となるよう適切なゲインを調整する．原理的にPRFが大きくなるとFFTによる推定スペクトル時間解像度は粗くなる．パルスドプラ法による血流速度計測には物理学的限界がある．サンプリング定理におけるナイキスト周波数はPRF/2であり，折り返し現象（エイリアシング）にベースラインシフトで対応してもPRFを超える周波数偏位は推定できない．V: 血流速度，f_0: 送信周波数，f_d: 偏位周波数，θ: 超音波ビームと血流の角度，C: 生体内音速とすると，

$$f_d = \frac{2V \cdot \cos\theta}{C} \cdot f_0$$

であるから，推定可能な最大速度（V_{max}）は，

$$V_{max} = \frac{C \cdot PRF}{2f_0 \cdot \cos\theta}$$

となる．生体内音速は有限であるため計測可能最大距離（D_{max}）にも制限があり

$$D_{max} = \frac{C}{PRF}$$

となる．実際に近い設定としてPRF=6 kHz，f_0=3 MHz，C=1530 m/s，θ=0°と仮定すると，$V_{max} \cong 1.5$ m/s，$D_{max} \cong 0.13$ mとなることが理解される．パルスドプラ法では原理的にこれを超える計測はできないため，自動的にHPRF（high-PRF）法を適用できる機器もあるが，この場合はサブゲート内からの意図しない信号の受信に注意する．

パルスドプラ法におけるサンプルゲートサイズについては一律な推奨はないが，一般的には血管内径の1/2〜2/3，胎児では1.0〜2.5 mm程度とすることが多い．目的とする血管内の最大血流速度を正確に求めたい場合は小さすぎるゲートサイズは避ける．血管が近接している場合で計測に影響する場合はゲートサイズを狭める．

ドプラゲインで輝度調節を行うが，小さすぎるゲインは自動トレース時の過小評価の原因となる．wall motion filter（WMF）は低速な血管壁運動信号を非表示とする，low cut filterとして機能する．胎児血流速度波形計測では通常は50〜60 kHz，広くとも100 kHz未満に設定する．広すぎるWMFレンジでは拡張期の低流速信号が過小評価され，臍帯動脈では血流途絶と誤認されることがある．血流速度波

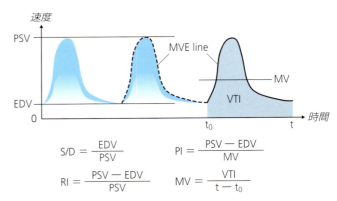

図2 Index算出方法

MVE: maximum velocity envelope
PSV: peak systolic velocity
EDV: end diastolic velocity
MV: mean velocity
VTI: velocity-time integral
RI: resistance index
PI: pulsatility index

形の掃引速度は50〜100 cm/s程度とし，少なくとも5〜6周期を画面表示させて波形に再現性があることを確認する．

適切な血流速度波形（ドプラ偏位スペクトル）が得られたら計測により各種の指標を求める 図2 ．時間軸方向に周波数偏位の最大値をトレースしたMVE（maximum velocity envelope）ラインがよく用いられる．上述のドプラ偏位スペクトルのプロフィールや境界値の設定によりMVEラインは一意には定まらない．このため自動トレースによる計測機能を用いる場合には，トレース形状が視覚的に矛盾のないことを確認する．よく用いられる指標として次のものがある．

PI: pulsatility index
RI: resistance index
S/D: systolic diastolic ratio
PSV: peak systolic velocity

胎児血流速度計測におけるPI，RIの優劣に関するエビデンスは確立されていない．実験的にはPIは血管抵抗と線形の相関があることが示されている[2]．RIは計算しやすいという利点がある．"resistance"と名称がついているが，もちろん血管抵抗だけを反映しているわけではない．臍帯動脈，中大脳動脈については日本超音波医学会より日本人胎児におけるPI，RIの基準値が報告されている[3] 図3-1 ，図3-2 ．

臨床用の超音波診断装置による検査は胎児に安全と考えられている．胎児では超音波の熱作用が問題となるが，カラードプラ，パルスドプラでは出力が大きくなるため，特に妊娠初期（14週以前）ではTI（thermal index），MI

3 超音波ドプラ法による評価と管理

週	UA-RI					UA-PI					n
	5%tile	10%tile	50%tile	90%tile	95%tile	5%tile	10%tile	50%tile	90%tile	95%tile	
20	0.699	0.716	0.780	0.830	0.832	1.13	1.14	1.42	1.59	1.63	30
21	0.684	0.710	0.760	0.808	0.819	1.06	1.10	1.30	1.49	1.52	23
22	0.652	0.669	0.733	0.812	0.860	0.97	1.04	1.25	1.52	1.56	39
23	0.660	0.660	0.713	0.780	0.781	1.05	1.05	1.23	1.54	1.62	21
24	0.656	0.661	0.750	0.790	0.810	1.00	1.01	1.26	1.48	1.59	37
25	0.597	0.630	0.710	0.759	0.781	0.88	0.90	1.16	1.37	1.49	32
26	0.620	0.642	0.717	0.770	0.807	0.87	0.94	1.18	1.46	1.59	33
27	0.564	0.590	0.680	0.767	0.780	0.78	0.84	1.06	1.32	1.38	49
28	0.600	0.623	0.690	0.765	0.786	0.88	0.93	1.09	1.29	1.38	61
29	0.572	0.596	0.680	0.750	0.768	0.83	0.87	1.05	1.26	1.30	65
30	0.551	0.574	0.653	0.748	0.769	0.77	0.81	1.01	1.25	1.32	83
31	0.550	0.561	0.630	0.708	0.735	0.74	0.78	0.94	1.11	1.20	72
32	0.518	0.550	0.639	0.710	0.736	0.70	0.75	0.97	1.14	1.19	70
33	0.515	0.539	0.619	0.711	0.732	0.69	0.74	0.94	1.15	1.19	50
34	0.495	0.519	0.610	0.680	0.695	0.68	0.73	0.91	1.10	1.14	70
35	0.524	0.541	0.610	0.702	0.710	0.71	0.78	0.92	1.11	1.20	72
36	0.499	0.520	0.598	0.668	0.690	0.69	0.72	0.90	1.08	1.14	98
37	0.510	0.520	0.580	0.660	0.684	0.71	0.73	0.88	1.06	1.09	71
38	0.487	0.503	0.590	0.670	0.680	0.66	0.70	0.89	1.06	1.17	94
39	0.498	0.530	0.616	0.673	0.695	0.71	0.75	0.90	1.09	1.14	66
40	0.477	0.491	0.598	0.670	0.690	0.65	0.70	0.90	1.12	1.15	44
41	0.447	0.469	0.583	0.659	0.690	0.59	0.61	0.89	1.12	1.15	36

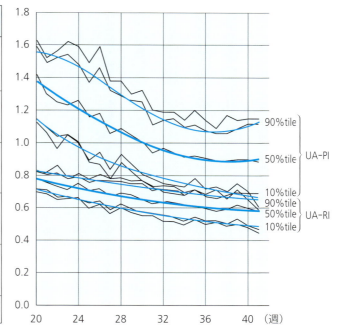

図 3-1 臍帯動脈（UA）RI，PI 値の妊娠週数毎の基準値

週	MCA-RI					MCA-PI					n
	5%tile	10%tile	50%tile	90%tile	95%tile	5%tile	10%tile	50%tile	90%tile	95%tile	
20	0.746	0.750	0.790	0.882	0.926	1.43	1.43	1.55	2.19	2.32	13
21	0.712	0.730	0.790	0.850	0.869	1.25	1.29	1.58	1.88	1.99	11
22	0.720	0.720	0.790	0.840	0.870	1.22	1.29	1.58	1.93	2.11	21
23	0.713	0.742	0.805	0.866	0.883	1.34	1.39	1.65	2.07	2.15	12
24	0.740	0.743	0.807	0.857	0.860	1.38	1.45	1.63	2.02	2.23	24
25	0.752	0.772	0.836	0.929	0.949	1.38	1.46	1.88	2.23	2.25	23
26	0.700	0.736	0.781	0.864	0.922	1.24	1.34	1.64	2.12	2.37	19
27	0.790	0.800	0.860	0.895	0.910	1.52	1.67	2.10	2.34	2.48	37
28	0.765	0.775	0.842	0.910	0.920	1.50	1.53	1.94	2.39	2.49	48
29	0.770	0.800	0.870	0.910	0.929	1.58	1.64	2.06	2.41	2.61	52
30	0.779	0.799	0.869	0.926	0.941	1.51	1.60	2.13	2.69	2.72	60
31	0.776	0.791	0.852	0.984	1.000	1.51	1.56	2.00	2.66	2.81	53
32	0.738	0.770	0.843	0.900	0.913	1.42	1.48	1.91	2.36	2.41	56
33	0.733	0.757	0.840	0.883	0.892	1.35	1.44	1.94	2.24	2.31	38
34	0.700	0.770	0.832	0.891	0.905	1.24	1.52	1.84	2.27	2.31	51
35	0.720	0.730	0.843	0.912	0.923	1.26	1.35	1.92	2.35	2.47	56
36	0.679	0.718	0.800	0.900	0.922	1.19	1.33	1.70	2.22	2.41	79
37	0.640	0.692	0.760	0.850	0.860	1.08	1.17	1.54	1.95	1.99	57
38	0.652	0.670	0.777	0.857	0.869	1.04	1.09	1.55	1.97	2.09	64
39	0.600	0.664	0.790	0.820	0.841	1.01	1.17	1.56	1.81	1.92	52
40	0.652	0.660	0.710	0.800	0.837	1.07	1.07	1.28	1.74	1.85	25
41	0.592	0.615	0.742	0.837	0.849	0.93	0.99	1.55	1.88	1.92	23

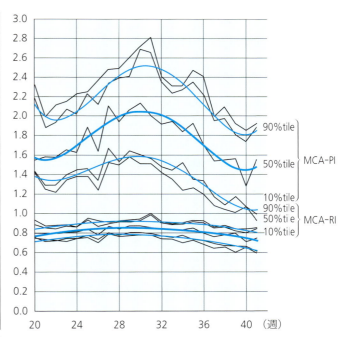

図 3-2 中大脳動脈（MCA）RI，PI 値の妊娠週数毎の基準値

（mechanical index）値を常に画面に表示し，TI≦1 としてなるべく短時間の使用にとどめる．

　胎児の動きや母体の呼吸運動は胎児血流速度計測に影響する．このため血流速度波形は胎動，呼吸様運動のない時に計測し，必要に応じて母体の息止めを併用する．

胎児発育不全（FGR）における血流速度計測と意義

よく計測・評価されている部位は，臍帯動脈，中大脳動脈，静脈管および子宮動脈である．

臍帯動脈（umbilical artery: UA）

　原則としてフリーループの部位で計測する 図4 ．計測部位や臍帯捻転の程度により PI, RI 値は影響を受ける．

3 超音波ドプラ法による評価と管理

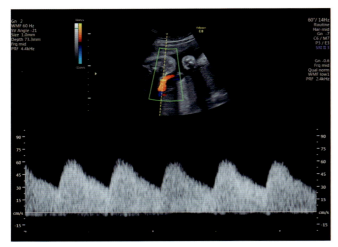

図4 30週，臍帯動脈正常血流速度波形

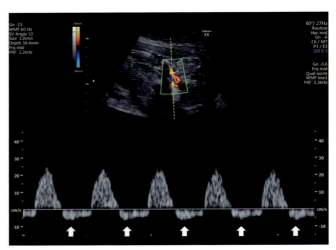

図5 25週，臍帯動脈拡張期逆流（UA-REDV）
矢印：拡張期逆流

動脈内の拍動流は，胎盤側ほど運動エネルギーが喪失し，収縮期と拡張期の速度差が小さくなりRIは低下する[4]．再現性を考慮すると，なるべく臍輪近傍のフリーループなど，計測部位をできるだけ一定にすることが望ましい．臍輪より近位の臍動脈での計測は避ける．

胎盤血管抵抗が大きい場合や，胎児心拍出量が減少している場合には拡張期血流速度が低下し，PI，RIは上昇する．拡張期途絶（absent end-diastolic velocity: AEDV），拡張期逆流（reverse end-diastolic velocity: REDV）がみられる場合は胎盤循環の悪化が疑われ，胎児低酸素の評価を密に行わなければならない **図5**．AEDV，REDVを記録する場合はWMF設定に注意する．

中大脳動脈（middle cerebral artery: MCA）

胎児低酸素では脳への酸素供給を確保するために脳の末梢血管が拡張して脳血流が増加する．拡張期血流速度が上昇し，PI，RI値は低下する．Willis輪から分岐して間もないいわゆるM_1 segmentの近位部で計測する **図6**．MCA-PSVを計測する場合はドプラビームとの角度はなるべく小さく，角度補正も正確に設定できる部位が望ましいが，Willis輪分岐直後で計測するという記述が多い[1]．PI，RIについてはM_1 segment内の計測部位により計測値が異なるというデータは示されていないが，36週未満ではWillis輪分岐直後で計測する場合，蝶形骨縁末端側での計測よりPI，RIとも低値となることが示されている[5]．このため経時的に評価する場合は計測部位の影響を考慮する．胎児貧血では収縮期最大速度（MCA-PSV）が上昇する．計測にあたり，児頭を過度に圧迫すると血流速度波形に影響するので注意する．

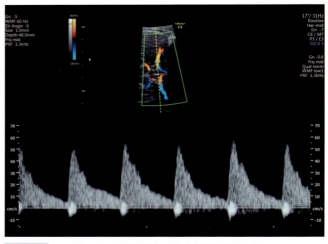

図6 30週，中大脳動脈正常血流速度波形

臓器血流再分配

胎盤循環が抑制され胎児が低酸素となっても，生存に不可欠な臓器・組織への酸素供給は維持される必要があり，慢性期には臓器血流の再分配（re-distribution）が観察される．再分配を受けるinevitable organとしては脳，心筋および副腎が挙げられる[6]．一方，腎，腸管，四肢などへの血流は減少する[7]．記録が比較的容易な胎児脳血流速度波形は，超音波ドプラ法での血流再分配所見，いわゆるbrain-sparing effect，またはbrain re-distributionとして古くから着目され，低酸素環境への適応メカニズムとして理解される[8] **図7**．CPR（cerebroplacental ratio）は臍帯動脈，中大脳動脈のPIまたはRI値の比として定義され（CPR＝MCA-PI/UA-PI），通常は1以上となる[9]．CPR＜1やMCA-PI低下（＜-2 SD）を脳血流再分配所見として用いることが多い．脳血流再分配が進行すると，大動脈のみな

3 超音波ドプラ法による評価と管理

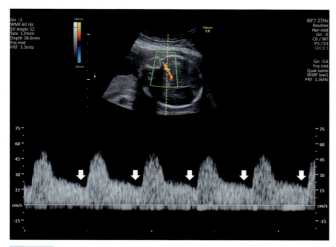

図7 25週，FGR．中大脳動脈拡張期速度の上昇（矢印）

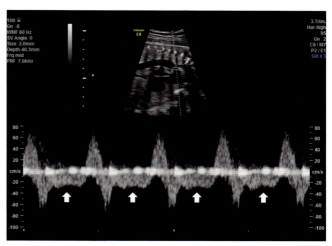

図8 38週，FGR．大動脈峡部の拡張期逆流
矢印：拡張期逆流

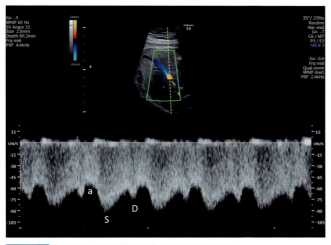

図9-1 36週，静脈管正常血流速度波形

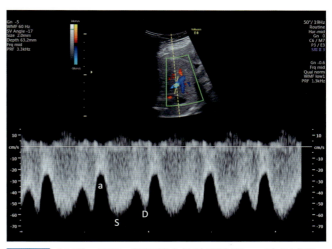

図9-2 28週，FGR，静脈管血流速度波形，a波の減高

らず動脈管側からも脳へ血流が供給されるようになるため大動脈峡部での拡張期逆流が観察される **図8**．

静脈管（ductus venosus: DV）

静脈管は胎盤からの還流血が胎児体循環系へ戻る境界に位置している．心房収縮相では速度が低下し，a波（a谷）を形成する．通常では3相性の波形（a: 心房収縮，S: 心室収縮，D: 心室拡張）が観察される[10] **図9-1**．正常日本人胎児の計測値が報告されている[11]が，DV-PIは週数の進行とともに通常は低下する．FGRではa波が減速して深い谷となり **図9-2**，途絶・逆流へ進行する（DV-RAV, reversed a-wave）**図9-3**．この場合はより上流の臍静脈，臍帯静脈でも心房収縮期の血流速度低下が観察されるようになる（UV-pulsation）．心機能低下による静脈圧上昇を示している可能性があり，通常はDV-S波の増高を伴う．循環破綻が迫った状態であると考えられる．UA-PIが

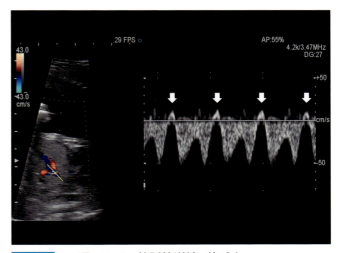

図9-3 25週，FGR，静脈管逆流（矢印）

上昇（>2SD）している状況ではDV-RAV，UV-pulsationはともに出生時の臍帯動脈血ガス異常（pH<7.2, pH<7.0およびBE<-13）と関連している[12]．

3 超音波ドプラ法による評価と管理

子宮動脈（uterine artery: UtA）

内腸骨動脈から分岐した子宮動脈は，外腸骨動静脈と交叉するが，交叉の1cm末梢側（子宮側，通常は探触子に近い側）で血流速度波形を記録する．妊娠週数が進行すると子宮は次第に右側へローテーションするため，左右の計測部位は対称位置にならないことが多い．妊娠高血圧症候群では，栄養膜細胞の脱落膜や子宮筋層への侵入が不十分であり，らせん動脈の再構築異常をきたすといわれており，この場合は子宮動脈の血管抵抗が大きくなる．拡張期速度の低下によるPI（pulsatility index），RI（resistance index）の上昇とともに，拡張早期の切れ込み（early diastolic notch）がみられることがある 図10 ．妊娠11～13週でUtA-PIが高い症例では，妊娠高血圧症候群を伴うFGRとなるリスクが大きい（オッズ比＝8.6）ことが示されている[13]．

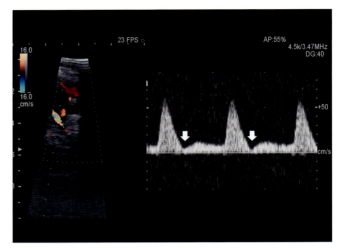

図10　25週，FGR，子宮動脈拡張早期のnotch（矢印）

血流速度計測パラメータの時間的経過

ドプラ異常所見の認識から分娩までの日数中央値が長い順にUA-PI上昇（>2 SD）［21日］，CPR低下（<2 SD）［13日］，UA-AEDV［10日］，brain-sparing（MCA-PI<-2 SD）［6日］，UA-REDV［5日］，DV-PI上昇（>2 SD）［3日］，UV-pulsation［1日］，UV-RAV［0日］であったと報告されている[14]．ただし全例でこの順に所見が出現するのではなく，early-onsetとlate-onset FGRでの相違があるとされる．また所見の認識から死産までの日数中央値は，brain-sparing［19日］，UA-AEDV・REDV［12日］，DV-PI>3 SD［7日］，DV-RAV［6日］であった[15]が，値のばらつきが大きい．

妊娠中期（第2三半期）発症のいわゆるearly-onset FGRでは絨毛血管の発達が不良でFGR診断時にはUA-PI，RIが高くすでにbrain-sparingを伴う．羊水過少が次第に進行し，BPS（biophysical profile scoring）異常や，明らかな胎児心拍数モニタリング上での異常が出現する．late-onset FGRは妊娠後期（第3三半期）に診断され，胎盤灌流は不良であるもののUA-PI，RIは上昇していない場合も多く，低酸素に応じた種々の程度のMCA-PI，RIの低下がみられ，いずれは明らかなbrain-sparing所見が出現する[16,17]．FGRの診断から分娩までの期間はearly-onset FGRでは4～6週間だが，late-onset FGRでは9週間程度で[16]明らかな胎児機能不全の所見なく満期に達する場合も多い．

血流速度波形異常と児予後

UA-AEDV・REDVを伴うFGRでは，34週未満で出生した場合に日齢7までの脳室内出血のリスクが高い（RR＝4.86）[18]．UA-REDVは2歳時の脳性麻痺，聴覚異常，全般的発達遅延に，DV血流波形異常は運動機能異常に関連している[19]．通常はUA-AEDV/REDVの出現がUV-RAVに先行し，両者は同時に観察される（concordant A/V）．しかし少数だがUA-AEDV/REDVがないにもかかわらず，UA-RAVがみられる場合（discordant A/V）があり，新生児のmortalityおよびmorbidity（Ⅲ～Ⅳ度の頭蓋内出血，慢性肺疾患，壊死性腸炎）が高いことが報告されている[20]．

UA-AEDV/REDVを伴うFGRでは新生児の生存退院率が低く，慢性肺疾患，未熟児網膜症や腸管合併症の罹患率が高く，修正13カ月以降の発達評価で44％に精神面，38％に運動面での遅滞がみられ[21]，学童期のmajorな神経学的後遺症が21％にみられたが，WISC-R（Wechsler Intelligence Scale for Children）のスコアによるIQ（intelligence quotient）には差はなかったと報告されている[22]．また，3～6歳時の認知機能に遅滞がみられ[23]，UA-REDVではBAS-Ⅱにおける言語能力，非言語的推論では問題なかったが，空間認識，描画能力でスコアが低い[24]との報告もあり，胎盤機能低下の長期的影響が考えられる．ただし臍帯動脈血流速度波形に異常がみられないFGRでも2歳児の運動，言語，認知機能の発達スコア（Bayley-Ⅲによる）が低値であったとの報告もあり，特異性は保証されない[25]．

brain-sparingの有無で，2歳での発達評価では大きな差がなかったという報告[26]や，UA-RI上昇およびMCA-RI低下を伴うFGRでは新生児集中治療室（NICU）および在院日数が多かったが3歳，6歳時の発達評価（Stanford-Binet Intelligence scale: SBIS）では遅延は認めなかったとの報告[27]もあり，brain-sparingは低酸素環境に対して保護的に働いている適応反応であるとも理解される．しかしMCA-PI低下例での新生児行動評価では，運動機能，慣化，注意喚起，社会的関連性などのスコアが低く[28]胎児期に

表1　血流速度計測を加えた FGR の管理方針（案）

所見	解釈	管理方針
UA-PI, RI または CPR 異常 MCA-PI/RI および静脈系波形正常 BPS≧8, 羊水量正常	asphyxia は稀 分娩中の胎児機能不全のリスク	産科的または母体適応があれば分娩 ドプラ隔週 BPS 1 回/週
	Blood flow redistribution ↓	
MCA-PI, RI 低下 静脈系波形正常 BPS≧8, 羊水量正常	低酸素血症の可能性あり asphyxia は稀 分娩中の胎児機能不全のリスク	産科的または母体適応があれば分娩 ドプラ 1 回/週 BPS 2 回/週
	Significant redistribution ↓	
UA-AEDV・REDV 静脈系波形正常 BPS≧8, 羊水過少	低酸素血症あり acidemia, asphyxia の可能性 fetal compromise のはじまり	34 週以降: 胎児適応での分娩 32 週以前: 母体ステロイド投与 ドプラ, BPS とも 1 回/日
	Fetal compromise ↓	
DV-PI 上昇 BPS≧6, 羊水過少	低酸素血症あり acidemia, asphyxia: おそらくあり	32 週以降: 胎児適応での分娩 32 週以前: 母体ステロイド投与 ドプラ, BPS とも必要に応じて 1 回以上/日
	Fetal decompensation ↓	
DV-RAV UV-pulsation BPS<6, 羊水過少	循環不安定 代謝性 acidosis 進行 周産期死亡の可能性	三次施設での分娩 NICU 管理
	Fetal demise	

UA: 臍帯動脈, MCA: 中大脳動脈, DV: 静脈管, UV: 臍静脈, PI: pulsatility index, RI: resistance index, CPR: cerebroplacental ratio, BPS: biophysical profile score, A/REDV: 拡張期途絶または逆流, RAV: a 波逆流
（Baschat AA. J Perinat Med. 2010; 38: 239-46[35]）を一部改変）

---

brain-sparing を認めた児は 11 歳時の行動評価で 23％に異常が認められた[29]など長期的な行動障害についての報告もあるため、児の注意深いフォローアップ計画が必要となる．

血流速度波形異常と分娩のタイミング

FGR における人工早産（ターミネーション）の判断基準として，現状では胎児心拍数モニタリングを用いた NST (non-stress test), CST (contraction stress test) や BPS を用いている施設が多いと考えられる．BPS と血流速度波形異常とは強い関連はない．BPS 異常（4 点以下または羊水過少を伴う 6 点）では 4.0％に UA-AEDV・REDV, 8.2％に brain-sparing, 18.9％に DV-PI>2 SD がみられる[30]．

最近の meta-analysis では血流速度波形異常がみられる場合の胎児死亡のリスク〔オッズ比＝3.59 (UA-AEDV), 7.27 (UA-REDV), 11.6 (DV-RAV)〕が示されている[31]．しかし血流速度波形異常のみを分娩基準とした介入研究は困難である．

欧州での前方視的コホート研究である TRUFFLE（Trial of Randomized Umbilical and Fetal Flow in Europe）study[32]では，26～32 週の単胎 FGR の児適応分娩基準を　①CTG-STV 群: cCTG（computerized CTG）による short term variation（STV）減少（26～28 週で＜3.5 ms, 29～31 週で＜4 ms），②early-DV 群: DV-PI＞95th percentile または STV 減少（26～28 週で＜2.6 ms, 29～31 週で＜3 ms），③late-DV 群: 心房収縮時（a 波）の途絶・逆流または STV 減少（early-DV 群と同基準）の 3 群に無作為割付し，児の予後を追跡している．3 群とも UA 血流速度波形異常（32 週以降で UA-REDV, 34 週以降で UA-AEDV）がみられる場合も分娩基準としている．2 歳時予後の中間解析では神経学的後遺症なき生存は 3 群間で差がなかったが，生存児のうちで神経学的異常がないものの割合が late-DV 群（95％）で cCTG 群（85％）より有意に高かったと報告され[33]，early-onset FGR における DV 血流速度計測とそれに応じた介入が予後改善につながる可能性が示唆されている．さらなる長期予後の解析が待たれる．

血流速度波形異常で層別化した研究ではないが，GRIT (Growth Restriction Intervention Trial) study は，UA-AEDV・REDV を多く含む FGR を immediate delivery (ID) と deferred delivery (DD) 群に無作為割付して予後を追跡したものである[34]．死亡または 2 歳時の高度発達障害には差はなく（19％ vs 16％），出生週や UA 血流速度波形のカ

テゴリで調整しても有意なORsは得られなかった．ただし31週未満で出生した場合，ID群の2歳時発達予後の割合が大きかった（13% vs 5%）と報告されていることを考慮すると，明らかな低酸素症-胎児機能不全を呈する以前に，血流速度波形異常を基準として人工早産という介入を行うことの正当性は確立していない．Baschatらは超音波ドプラによる胎児血流速度波形異常を加味したFGRの管理方針[35]を提案している　表1　．これに従った場合，胎児死亡は避けられても未熟性による種々のmorbidityを考慮する必要があり，神経学的な転帰が改善するかどうかは不明である．

◆　◆　◆

おわりに

冒頭で述べたように，超音波ドプラ法により計測する血流速度は関与する因子が多く，速度波形や各種指標が持つ生理学的な意義の解釈には注意を要する．しかしドプラ血流速度計測は非侵襲的で反復して施行可能であり，慢性低酸素による病態生理学的情報を付加できる．妥当な方法で計測し正確に評価できるならば，分娩時期の予測や決定に極めて有用な手法となりうる．

文献

1) ISUOG Practice Guidelines: use of Doppler ultrasonography in obstetrics Ultrasound Obstet Gynecol. 2013; 41: 233-9.
2) Ochi H, Suginami H, Matsubara K, et al. Micro-bead embolization of uterine spiral arteries and changes in uterine arterial flow velocity waveforms in the pregnant ewe. Ultrasound Obstet Gynecol. 1995; 6: 272-6.
3) 超音波胎児計測の標準化と日本人の基準値．超音波医学．2003; 30: 415-40.
4) Vieyres P, Durand A, Patat F. Influence of the measurement location on the resistance index in the umbilical arteries: a hemodynamic approach. J Ultrasound Med. 1991; 10: 671-5.
5) Naleini F, Farzizadeh M, Taheri A, et al. Color doppler indices of proximal and distal parts of middle cerebral artery in fetuses with intrauterine growth restriction. Electron Physician. 2017; 9: 4378-83.
6) Sheldon RE, Peeters LL, Jones MD Jr, et al. Redistribution of cardiac output and oxygen delivery in the hypoxemic fetal lamb. Am J Obstet Gynecol. 1979; 135: 1071-8.
7) Cohn HE, Sacks EJ, Heymann MA, Rudolph AM. Cardiovascular responses to hypoxemia and acidemia in fetal lambs. Am J Obstet Gynecol. 1974; 120: 817-24.
8) Scherjon SA, Oosting H, Smolders-DeHaas H, et al. Neurodevelopmental outcome at three years of age after fetal 'brain-sparing'. Early Hum Dev. 1998; 52: 67-79.
9) Ebbing C. Middle cerebral artery blood flow velocities and pulsatility index and the cerebroplacental pulsatility ratio. Ultrasound Obstet Gynecol. 2007; 30: 287-96.
10) Seravalli V, Miller JL, Block-Abraham D, et al. Ductus venosus Doppler in the assessment of fetal cardiovascular health: an updated practical approach. Acta Obstet Gynecol Scand. 2016; 95: 635-44.
11) Takahashi Y, Ishii K, Honda K, et al. Establishment of reference ranges for ductus venosus waveform indices in the Japanese population. J Med Ultrason. 2010; 37: 201-7.
12) Baschat AA, Güclü S, Kush ML, et al. Venous Doppler in the prediction of acid-base status of growth-restricted fetuses with elevated placental blood flow resistance. Am J Obstet Gynecol. 2004; 191: 277-84.
13) Stampalija T, Monasta L, Di Martino DD, et al. The association of first trimester uterine arteries Doppler velocimetry with different clinical phenotypes of hypertensive disorders of pregnancy: a longitudinal study. J Matern Fetal Neonatal Med. 2017: 1-9.
14) Turan OM, Turan S, Gungor S, et al. Progression of Doppler abnormalities in intrauterine growth restriction. Ultrasound Obstet Gynecol. 2008; 32: 160-7.
15) Turan OM, Turan S, Berg C, et al. Duration of persistent abnormal ductus venosus flow and its impact on perinatal outcome in fetal growth restriction. Ultrasound Obstet Gynecol. 2011; 38: 295-302.
16) Baschat AA. Neurodevelopment after fetal growth restriction. Fetal Diagn Ther. 2014; 36: 136-42.
17) Baschat AA. Neurodevelopment following fetal growth restriction and its relationship with antepartum parameters of placental dysfunction. Ultrasound Obstet Gynecol. 2011; 37: 501-14.
18) Baschat AA, Gembruch U, Viscardi RM, et al. Antenatal prediction of intraventricular hemorrhage in fetal growth restriction: what is the role of Doppler? Ultrasound Obstet Gynecol. 2002; 19: 334-9.
19) Baschat AA, Viscardi RM, Hussey-Gardner B, et al. Infant neurodevelopment following fetal growth restriction: relationship with antepartum surveillance parameters. Ultrasound Obstet Gynecol. 2009; 33: 44-50.
20) Baschat AA, Harman CR. Discordance of arterial and venous flow velocity waveforms in severe placenta-based fetal growth restriction. Ultrasound Obstet Gynecol. 2011; 37: 369-70.
21) Vossbeck S, de Camargo OK, Grab D, et al. Neonatal and neurodevelopmental outcome in infants born before 30 weeks of gestation with absent or reversed end-diastolic flow velocities in the umbilical artery. Eur J Pediatr. 2001; 160: 128-34.
22) Valcamonico A, Accorsi P, Battaglia S, et al. Absent or reverse end-diastolic flow in the umbilical artery: intellectual development at school age. Eur J Obstet Gynecol Reprod Biol. 2004; 114: 23-8.
23) Kutschera J, Tomaselli J, Urlesberger B, et al. Absent or reversed end-diastolic blood flow in the umbilical artery and abnormal Doppler cerebroplacental ratio—cognitive, neurological and somatic development at 3 to 6 years. Early Hum Dev. 2002; 69: 47-56.
24) Schreuder AM, McDonnell M, Gaffney G, et al. Outcome at school age following antenatal detection of absent or reversed end diastolic flow velocity in the umbilical artery. Arch Dis Child Fetal Neonatal Ed. 2002; 86: F108-14.
25) Savchev S, Sanz-Cortes M, Cruz-Martinez R, et al. Neurodevelopmental outcome of full-term small-for-gestational-age

infants with normal placental function. Ultrasound Obstet Gynecol. 2013; 42: 201-6.
26) Eixarch E, Meler E, Iraola A, et al. Neurodevelopmental outcome in 2-year-old infants who were small-for-gestational age term fetuses with cerebral blood flow redistribution. Ultrasound Obstet Gynecol. 2008; 32: 894-9.
27) Llurba E, Baschat AA, Turan OM, et al. Childhood cognitive development after fetal growth restriction. Ultrasound Obstet Gynecol. 2013; 41: 383-9.
28) Figueras F, Cruz-Martinez R, Sanz-Cortes M, et al. Neurobehavioral outcomes in preterm, growth-restricted infants with and without prenatal advanced signs of brain-sparing. Ultrasound Obstet Gynecol. 2011; 38: 288-94.
29) van den Broek AJ, Kok JH, Houtzager BA, et al. Behavioural problems at the age of eleven years in preterm-born children with or without fetal brain sparing: a prospective cohort study. Early Hum Dev. 2010; 86: 379-84.
30) Baschat AA, Galan HL, Bhide A, et al. Doppler and biophysical assessment in growth restricted fetuses: distribution of test results. Ultrasound Obstet Gynecol. 2006; 27: 41-7.
31) Caradeux J, Martinez-Portilla RJ, Basuki TR, et al. Risk of fetal death in growth-restricted fetuses with umbilical and/or ductus venosus absent or reversed end-diastolic velocities before 34 weeks of gestation: a systematic review and meta-analysis. Am J Obstet Gynecol. 2018; 218: S774-82.
32) Bilardo CM, Hecher K, Visser GHA, et al; TRUFFLE Group. Severe fetal growth restriction at 26-32 weeks: key messages from the TRUFFLE study. Ultrasound Obstet Gynecol. 2017; 50: 285-90.
33) Lees CC, Marlow N, van Wassenaer-Leemhuis A, et al; TRUFFLE study group. 2 year neurodevelopmental and intermediate perinatal outcomes in infants with very preterm fetal growth restriction (TRUFFLE): a randomised trial. Lancet. 2015; 385: 2162-72.
34) Thornton JG, Hornbuckle J, Vail A, et al; GRIT study group. Infant wellbeing at 2 years of age in the Growth Restriction Intervention Trial (GRIT): multicentred randomised controlled trial. Lancet. 2004; 364: 513-20.
35) Baschat AA. Fetal growth restriction- from observation to intervention. J Perinat Med. 2010; 38: 239-46.

〈宮下　進〉

Chapter III 管理・予知

4 胎児心拍数陣痛図

　胎児発育不全（fetal growth restriction: FGR）の管理において，胎児心拍数陣痛図（cardiotocogram: CTG）は日常診療における胎児well-beingを評価する上で最も汎用されている診断ツールの一つである．さらにFGRにおいてはドプラを用いた血流波形やbiophysical profile（BPP）を組み合わせた管理がこれまでもなされてきた．本項においては胎盤機能不全に起因するFGR，特に早発型FGRにおけるCTGの役割・管理上の留意点を述べるとともに，FGRに対する娩出介入時期の判断として近年報告されてきたTRUFFLE（The Trial of Umbilical and Fetal Flow in Europe）studyの結果を理解する上でも必要な，欧州のFGRの管理におけるCTGの役割についても述べる．

早発型FGRと後発型FGR，それらの急性期・慢性変化を捉えるパラメータとCTGに関して

　胎盤機能不全に伴うFGRは多くにおいて推定胎児体重が10パーセンタイル未満をもってなされる．臨床像は発症時期により異なり，FGRは早発型（early-onset）FGRと，後発型（late-onset）FGRの2形態に分けることができる．早発型と後発型を区別する時期は任意に設定されており，妊娠32〜34週で区別しているものが多いが，周産期予後に関する差異が最大化する観点から，妊娠32週が最適であるとの報告がある[1]．

　特に早発型FGRにおいては診断後の娩出時期までの管理が問題になる．つまり，早発型FGRは出生後の重篤な傷害を伴うことや，子宮内胎児死亡に至る可能性があり[2]，胎児を子宮にとどめておくことによる胎児死亡のリスクと，早産に伴う出生児の未熟性のリスクという2つのリスクのを天秤にかけながらの管理が求められる．

　CTGは当初，分娩周辺期に広く用いられていたが，普及後，様々なハイリスク妊娠にも適用されるようになった．FGRの管理では，1990〜2000年代にドプラを用いた胎児血流診断の研究が多くなされ，CTG，超音波検査を組み合わせた管理が多くなった．胎児が重篤な低酸素血症やアシドーシスを呈するまでの期間は症例ごとに異なるが，通常は数週間で進行し[3]，CTGおよび超音波診断双方より胎児状況をモニターし何をもって分娩介入をすべきか，様々なパラメータを用いた研究がなされてきた．

早発型FGR

　早発型FGRは全FGRの20〜30%を占める．早発型FGRの約50%に妊娠高血圧腎症（preeclampsia: PE）の併発がみられる．早発型FGRは重度の胎盤機能不全に起因する胎児の慢性的な低酸素状態との関連性が高く，これはドプラを用いた血流診断を行った際，高率に臍帯動脈（umbilical artery: UA）血流波形に異常所見があることから説明される[4]．この状態を観察していくと次第にUA血流波形異常所見の増悪，さらには胎児静脈系の血流波形に変化が生じ，臍帯静脈の拍動（pulsation），静脈管（ductus venosus: DV）のPI（pulsatility index）の増加が認められ，非代償性の低酸素血症やアシドーシスへと進行する．したがってCTGにおいて，一過性徐脈の頻発や一過性頻脈の消失が認められるようになる際，すでに胎児に重症な障害が生じている可能性がある 図1 [5,6]．

後発型FGR

　後発型FGRはFGRの70〜80%を占める．早発型とは違い，PE併発率は約10%と低い．胎盤の形態学的な病態も軽度でほとんどの症例でUA血流波形は正常である[7]．しかしCPR（cereberoplacental ratio）上昇を多くの症例で認め，大脳への血流が増加するいわゆる血流再分配（brain sparing effect）は慢性的な低酸素状態を示唆しており，後発型FGRの約25%でMCA-PIが5パーセンタイル未満である[7]．しかしながらDV血流波形の変化を伴う胎児状態悪化の徴候はほとんど認めない[7,8]．したがって，上述した早発型FGRの一連の状態悪化とは異なる経過をたどる 図2 [5,9]．

　後発型は早発型よりも比較的良好な病態はであるが，妊娠後期の胎児死亡率との強い関連が示唆されており，子宮内での急激なwell-beingの悪化というリスクがあり，新生児アシドーシスとの関連性が高い[10]．これは後発型FGRの方がもともと低酸素に適応していた早発型FGRよりも，低酸素状態への耐性が低いこと，後発型の方がより子宮収縮が頻繁に起きること，一部の症例で起きる急激な胎盤機能不全など，複数の原因から説明される．

胎児評価における静脈管（DV）ドプラの役割

　胎児well-beingの検査におけるそれぞれのパラメータの

4 胎児心拍数陣痛図

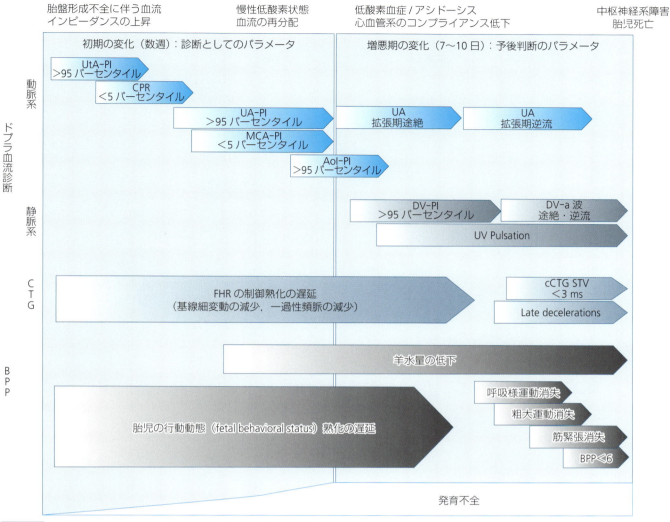

図1 早発型 FGR の経過における各パラメータの推移

UtA: uterine artery（子宮動脈），PI: pulsatility index，CPR: cerebroplacental ratio（脳胎盤血流比），UA: umbilical artery（臍帯動脈），MCA: middle-cerebral artery（中大脳動脈），AoI: aortic isthmus（大動脈峡部），DV: ductus venosus（静脈管），FHR: fetal heart rate（胎児心拍数），CTG: cardiotocogram，cCTG: computerized CTG，STV: short term variability，BPP: biophysical profile
(Figueras F, et al. Fetal Diagn Ther. 2014; 36: 86-98[5]，Baschat AA, et al. Intrauterine Growth Restriction. In: Gabbe S, et al. Obstetrics Normal and Problem Pregnancies 7th ed. Philadelphia: Elsevier; 2017. p.737-69[6] より筆者加筆改変）

評価より，その胎児における初期と増悪期の変化を大まかに分類することができる．**図1**，**図2**に示した通り子宮内環境の悪化に伴い異常を示すパラメータの値は変化していき，また早発型，後発型 FGR において異なる動向が示されることが報告されてきた．**図1**，**図2**でいう初期の変化とは，通常数週にわたる変化で，主に診断的意味を持つパラメータである．増悪期の変化とは，数時間～数日後には胎児死亡に至る可能性を捉えている変化であり，分娩介入するか否かを決定する上で重要なパラメータである．

早発型 FGR において血流波形のパラメータは，通常動脈系パラメータの異常→静脈系パラメータの異常と推移する．増悪期の中でも特に胎児娩出が不可避である状態として心房収縮期における DV 血流（DV-a 波）の途絶または逆流が注目されてきた．

胎児状態がかなり悪化する時期にのみ，DV 波形に異常が現れることが示されてきた[3,11-13]．DV-PI 上昇と臍帯穿刺で得た胎児臍帯動脈血 pH には相関性があり[14]，さらに進行した状態である心房収縮期における DV 血流（DV-a 波）途絶あるいは逆流は，子宮内胎児死亡と関連性があり[15]早発型 FGR における死亡リスクは 40％以上と高率である[16,17]．したがってこの所見は在胎期間に関係なく，母体ステロイドを投与した上で分娩すべき根拠として，十分な徴候と考えられるようになった．症例の約 90％でバイオフィジカルプロファイルスコア（biophysical profile score: BPS）の低下（＜6点）の 48～72 時間前に，DV-a 波途絶/

4 胎児心拍数陣痛図

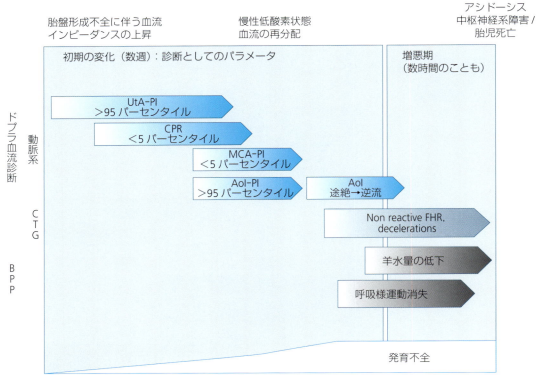

図2 後発型FGRの経過における各パラメータの推移
※略語は図1参照
(Figueras F, et al. Fetal Diagn Ther. 2014; 36: 86-98[5]), Baschat AA, et al. Intrauterine Growth Restriction. In: Gabbe S, et al. Obstetrics Normal and Problem Pregnancies 7th ed. Philadelphia: Elsevier; 2017. p.737-69[6])より筆者加筆改変)

逆流がみられるため[13]），胎児が危機的状況の懸念のある症例において，分娩を考慮する上で鋭敏なパラメータと考えられている．

そのような状態の際にはBPSも低下していく可能性は高い．BPSの中でも重要な核をなすNSTに関して述べ，FGRにおけるCTGの所見，役割について述べる．

FGR管理におけるCTG

CTGを用いたFGR管理

FGRが診断され，胎盤機能不全を示す所見が捉えられていれば頻回にwell-beingの評価が行われ，超音波診断とともにCTGが行われる．

FGRを含めたハイリスク妊娠の管理においては，遅くとも妊娠32週までには胎児well-beingの評価が開始されるべきである[18]．我々はUAの血流波形異常がみられなければ外来管理の上BPSを評価しており，UA-PIの上昇あるいは拡張期途絶以上の増悪がある際には入院の上連日のNSTおよび週2回以上のBPSを評価し，かつドプラを用いた血流診断を行っている．

well-beingの評価にハイリスク妊娠においても日常的に用いられるNSTは，BPSにおける研究において，施行群と非施行群において施行群の胎児死亡率が低かったという報告[19]などが有用性の根拠である．

しかしFGRにおけるNSTを判読する際には注意が必要である．正常胎児においても早産期にある胎児では，その未熟性より一過性頻脈が出現しないことで，妊娠24～28週で約50％[20]が，妊娠28～32週において15.3％がnon-reactiveとなる[21]．また，基線細変動においても妊娠14週で2 bpm，妊娠28週で6～8 bpmとなる[22]ことから，基線細変動の減少も起こることにも注意が必要である．週数を勘案した判読が必要であり，主観的な判読や，観察者間で違いが生じることと，結果に再現性が得られないという問題が生じる[23]．既知の報告として，妊娠24～26週の胎児心拍数（fetal heart rate: FHR）パターンからはApgar scoreや臍帯血pHが予測できないと報告されているものもある[24]．

FGRに特化してCTGの所見を論じた文献は限られる．妊娠30週以降のFGRと非FGR症例で，週数をマッチさせた上でCTGを比較した報告では，FGR群においては胎児心拍数基線や一過性徐脈の出現数に有意な変化が認めら

れないものの，一過性頻脈の出現数が非FGRの50％にとどまり，心拍数増加も10 bpm未満の小さなものにとどまっていた（出生児はアシドーシス症例なし）[25]．別な研究では妊娠26～32週のFGRにおいては，週数をマッチさせた非FGR群に比較して，基線細変動が25％減少し，粗大運動も60％減少しており，振動音強刺激（vibratory acoustic stimulation: VAS）に対する反応も悪かったと報告している（出生児のアシドーシス症例は1/7症例）[26]．

硫酸マグネシウム（magnesium sulfate: $MgSO_4$）の母体への経静脈投与も影響を与える．早発型FGRでは$MgSO_4$は妊娠高血圧腎症に伴う子癇の発作予防でよく用いられるが，胎児に移行したマグネシウムイオンは胎児血液脳関門を通過し，脳保護作用を呈することが判明し，近年では早産児・胎児発育不全症例での胎児脳保護目的にも用いられる[27,28]．$MgSO_4$が投与された際には，CTGにおいて基線細変動を減少させる[29]，あるいは胎児のsleep cycleにおけるNREM（non-rapid eye movement）期を増やすなど，CTGの評価に影響を与えることが多い[30]．

つまり，現在の診断カテゴリーを当てはめれば早発型FGRにおけるNSTは多くがnon-reactiveと診断される可能性があるということである．

CST（contraction stress test）はNSTのback up testとして一つのオプションになりうる．ある研究ではFGRにおいて30％にnon-reactive NST，40％にpositive CSTを認め，non-reactive NSTかつpositive CSTの場合は周産期死亡率が92％あったと報告している[31]．しかしCSTでは25～30％の偽陽性率が認められることから，またFGRに対するCSTとDVの血流評価では，DV血流の方が予後と相関するという報告から[32]，FGRにおけるCSTは，分娩誘発を行う際の胎盤・胎児予備能を評価する目的に用いるのがよいとされる[6]．

FGRの増悪期には羊水量が減少し臍帯圧迫に伴う変動一過性徐脈や，低酸素血症に伴う遅発一過性徐脈が出現し，繰り返すこれら一過性徐脈は胎児の低酸素血症や胎児の高い周産期死亡率と関連し[33]，増悪期の評価パラメータである．基線細変動の消失したFHRパターンや，あるいはFGRに一過性徐脈が頻出してくる場合，胎児死亡に先立つ差し迫ったイベントである可能性がある．その早期発見，速やかな分娩介入を行う必要から，CTGを頻回に行うことは現在の臨床上不可欠である．妊娠週数，病態生理，さらには投与薬剤などといった子宮内環境を考慮に入れ，判読するべきであろう．

欧州のFGR研究におけるCTGの役割: TRUFFLE study

Computerized CTG（cCTG）が欧州で研究が進められており，FGRの管理に新たな功績を見出しており，ここに紹介する．

CTGの限界の一つは，上述した通りその判読が，臨床医の経験レベルに大きく左右され，たとえ熟達した専門家同士であっても，評価が一致するとは限らないことにある．

従来型のCTGの短所を克服するため，胎児心拍数を電子的かつ客観的に評価するシステムが求められ，cCTGの開発へと繋がった．

cCTGは従来までのCTGに，コンピュータによる判読の機能を持たせたものである．CTGの判読と評価を客観的に行うことを目指して，1980年代にDawesとRedmanにより，CTGのコンピュータ解析が導入され[34]，彼らが開発したDawes-Redman基準を用いたOxford-CTGと称するシステムとして知られている[35]．従来型CTGに代わってcCTGが使われるまでの道のりは中途ではあるが，現在までにFGR，妊娠高血圧症候群，妊娠糖尿病などのハイリスク妊娠において研究されてきた．現時点ではcCTGは主にハイリスク妊娠の症例を多数扱う大規模な周産期医療センターや大学病院に導入され，これらハイリスク症例の定期的な出生前モニタリングとして使用されている[36]．

cCTGは，これまで評価できなかったFHRのSTV（short term variability）が評価されるのが特徴の一つである．STVはFHRの微細な変動を表すことになるが，cCTG上で算定されたSTVは，心電図から得られた心拍間の評価で得られたものと同じではない．STVは正確な心拍間（beat-to-beat intervals）を心電図で計測することが前提にあり，超音波ドプラの体外検査技術では，心拍間の変動を計測することはできないため，臨床においては胎児頭電極なしでは評価され得ないものであった．FGRの出生前評価で児頭電極を装着することは不可能である．Dawes-Redman基準体系でのSTVは，CTG上の1分を16分割して3.75秒のセグメントにし，各セグメントに含まれる7～10の心拍数，または6～9の心拍間隔に基づき，各セグメントの平均脈拍間隔を算出し，2つのセグメントの平均脈拍間隔の違いをコンピュータが算定したものをSTVとしており，単位はミリ秒（ms）で表される[37]．

図1，図2で示した様々なドプラ上のパラメータの評価がなされているが，cCTGにおけるSTVがFGRで胎児の急性の変化を示すDV-a波の逆流出現とほぼ同時期に低下が認められることが示されている．また，症例の50％でcCTGにおいてSTVが消失するより前に，DV-a波

上昇がみられ[3]，胎児死亡の短期予測においては，DV-a 波の逆流と同程度の予測性能を提供すると報告されている．さらに cCTG における STV がアシドーシスおよび重度の低酸素症と強い相関が帝王切開時の臍帯血サンプリングで確認されている[38]．

FGR の胎児モニタリングにおける STV の役割に関する最初の重要な研究として，Street らは代謝性アシドーシスの発見には STV が LTV より適しており，3 ms より低い STV で判定できることを示した．加えて，STV が 2.5 ms より低いことを基準として，分娩介入すべき症例を全て特定できること示した[39]．それ以来 2000 年代初頭まで cCTG による STV の低下（3 ms とするものが多い）と DV 血流波形から pH 7.20 未満の胎児アシドーシスを 90％以上の感度で発見できると報告されている[38]．また，CTG の基線細変動の低下は通常，遅発一過性徐脈や胎児が低酸素血症となる数週前から緩徐に認められてくるため 図1 ，ある時点での胎児の低酸素血症を発見する上では cCTG がより優れているとされる[6]．

分娩介入研究である GRIT（Growth Restriction Intervention Trial）は，臨床家が増悪期にあると判断した児を待機させる群と分娩介入する群で児の予後を比較した研究であるが，妊娠 30 週未満はその未熟性を考慮して待機することの正当性を論じている[40]．特に妊娠 30 週未満では胎児娩出を図るパラメータが必要であり，DV 血流波形と cCTG での STV を比較する研究が挙げられ，TRUFFLE（the trial of randomized umbilical and fetal flow in Europe）study が行われた．

2015 年に TRUFFLE study の結果が公表され[41]，さらには二次解析結果が 2017 年に発表され，DV-PI が正常である限り，STV が低下するまで待機することが許容しうると報告された[42]．本邦においては cCTG による STV の評価は不可能であるが，この新たなモダリティを用いた研究によって娩出のタイミングを DV 血流波形の変化から判断できる可能性が生じたのである．

◆ ◆ ◆

おわりに

CTG は最初に開発されてから今日まで臨床診療で長く用いられており，多くの発展を経て，現在 FGR においても診断や管理における必要不可欠なツールとなっている．

FGR を管理する際，胎児 well-being の評価の上で CTG 評価は今後も重要であることは間違いがないが，CTG の評価のみでは，娩出介入を行うかどうかを迷うような早産時期の FGR 症例管理においては限界があり，超音波による胎児計測，BPS，ドプラ血流診断とともに用いられるべきである．NST は reactive が確認できればその時点で胎児が正酸素状態である情報を提供するが，non-reactive と判断された際には cCTG が胎児の酸素状態に関してより付加的な情報が必要であることが判明している．

娩出時期の研究として TRUFFLE study が今後も長期予後を発表し，新たな知見を提供できる可能性がある．これらは欧州での cCTG における STV の評価から得られた知見であり，今後本邦においてもさらなる CTG の研究の発展が望まれる．

文　献

1) Savchev S, Figueras F, Sanz-Cortes M, et al. Evaluation of an optimal gestational age cut-off for the definition of early- and late-onset fetal growth restriction. Fetal Diagn Ther. 2014; 36: 99-105.
2) Baschat AA, Cosmi E, Bilardo CM, et al. Predictors of neonatal outcome in early-onset placental dysfunction. Obstet Gynecol. 2007; 109: 253-61.
3) Hecher K, Bilardo CM, Stigter RH, et al. Monitoring of fetuses with intrauterine growth restriction: a longitudinal study. Ultrasound Obstet Gynecol. 2001; 18: 564-70.
4) Turan OM, Turan S, Gungor S, et al. Progression of Doppler abnormalities in intrauterine growth restriction. Ultrasound Obstet Gynecol. 2008; 32: 160-7.
5) Figueras F, Gratacos E. Update on the diagnosis and classification of fetal growth restriction and proposal of a stage-based management protocol. Fetal Diagn Ther. 2014; 36: 86-98.
6) Baschat AA, Galan H. Intrauterine Growth Restriction. In: Gabbe S, et al. Obstetrics Normal and Problem Pregnancies 7th ed. Philadelphia: Elsevier; 2017. p.737-69.
7) Oros D, Figueras F, Cruz-Martinez R, et al. Longitudinal changes in uterine, umbilical and fetal cerebral Doppler indices in late-onset small-for-gestational age fetuses. Ultrasound Obstet Gynecol. 2011; 37: 191-5.
8) Cruz-Martinez R, Figueras F, Hernandez-Andrade E, et al. Changes in myocardial performance index and aortic isthmus and ductus venosus Doppler in term, small-for-gestational age fetuses with normal umbilical artery pulsatility index. Ultrasound Obstet Gynecol. 2011; 38: 400-5.
9) Baschat AA. Neurodevelopment following fetal growth restriction and its relationship with antepartum parameters of placental dysfunction. Ultrasound Obstet Gynecol. 2011; 37: 501-14.
10) Figueras F, Eixarch E, Gratacos E, et al. Predictiveness of antenatal umbilical artery Doppler for adverse pregnancy outcome in small-for-gestational-age babies according to customised birthweight centiles: population-based study. BJOG. 2008; 115: 590-4.
11) Ferrazzi E, Bozzo M, Rigano S, et al. Temporal sequence of abnormal Doppler changes in the peripheral and central circulatory systems of the severely growth-restricted fetus. Ultrasound Obstet Gynecol. 2002; 19: 140-6.
12) Cosmi E, Ambrosini G, D'Antona D, et al. Doppler, cardiotocography, and biophysical profile changes in growth-restricted fetuses. Obstet Gynecol. 2005; 106: 1240-5.

13) Baschat AA, Gembruch U, Harman CR. The sequence of changes in Doppler and biophysical parameters as severe fetal growth restriction worsens. Ultrasound Obstet Gynecol. 2001; 18: 571-7.
14) Hecher K, Snijders R, Campbell S, et al. Fetal venous, intracardiac, and arterial blood flow measurements in intrauterine growth retardation: relationship with fetal blood gases. Am J Obstet Gynecol. 1995; 173: 10-5.
15) Schwarze A, Gembruch U, Krapp M, et al. Qualitative venous Doppler flow waveform analysis in preterm intrauterine growth-restricted fetuses with ARED flow in the umbilical artery—correlation with short-term outcome. Ultrasound Obstet Gynecol. 2005; 25: 573-9.
16) Cruz-Lemini M, Crispi F, Van Mieghem T, et al. Risk of perinatal death in early-onset intrauterine growth restriction according to gestational age and cardiovascular Doppler indices: a multicenter study. Fetal Diagn Ther. 2012; 32: 116-22.
17) Baschat AA, Gembruch U, Weiner CP, et al. Qualitative venous Doppler waveform analysis improves prediction of critical perinatal outcomes in premature growth-restricted fetuses. Ultrasound Obstet Gynecol. 2003; 22: 240-5.
18) ACOG, Practice Bulletin clinical management guidelines for obstetrician-gynecologists. Number 145, July 2014. (Replaces Practice Bulletin Number 9, October 1999) Reaffirmed 2016)
19) Nageotte MP, Towers CV, Asrat T, et al. Perinatal outcome with the modified biophysical profile. Am J Obstet Gynecol. 1994; 170: 1672-6.
20) Bishop EH. Fetal acceleration test. Am J Obstet Gynecol. 1981; 141: 905-9.
21) Lavin JP Jr, Miodovnik M, Barden TP. Relationship of nonstress test reactivity and gestational age. Obstet Gynecol. 1984; 63: 338-44.
22) Pillai M, James D. The development of fetal heart rate patterns during normal pregnancy. Obstet Gynecol. 1990; 76: 812-6.
23) Bernardes J, Costa-Pereira A, Ayres-de-Campos D, et al. Evaluation of interobserver agreement of cardiotocograms. Int J Gynaecol Obstet. 1997; 57: 33-7.
24) Burrus DR, O'shea TM Jr, Veille JC, et al. The predictive value of intrapartum fetal heart rate abnormalities in the extremely premature infant. Am J Obstet Gynecol. 1994; 171: 1128-32.
25) Gagnon R, Hunse C, Bocking AD. Fetal heart rate patterns in the small-for-gestational-age human fetus. Am J Obstet Gynecol. 1989; 161: 779-84.
26) Gagnon R, Hunse C, Carmichael L, et al. Vibratory acoustic stimulation in 26- to 32-week, small-for-gestational-age fetus. Am J Obstet Gynecol. 1989; 160: 160-5.
27) Doyle LW, Crowther CA, Middleton P, et al. Magnesium sulphate for women at risk of preterm birth for neuroprotection of the fetus. Cochrane Database Syst Rev. 2007; 18: CD004661.
28) Mercer BM, Merlino AA. Society for Maternal-Fetal Medicine. Magnesium sulfate for preterm labor and preterm birth. Obstet Gynecol. 2009; 114: 650-68.
29) Duffy CR, Odibo AO, Roehl KA, et al. Effect of magnesium sulfate on fetal heart rate patterns in the second stage of labor. Obstet Gynecol. 2012; 119: 1129-36.
30) Fujimori K, Ishida T, Yamada J, et al. The effect of magnesium sulphate on the behavioral activities of fetal goats. Obstet Gynecol. 2004; 103: 137-41.
31) Linn CC, Devoe LD, River P, et al. Oxytocin challenge test and intrauterine growth retardation. Am J Obstet Gynecol. 1981; 140: 282.
32) Figueras F, Martínez JM, Puerto B, et al. Contraction stress test versus ductus venosus Doppler evaluation for the prediction of adverse perinatal outcome in growth-restricted fetuses with non-reassuring non-stress test. Ultrasound Obstet Gynecol. 2003; 21: 250-5.
33) Pazos R, Vuolo K, Aladjem S, et al. Association of spontaneous fetal heart rate decelerations during antepartum nonstress testing and intrauterine growth retardation. Am J Obstet Gynecol. 1982; 144: 754-7.
34) Dawes GS, Moulden M, Redman CW. System 8000: computerized antenatal FHR analysis. J Perinat Med. 1991; 19: 47-51.
35) Pardey J, Moulden M, Redman CW. A computer system for the numerical analysis of nonstress tests. Am J Obstet Gynecol. 2002; 186: 1095-103.
36) Kouskouti C, Regner K, Knabi J, et al. Cardiotocography and the evolution into computerized cardiotocography in the management of intrauterine growth restriction. Arch Gynecol Obstet. 2017; 295: 811-6.
37) Sonicaid Fetalcare Clinical Application Guide. http//www/huntleigh-diagnostics.com.
38) Grivell RM, Alfirevic Z, Gyte GM, et al. Antenatal cardiotocography for fetal assessment. Cochrane Database Syst Rev. 2010; 1: CD007863.
39) Street P, Dawes GS, Moulden M, et al. Short-term variation in abnormal antenatal fetal heart rate records. Am J Obstet Gynecol. 1991; 165: 515-23.
40) GRIT Study Group. A randomised trial of timed delivery for the compromised preterm fetus: short term outcomes and Bayesian interpretation. BJOG. 2003; 110: 27-32.
41) TRUFFLE study group. 2 year neurodevelopmental and intermediate perinatal outcomes in infants with very preterm fetal growth restriction (TRUFFLE): a randomised trial. Lancet. 2015; 385: 2162-72.
42) TRUFFLE study group. Longitudinal study of computerized cardiotocography in early fetal growth restriction. Ultrasound Obstet Gynecol. 2017; 50: 71-8.

〈安田 俊, 経塚 標, 藤森敬也〉

Chapter III 管理・予知

5 胎動チェック，バイオフィジカルプロファイルスコア，羊水量，その他

産婦人科医の重要な役割として，母体および胎児の妊娠の転帰に影響を与えるかもしれない状態の早期発見および管理を行うことがある．胎児胎盤循環は胎児の発育やwell-beingにとって重要な要素であり，この胎児胎盤循環の平衡が崩れると胎児生存を維持するために胎児発育不全（fetal growth restriction: FGR）を含む種々の変化が起こるとされている．死産児のコホート研究で，死産の半数近くにFGRが関連していることが示されており，ハイリスク群であるFGRにおいて胎児well-beingの評価は極めて重要である[1]．実際に胎児well-beingを監視する技術として，血流ドプラ検査と胎児心拍数陣痛図（cardiotocogram: CTG）が前項で解説されているが，これらの技術に加えて胎動チェック，バイオフィジカルプロファイルスコア（biophysical profile score: BPS），羊水量の評価が重要な役割を果たしている．

胎動チェック

羊胎仔モデルにおいて子宮内環境が急速に低酸素状態となると，胎動が減少して胎児のエネルギー消費が節約される[2]．一方，慢性的な子宮内低酸素環境では，胎児アシドーシスになる前に胎動が回復することがあり，何らかの慢性低酸素環境下における胎動回復の代償機構が働く可能性がある[3]．低酸素環境に対する胎児の生理学的適応として，末梢組織から，脳，心臓および副腎への血流の再分配が挙げられる．この血流再分配により，肝臓の糖新生が減少し肝臓のサイズが減少することで，胎児の腹囲の減少を招き児体重減少の要因となることが報告されている[4,5]．また長期間の慢性低酸素環境は，組織内の低酸素と乳酸蓄積をもたらし，胎児アシドーシスを惹起させる．最近，妊娠第3三半期に胎動減少感を度々自覚する妊婦において，胎盤機能低下によりFGRの罹患率が高いことが報告された[6-9]．胎動チェック群と胎動非チェック群を比較した場合，胎動チェック群ではFGRの出産前の発見率が有意に高く，Apgar score 1分値4点未満の症例が有意に減少した[9]．また胎動減少が妊娠後期の胎児死亡と関連があるとされている[10]．一方で生理的な胎動パターンの変化は，胎児の神経発達状態の影響も受ける．正常胎児の胎動パターンは妊娠期間を通して変化し，妊娠第2三半期での胎動静止時間は平均6分で，妊娠第3三半期後半の胎動静止時間は平均37分となる[11]．このような妊娠週数による生理的な胎動減少は，胎児の神経成熟による協調運動の改善と，妊娠週数とともに羊水および子宮内で胎児が動けるスペースが減少することに起因すると推察されている．このように低酸素環境下における胎動回復や，生理的な胎動減少もあり胎動の評価は単純ではないが，胎動が胎児well-beingと密接に関わっていることは論を待たない．

胎動チェックの方法

胎動チェックの方法は主に妊娠28週以降に，10回の胎動を感じるのに要した時間を記録する方法（10回胎動カウント法; count to ten）と[12-14]，一定時間内に感じた胎動回数を記録する方法がある[15]．10回の胎動カウントに要する時間は妊娠末期で約20分と報告されている[12]．胎動減少および消失を認める群では児死亡や周産期リスクが高いとされている[15,16]．このため，胎動減少や消失を主訴に受診した妊婦には胎児well-beingを評価する．評価法に関してはCTG，血流ドプラ検査，羊水量計測およびBPSなどが考えられるが，どの評価方法が最も優れているかについてのコンセンサスはない．胎動減少は子宮血流減少，胎児アシドーシス，FGRに関連があるとされている．ローリスク症例を対象にした研究で胎動減少のみを主訴に来院した妊婦のうち1.7％は来院時に児は死亡しており，4.4％は急速遂娩を要した[16]．ハイリスク妊婦を対象にした研究でも胎動減少・消失群では児死亡・罹病率が有意に高かった[15]．10回胎動カウントに2時間以上かかれば異常とする施設も多いが，10回胎動カウント何分以上での申告を指導すべきかについてのエビデンスはない[12,17,18]．

バイオフィジカルプロファイルスコア（BPS）

Manningらは胎児well-being評価の方法としてBPSを提唱した[19]．BPSの評価項目は，①胎児呼吸様運動（fetal breathing movements: FBM），②胎動（gross fetal body movement: FM），③胎児筋緊張（fetal tone: FT），④ノンストレステスト（non stress test: NST），⑤羊水量（amniotic fluid volume）の5項目よりなる 表1 ．各項目が正常ならば2点，異常なら0点を加算してBPS（10点満点）とする[20,21]．各項目の点数は0点か2点であり，BPSは奇数にはならない．5つの評価項目の中で，羊水量は急性期に変

5 胎動チェック，バイオフィジカルプロファイルスコア，羊水量，その他

表1 バイオフィジカルプロファイルスコア（BPS）

項目	正常（2点）	異常（0点）
胎児呼吸様運動 (fetal breathing movements: FBM)	30分間の観察中に，30秒以上持続する胎児呼吸様運動を1回以上認める	30分間の観察中に，30秒以上持続する胎児呼吸様運動を認めない
胎動 (gross fetal body movement: FM)	30分間に，3回以上の体幹/四肢の運動を認める（ただし連続するものは1回とみなす）	30分間に，体幹/四肢の運動が2回以内
胎児筋緊張 (fetal tone: FT)	30分間の観察中に，四肢が伸展しすぐに屈位になる運動，もしくは手掌の開閉運動が1回以上認める	30分間に四肢が屈位に回復しない，もしくは手掌が開いたまま
ノン・ストレステスト (non stress test: NST)	20～40分間の胎児心拍数モニタリングで，一過性頻脈（15 bpm以上，15秒以上）が2回以上ある	20～40分間で一過性頻脈（15 bpm以上，15秒以上）が1回もしくは認められない
羊水量 (amniotic fluid volume)	2 cm以上の羊水ポケットが認められる	羊水ポケットが2 cm未満

表2 BPSの評価と管理方針

BPS	羊水量	評価	管理方針	臍帯動脈血 pH<7.25の確率（%）	1週間以内の胎児死亡率（1,000人あたり）
10 8	正常	Nonasphyxia 正常	経過観察	0	0.565
8	過少	Chronic compensated asphyxia 異常の可能性を考える	37週以降は分娩 37週未満は2回/週のチェック	5～10	20～30
6	正常	Acute asphyxia possible 異常の可能性あり	37週以降は分娩，37週未満であれば24時間以内に再検しBPS 6点以下で分娩	10	50
6	過少	Chronic asphyxia with possible acute asphyxia 異常の可能性あり	32週以降は分娩，32週未満は連日検査	>10	>50
4	正常	Acute asphyxia likely 異常の可能性が高い	32週以降は分娩，32週未満は連日検査	36	115
4	過少	Chronic asphyxia with acute asphyxia likely 異常の可能性が高い	26週以降は分娩	>36	>115
2	正常 過少	Acute asphyxia nearly certain 異常の可能性が高い	26週以降は分娩	73 >73	220 >220
0	過少	Gross severe asphyxia 異常の可能性が高い	26週以降は分娩	100	550

化しにくく，羊水過少は慢性的な胎児機能不全を示唆する所見であり，同じBPSでも対応が異なる場合がある 表2．

　胎児は低酸素症になると，胎児器官形成の順序である筋緊張（7～8週），胎動（9週），呼吸様運動（20週前後），一過性頻脈（28週前後）と逆の順番にBPSの各項目が障害されていくとの報告がある[22]．またBPSと臍帯動脈血pHの間には高い相関があり，臍帯動脈血pHが7.2以上の場合には一過性頻脈の消失と胎児呼吸様運動の消失が最初にみられ，7.1～7.2の場合には胎動と筋緊張が減少し，7.1以下では胎動と筋緊張が消失すると報告している[22]．FGR胎児管理においてこれらのパラメータの変化を考慮しながら判断し周産期管理を行う必要がある 図1．

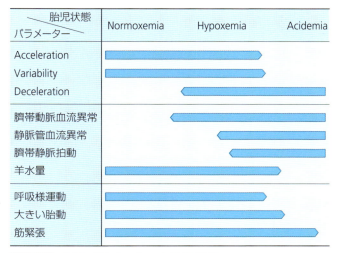

図1 各種パラメーターと胎児状態

5 胎動チェック，バイオフィジカルプロファイルスコア，羊水量，その他

最近ではBPSに血流ドプラ検査を組み合わせた胎児well-being評価が行われている．FGR症例における臍帯動脈，中大脳動脈，下大静脈，静脈管および臍帯静脈の血流ドプラ検査とBPSを評価する手順として，血流ドプラ検査に異常が認められたFGR症例に頻回にBPSを測定することによって，BPSが急激に悪化する症例を見逃さずに管理でき，周産期予後を改善させるという報告がある[23]．また，BPSは胎児well-beingの評価において有用な検査であるが，検査に30分以上を要する．Nageotteらは，一過性頻脈と呼吸様運動の胎児アシドーシスへの感度が同等という考え方から，ハイリスク胎児に対してNSTと羊水量（amniotic fluid volume: AFI）を組み合わせたmodified BPSを提案し，これを週2回行い，異常があった場合にはBPSやCSTを行うべきとしている[24]．

羊水量

羊水量は妊娠期間を通じて，一定の範囲内で調節されている[25]．羊水量は胎児well-beingの評価においてNSTと並んで最も重要視される項目である．実際，BPSおよびBPSの評価には時間がかかるという欠点を克服するために考案されたmodified BPSにおいても羊水量が評価項目となっている[24,26]．妊娠後期の羊水量は，胎児尿，肺胞液，胎児嚥下および臍帯・羊膜（胎盤表面）など膜を介した水分のバランスで決まると考えられている[25] 図2 ．

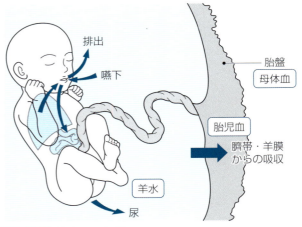

図2 羊水量の調節

羊水ポケット（AFP）と羊水インデックス（AFI）

羊水量の評価方法として広く用いられているものに羊水ポケット（amniotic fluid pocket: AFP）と羊水インデックス（amniotic fluid index: AFI）がある．

AFPは，腹壁に垂直に超音波プローブを当て，最も羊水腔が広くなるような断面を描出し，子宮内壁から胎児部分に至る羊水腔部分（羊水ポケット）の距離を測定する．羊水量評価においてAFP 2 cm未満を羊水過少と判定する[27]．一方で羊水過多の基準は8 cm以上とされている．

AFIは仰臥位の妊婦の臍を中心にして上下左右の4つに分画し，超音波プローブを母体矢状断面に平行に動かして（腹壁面に対し垂直になるのではない），各分画ごとの最大の羊水深度を合計してcmで表現する[28,29]．羊水深度の測定に際しては胎児部分や臍帯を含まない部分で計測する．カラードプラ法を併用すると臍帯を容易に鑑別できる．一般的な基準としては，5 cm未満を羊水過少，24 cmを超えるものを羊水過多とする．

AFPとAFIのどちらが羊水量や周産期予後を正確に推測できるかは議論が分かれる．Morrisらが妊娠40週以降の妊婦を対象とした検討では，AFI<5 cmは7.9%，AFP<2 cmは1.4%であった．AFIの方がNRFS（non-reassuring fetal status）による帝王切開，新生児集中治療室（NICU）入院，asphyxia，胎便吸引の感度は高かったが偽陽性も多く，特異度はAFPの方が高かったと報告している[30]．またAFI<5では医学的介入の頻度が増えるものの周産期予後は改善せず，AFP<2 cmの方がより正確に周産期予後を推測できるとする報告もある[31-33]．ただし実際の羊水量と，超音波検査で得られたAFPとAFIとの関連を比較した解析ではどちらも遜色なく，AFPとAFIはともに実際の羊水量と相関があることが報告されている[34,35]．

FGRと羊水過少

羊水量はFGRの予後を推定する上で重要な要素である．また羊水過少は胎児形態異常との相関があると報告されている[36]．羊水過少の原因として，慢性低酸素環境や羊膜の水分調節の変化が考えられている．羊胎仔慢性胎盤機能不全モデルでは尿量は変わらずに羊水量が減少することが報告されており，これは慢性的な胎盤機能不全では尿量減少だけではなく病的な臍帯・羊膜からの水分吸収増加により羊水量が減少する可能性が示唆されている[37]．ヒトでも胎児胎盤機能不全に伴い羊水は一般に減少すると考えられる[38]．しかしヒトにおいては胎児胎盤機能不全に伴う羊水減少の詳細な機序は不明である[39]．FGRと羊水過少を合併する症例では，FGRの程度が重症化するほど羊膜のメコニウム沈着や絨毛内血管の閉塞などの所見を認める頻度が有意に増加するとの報告もある[38]．またFGRと羊水過少を伴う症例では妊娠高血圧症候群の合併が多くみられる．羊水過少の詳細な機序に関しては，今後も検討が必要である．

FGRと羊水過多

羊水過多にFGRが伴う場合，多くは染色体異常を含む

胎児異常の可能性が高い．SicklerらはFGRに羊水過多を伴う39例のうち，染色体異常が15例（38％），うち18トリソミーが10例で，児に異常を認めなかったのは3例（7.7％）と報告している[40,41]．

新技術

胎児well-beingを評価する目的で，今後臨床応用される可能性のある新技術について紹介する．

母体腹壁誘導胎児心電図

母体腹壁に胎児心電図用の電極を装着する．胎児にとって非侵襲的に検査ができる利点がある．胎児不整脈はもとより，新しい胎児心拍数モニタリング検査法として胎児well-beingの診断に新たな判断基準を示すことができる可能性がある[42,43]．

胎児心磁図

胎児心臓の電気的活動による母体の腹部付近の磁場の変化を取得し解釈する非侵襲的技術である[44]．QRS波とP波の時間関係，QT時間などの電気生理学的情報が評価可能であり胎児不整脈，自律神経発達，well-being評価への応用が期待されている[45]．

Cine MRI

近年MRIは機器と撮像法が進歩し，撮影時間が著明に短縮し，鮮明な画像の描出が可能となってきた．Cine MRIはMRIを用いて胎動を定量的に評価する方法である．この方法は撮影のための機器の準備やデータ解析に労力がかかり，現在は研究目的の利用に限られている[46]．

内診指接着型胎児オキシメーター

診察する医師の指に近赤外線センサーを装着し，組織酸素飽和度と臍帯血動脈血pHを予測する技術である[47,48]．胎児酸素化情報を非侵襲的に測定できるメリットがあり，従来の胎児well-being評価法の偽陽性を減らす可能性がある．

文献

1) Gardosi J, Kady SM, McGeown P, et al. Classification of stillbirth by relevant condition at death (ReCoDe): population based cohort study. BMJ. 2005; 331: 1113-7.
2) Richardson BS, Patrick JE, Abduljabbar H. Cerebral oxidative metabolism in the fetal lamb: relationship to electrocortical state. Am J Obstet Gynecol. 1985; 153: 426-31.
3) Richardson BS, Carmichael L, Homan J, et al. Electrocortical activity, electroocular activity, and breathing movements in fetal sheep with prolonged and graded hypoxemia. Am J Obstet Gynecol. 1992; 167: 553-8.
4) Kessler J, Rasmussen S, Godfrey K, et al. Longitudinal study of umbilical and portal venous blood flow to the fetal liver: low pregnancy weight gain is associated with preferential supply to the fetal left liver lobe. Pediatr Res. 2008; 63: 315-20.
5) Kessler J, Rasmussen S, Godfrey K, et al. Fetal growth restriction is associated with prioritization of umbilical blood flow to the left hepatic lobe at the expense of the right lobe. Pediatr Res. 2009; 66: 113-7.
6) Warrander LK, Batra G, Bernatavicius G, et al. Maternal perception of reduced fetal movements is associated with altered placental structure and function. PLoS One. 2012; 7: e34851.
7) Scala C, Bhide A, Familiari A, et al. Number of episodes of reduced fetal movement at term: association with adverse perinatal outcome. Am J Obstet Gynecol. 2015; 213: 678 e1-6.
8) Holm Tveit JV, Saastad E, Stray-Pedersen B, et al. Maternal characteristics and pregnancy outcomes in women presenting with decreased fetal movements in late pregnancy. Acta Obstet Gynecol Scand. 2009; 88: 1345-51.
9) Saastad E, Winje BA, Stray Pedersen B, et al. Fetal movement counting improved identification of fetal growth restriction and perinatal outcomes—a multi-centre, randomized, controlled trial. PLoS One. 2011; 6: e28482.
10) Stacey T, Thompson JM, Mitchell EA, et al. Maternal perception of fetal activity and late stillbirth risk: findings from the Auckland Stillbirth Study. Birth. 2011; 38: 311-6.
11) Nijhuis JG, Prechtl HF, Martin CB Jr, et al. Are there behavioural states in the human fetus? Early Hum Dev. 1982; 6: 177-95.
12) Moore TR, Piacquadio K. A prospective evaluation of fetal movement screening to reduce the incidence of antepartum fetal death. Am J Obstet Gynecol. 1989; 160(5 Pt 1): 1075-80.
13) Grant A, Elbourne D, Valentin L, et al. Routine formal fetal movement counting and risk of antepartum late death in normally formed singletons. Lancet. 1989; 2: 345-9.
14) Kuwata T, Matsubara S, Ohkusa T, et al. Establishing a reference value for the frequency of fetal movements using modified 'count to 10' method. J Obstet Gynaecol Res. 2008; 34: 318-23.
15) Leader LR, Baillie P, Van Schalkwyk DJ. Fetal movements and fetal outcome: a prospective study. Obstet Gynecol. 1981; 57: 431-6.
16) Whitty JE, Garfinkel DA, Divon MY. Maternal perception of decreased fetal movement as an indication for antepartum testing in a low-risk population. Am J Obstet Gynecol. 1991; 165(4 Pt 1): 1084-8.
17) Reduced Fetal movements; Green-top Guideline Royal College of Obstetricians and Gynaecologists; 2011.
18) Tveit JV, Saastad E, Stray-Pedersen B, et al. Reduction of late stillbirth with the introduction of fetal movement information and guidelines- a clinical quality improvement. BMC Pregnancy Childbirth. 2009; 9: 32.
19) Manning FA, Baskett TF, Morrison I, et al. Fetal biophysical profile scoring: a prospective study in 1,184 high-risk

patients. Am J Obstet Gynecol. 1981; 140: 289-94.
20) Manning FA. Fetal biophysical profile. Obstet Gynecol Clin North Am. 1999; 26: 557-77, v.
21) 小松 篤.【胎児心拍数モニタリング パーフェクトマスター】知っておくべき基本的知識 biophysical profile scoring（BPS）の定義と対応. 臨床婦人科産科. 2016; 70: 588-93.
22) Vintzileos AM, Campbell WA, Ingardia CJ, et al. The fetal biophysical profile and its predictive value. Obstet Gynecol. 1983; 62: 271-8.
23) Baschat AA, Gembruch U, Harman CR. The sequence of changes in Doppler and biophysical parameters as severe fetal growth restriction worsens. Ultrasound Obstet Gynecol. 2001; 18: 571-7.
24) Nageotte MP, Towers CV, Asrat T, et al. Perinatal outcome with the modified biophysical profile. Am J Obstet Gynecol. 1994; 170: 1672-6.
25) Brace RA. Physiology of amniotic fluid volume regulation. Clin Obstet Gynecol. 1997; 40: 280-9.
26) Manning FA, Platt LD, Sipos L. Antepartum fetal evaluation: development of a fetal biophysical profile. Am J Obstet Gynecol. 1980; 136: 787-95.
27) Manning FA, Hill LM, Platt LD. Qualitative amniotic fluid volume determination by ultrasound: antepartum detection of intrauterine growth retardation. Am J Obstet Gynecol. 1981; 139: 254-8.
28) Bottoms SF, Welch RA, Zador IE, et al. Limitations of using maximum vertical pocket and other sonographic evaluations of amniotic fluid volume to predict fetal growth: technical or physiologic? Am J Obstet Gynecol. 1986; 155: 154-8.
29) Phelan JP, Ahn MO, Smith CV, et al. Amniotic fluid index measurements during pregnancy. J Reprod Med. 1987; 32: 601-4.
30) Morris JM, Thompson K, Smithey J, et al. The usefulness of ultrasound assessment of amniotic fluid in predicting adverse outcome in prolonged pregnancy: a prospective blinded observational study. BJOG. 2003; 110: 989-94.
31) Magann EF, Chauhan SP, Doherty DA, et al. The evidence for abandoning the amniotic fluid index in favor of the single deepest pocket. Am J Perinatol. 2007; 24: 549-55.
32) Kehl S, Schelkle A, Thomas A, et al. Single deepest vertical pocket or amniotic fluid index as evaluation test for predicting adverse pregnancy outcome（SAFE trial）: a multicenter, open-label, randomized controlled trial. Ultrasound Obstet Gynecol. 2016; 47: 674-9.
33) Nabhan AF, Abdelmoula YA. Amniotic fluid index versus single deepest vertical pocket: a meta-analysis of randomized controlled trials. Int J Gynaecol Obstet. 2009; 104: 184-8.
34) Magann EF, Ounpraseuth S, Chauhan SP, et al. Correlation of ultrasound estimated with dye-determined or directly measured amniotic fluid volume revisited. Gynecol Obstet Invest. 2015; 79: 46-9.
35) Sande JA, Ioannou C, Sarris I, et al. Reproducibility of measuring amniotic fluid index and single deepest vertical pool throughout gestation. Prenat Diagn. 2015; 35: 434-9.
36) Fetal growth restriction. In: Cunningham FG, Leveno KJ, Bloom SL, et al. Williams Obstetrics. 24th ed. McGraw-Hill; 2014.
37) Gagnon R, Harding R, Brace RA. Amniotic fluid and fetal urinary responses to severe placental insufficiency in sheep. Am J Obstet Gynecol. 2002; 186: 1076-84.
38) Spinillo A, Cesari S, Bariselli S, et al. Placental lesions associated with oligohydramnios in fetal growth restricted（FGR）pregnancies. Placenta. 2015; 36: 538-44.
39) Lee SM, Jun JK, Kim SA, et al. Usefulness of fetal urine production measurement for prediction of perinatal outcomes in uteroplacental insufficiency. J Ultrasound Med. 2014; 33: 2165-71.
40) Sickler GK, Nyberg DA, Sohaey R, et al. Polyhydramnios and fetal intrauterine growth restriction: ominous combination. J Ultrasound Med. 1997; 16: 609-14.
41) 小松 篤.【胎児発育不全（FGR）の管理 Up To Date】病態の最新知見 FGR 児における羊水量の評価. 臨床婦人科産科. 2016; 70: 900-7.
42) 木村 芳, 佐藤 尚, 大塩 清, 他.【分娩管理の新機軸】胎児心電図. 産科と婦人科. 2015; 82: 1344-50.
43) 湊 敬, 木村 芳, 伊藤 拓, 他.【難治性の周産期 common disease への挑戦】胎児機能不全 胎児心電図を用いた胎児状態評価 胎児心電図装置を用いた新たな胎児心拍数モニタリングの試み. 臨床婦人科産科. 2016; 70: 84-8.
44) Govindan RB, Vairavan S, Ulusar UD, et al. A novel approach to track fetal movement using multi-sensor magnetocardiographic recordings. Ann Biomed Eng. 2011; 39: 964-72.
45) 加藤 愛, 堀米 仁. これだけは知っておきたい！ 胎児心磁図. 心電図. 2016; 36: 212-5.
46) Guo WY, Ono S, Oi S, et al. Dynamic motion analysis of fetuses with central nervous system disorders by cine magnetic resonance imaging using fast imaging employing steady-state acquisition and parallel imaging: a preliminary result. J Neurosurg. 2006; 105（2 Suppl）: 94-100.
47) Kanayama N, Niwayama M. Examiner's finger-mounted fetal tissue oximetry. J Biomed Opt. 2014; 19: 067008.
48) Uchida T, Kanayama N, Mukai M, et al. Examiner's finger-mounted fetal tissue oximetry: a preliminary report on 30 cases. J Perinat Med. 2016; 44: 745-9.

〈小野政徳, 飯塚 崇, 藤原 浩〉

Chapter III 管理・予知

6 胎児発育不全児のターミネーションの基準（1）

　胎児発育不全（fetal growth restriction: FGR）は，周産期罹病率や死亡率が高い疾患群で，その管理においては，胎児の病態把握や形態異常，未熟性の診断に加えて，胎児体重の超音波学的推定誤差（±15％）を考慮しなければならない．また，胎児死亡をはじめ，新生児仮死，胎便吸引症候群，新生児低血糖，低体温などの合併頻度が増加するため，高次医療機関で周産期管理を行うことが望ましい．長期神経学的予後不良の原因疾患でもあり，乳児期，幼児期にとどまらず，学童期まではフォローアップが重要である[1-3]．その原因は多様であり，診断は困難であることが多い．そのため有効な治療法もなく，フォローアップに関する明確な指針もない．母体適応で未熟な週数での娩出がやむを得ないこともあるが，未熟であればあるほど児の神経学的予後は悪い[2,3]．FGRの周産期管理の目標は，胎児死亡を避けながら，神経学的後遺症が起こりにくい，より成熟した分娩週数で児を娩出させることである．早く正確に診断し，入院管理または高次医療機関へ紹介するタイミングが重要となる．胎児死亡を避けるためのwell-being評価法として，NST（non-stress test），CST（contraction stress test），BPP（biophysical profile），胎児血流波形（パルスドプラ法）計測などがあり，総合的に判断することが重要である[2-4]．本稿では，FGRの娩出のタイミングに関して，胎児循環の悪化や胎児の発育成長を考慮した方法を中心に概説する．

胎児循環の特徴

　胎児循環の特徴は，心臓拍出が並列回路であることであり，これは新生児期以降が直列回路（右心室～肺循環～左心房～左心室～体循環～右心房～右心室）であることと大きく異なる．左心と右心は並列で全身に血液を駆出しており，約500 mL/min/kgという高拍出量を維持できる要因の一つでもある[5]．これは，血液ガス交換が行われる胎盤が左右心房の前に位置することに起因し，並列回路を維持するために3つの短絡路が形成されている．心臓前では臍帯静脈から下大静脈へ短絡する静脈管，心臓内では右心房と左心房間に存在する卵円孔，心臓後では肺動脈と大動脈間の動脈管である．このような短絡路により，動静脈血はミックスされ，酸素運搬能は直列回路に比較して効率的ではない印象がある．しかし，下大静脈～心房では酸素含量の高い臍帯静脈血流と末梢静脈血流は同血管内で混じり合わないように層流を形成しており，重要臓器には高栄養高酸素含有の臍帯静脈血が選択的に運搬される 図1 [5-7]．

　臍帯静脈血の約50％は静脈管を通り，下大静脈に流入する．残りの50％の一部は肝臓左葉に流入し，その他は門脈と合流し肝臓右葉に流入し，左右肝静脈から下大静脈に流入する[5-7]．このように，重要臓器である肝臓にはその仕事量に応じて，多くの酸素や栄養分が供給されている．この結果，下大静脈には酸素飽和度の低い下半身由来の血液と左右肝静脈からの血液，そして酸素飽和度の最も高い静脈管からの血液が同時に流入することになる 図1 ．酸素化された臍帯静脈血である静脈管からの血液は左肝静脈血流と合流し，他の血流とは混じり合わず，暗黒色の静脈の中を流れる赤い血流束となって下大静脈の背側を通り，選択的に卵円孔から左心房に流入する[5-7]．この血液は，左心室から冠動脈や上半身に選択的に供給されることになり，脳や心臓にはその活動に十分見合うだけの酸素が優先的に供給される．一方，低酸素飽和度である下半身や右肝静脈からの血液，上大静脈からの血液は右心に流入し，肺動脈から約10％は肺循環に流入[6]するが，多くは動脈管を短絡し，下行大動脈に流入する．この血液の多くは臍帯動脈を経て胎盤に到達し，そこでガス・物質交換を行った後，酸素飽和度を高めて臍帯静脈を経由して胎児へ戻る．低酸素刺激など，胎児にストレスが加わった場合，種々の血管作動物質の増加や神経反射などが起こり，選択的酸素運搬機能をさらに増幅させ，重要臓器が酸素消費量を維持できるように反応する[8]．

低酸素刺激に対する胎児循環の変化

静脈系の変化

　低酸素状態になると肝臓内門脈圧上昇，静脈管括約筋弛緩をきたし，静脈管は拡張するため短絡する臍帯静脈血流量は増加し，そのほとんどは左心に流入，重要臓器への酸素運搬量を維持しようとする[8]．この変化が長期に及ぶ場合には，肝臓への酸素，物質運搬が阻害され，肝臓3の発達が阻害される．胎児形態的にはasymmetrical FGRの特徴である腹囲の成長低下として現れる．血行動態的に特に左葉は萎縮しやすい 図1 [6]．

6 胎児発育不全児のターミネーションの基準（1）

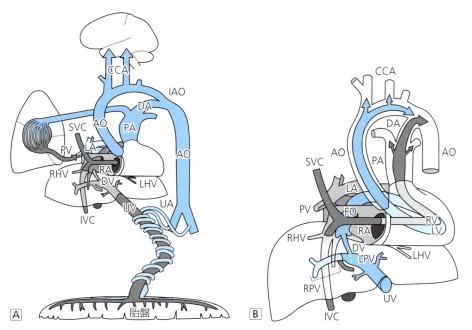

図1 A：胎児循環，B：臍帯静脈血，上大静脈血，下大静脈血の分配経路

AO: 大動脈, CCA: 総頚動脈, DA: 動脈管, DV: 静脈管, FO: 卵円孔, IAO: 大動脈峡部, IVC: 下大静脈, LA: 左房, LHV: 左肝静脈, LPV: 左門脈, LV: 左室, PA: 肺動脈, PV: 肺静脈, RA: 右房, RHV: 右肝静脈, RPV: 右門脈, RV: 右室, SVC: 上大静脈, UA: 臍帯動脈, UV: 臍帯静脈
(Kiserud T, et al. Umbilical circulation: fetal and neonatal physiology. 5th ed. Elsevier; 2017. p.600[5])

表1 心拍出量の再分配 (redistribution of cardiac output)

	Normoxia	Hypoxia
心拍出量	483.0±11.6	489.2±36.9
脳	139.4±12.1	278.8±42.9#
心臓	194.6±12.3	525.4±66.2#
副腎	318.6±48.3	1083±206#
胎盤	171.6±31.6	203.7±53.1
消化管	59.2±7.2	43.6±9.3
脾臓	278.0±19.1	159.3±55.2
肝臓	4.83±1.10	4.60±1.86
腎臓	190.4±12.8	147.4±28.7#
筋肉，皮膚，骨	21.9±1.5	15.1±4.2#

心拍出量（mL/min/kg），臓器血流量（mL/min/100gm），肝臓は動脈血流のみで門脈血流は含まない #$p<0.05$
(Kamitomo M, et al. Am J Obstet Gynecol. 1993; 169: 701-7[9])

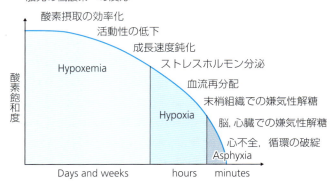

図2 低酸素に対する胎児心循環器の反応

動脈系の変化

低酸素刺激に対する動脈血の臓器血流量の変化を **表1**[9]に示す．FGR に代表されるような慢性低酸素症において，体幹や筋肉，腎臓，腸管などへの血流は減少，脳，心臓，副腎への血流は増加し，重要臓器での酸素消費量は維持される．この反応を心拍出量の再分配(redistribution of cardiac output)と呼んでいる[9,10]．腎動脈は低酸素に非常に敏感で収縮しやすく，腎血流低下は低酸素状態の初期からみられる反応で[9,10]，長期低酸素状態における羊水減少の原因とされている．一方，胎児の酸素消費量が維持されずアシドーシスに陥ると，この心拍出量の再分配は十分に機能せず[10]，重要臓器において非可逆性の低酸素性虚血変化が起こり始める **図2**．

超音波ドプラ法による血流評価

前述した生理学的理論を基本として，1977年以来，臨床において超音波ドプラ法を用いた胎児血流波形の評価が行われ病態の理解に貢献している．評価対象となる血管は中大脳動脈（middle cerebral artery: MCA）[11]，静脈管（ductus venosus: DV）[12]，臍帯動脈（umbilical artery: UA）[13]などがあり FGR の well-being の評価に頻用されており，血流評価を含めた管理法は，児の神経学的予後を改善する可能性がある[2]．FGR の原因の一つである胎盤循環不全は，胎盤血管の梗塞などの拡散障害によることが多い．UA の拡張期流速は妊娠 15～16 週まで週数ごとに増加し，以降通常は消失することはない．しかし，胎盤血管の異常による FGR においては拡張期血流速度が低下し，臍帯動脈 PI

6 胎児発育不全児のターミネーションの基準（1）

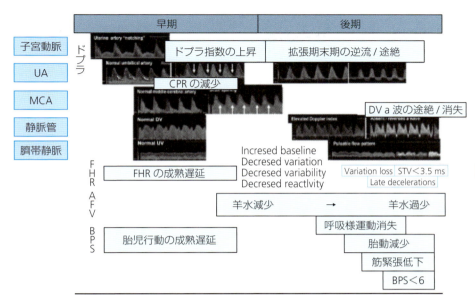

図3 胎児環境悪化に伴う各種パラメータの発現および変化カスケード

AFV: 羊水量, BPS: バイオフィジカルプロファイルスコア, FHR: 胎児心拍数, MCA: 中大脳動脈, UA: 臍帯動脈
（Baschat AA. et al. Ultrasound Obstet Gynecol. 2011; 38: 103-12[25]より）

（umbilical artery-pulsatility index: UA-PI）の上昇として現れる．さらに胎児低酸素が進行すれば，重要臓器である脳血管の拡張が起こりMCA-PI値の低下として現れる．MCAにおいては低酸素刺激や慢性低酸素の原因となる胎盤機能不全が存在する際には血管抵抗を減少させ，cerebroplacental ratio＝MCA-PI/UA-PIが1未満になると，いわゆる"brain-sparing"状態と判断される．MCAは低酸素に敏感に反応するが，MCAドプラ波形評価は臨床的な分娩時期の判断を行えるほどの精度はない[14]．循環障害がさらに悪化し，胎盤の70％以上の血管が障害を受けると臍帯動脈拡張末期血流の途絶や逆流を発症する[15]．この時点では，胎児の50％以上が低酸素血症に陥っているという報告[16,17]もある．さらに低酸素状態が進行すると血流変化は末梢から中枢側の血管で明らかとなってくる．最終的には心不全状態となり，胎児死亡の危険性が高まる．一方，静脈系の評価も新生児予後のリスクを示す指標となる．胎児低酸素においては，DVを拡張させることにより酸素豊富な臍帯静脈血を心臓，脳に選択的に分配する機能が働く．その結果，肝静脈への血流低下が起こりグリコーゲンの蓄積低下，腹囲の成長停滞につながっていく．ただし，これらの変化は慢性的に進行するため，急性変化と比較してアシデミアを発症しにくい[18]．胎児の状態が，悪化するに従い，DV-PIは上昇するが，a波の消失や逆転がある場合にはアシデミアや新生児死亡のリスクが高い[19]．図3にFGRにおける胎児環境の悪化に伴う各種パラメータの発現や変化のカスケードを示した．

分娩時期決定のためのRCT

図3に示すようにFGRの子宮内環境の悪化に伴う各種パラメータの変化は詳細に研究されているが，これらのパラメータを用いた神経学的後遺症を予防するためのターミネーションの時期に関する研究はいまだ少ない．その中で，代表的な無作為化比較試験（RCT）を紹介する．

Infant wellbeing at 2 years of age in the Growth Restriction Intervention Trial（GRIT）: multicentred randomized controlled trial[20]

ヨーロッパ13カ国69施設で行われたRCTで，分娩時妊娠24〜36週，548人のFGRを採用．CTG，BPP，臍帯動脈ドプラ所見で，分娩介入を早期に行った即座群と待機群に分類し予後を検討した．胎児well-beingに対する疑義があれば産科医師の判断で分娩とした．決定から分娩までの日数は即座群で0.9日（0.4〜1.3日），待機群で4.9日（2〜11日）．周産期予後では新生児死亡が即座群（7.7％ vs 4.1％），に，胎児死亡が待機群（0.7％ vs 3.1％）に多かったが，周産期死亡としては同様（10％ vs 9％）であった．2歳時の神経学的障害および死亡は19％ vs 16％と2群間に差は認められなかった．しかし，妊娠31週未満においては即座群で未熟性に起因する神経学的予後不良例（13％ vs 5％）が多く認められた．しかしながら，6〜13歳時では死亡または神経学的異常例は即座群14％，待機群17％で差を認めなかった．GRIT studyには，①胎児監視方法が不明瞭で分娩決定の指標が記載されていない．②待機群との差は4日の短期であった．③即座群では，分娩前ステロイドの恩恵を十分に受けることができなかった可能性，などの限界はある．しかし結論としては，神経学的異常の原因は，産科的問題が発生する以前のFGRを形成する胎児環境そのものが問題であり，分娩時期の早期介入では予後を変えることができなかったと解釈されている．

6 胎児発育不全児のターミネーションの基準（1）

2 year neurodevelopmental and intermediate perinatal outcomes in infants with very preterm fetal growth restriction (TRUFFLE): a randomised trial[21]

静脈管のドプラ流速波形をターミネーション時期決定に適用できるかどうかの効果を評価した，Trial of Umbilical & Fetal Flow in Europe (TRUFFLE) study group による RCT である 表2．妊娠 32 週未満の FGR 511 例が参加，以下の3方法で分娩時期を決定した．①CTG STV: computerized CTG で short term variability の低下，②DV p95: DV-PI>95% tile まで待機して分娩，③DV no A: DV a 波が基線に達する，または逆転するまで待機．primary outcome は 2 歳時の神経学的発達遅延とした．平均分娩週数は 30.7（IQR 26.1-40.6）週であり，平均出生体重は 1,019 g（SD 322 g）であった．それぞれの生存率に関して有意差はなかったが，DV no A 群では，CTG STV 群よりも，2 歳時での神経学的予後は良好（95% vs 85%）であった．しかし，同時にこの結果は DV no A 群で周産期死亡，乳児死亡がやや多かったことと関連するとの結論であった．

この研究においては，①モニターの頻度が施設により異なっていた，②妊娠 32 週以降で分娩の基準が施設によって異なっていた，③CTG STV 群には DV ドプラ波形が計測されていなかった，④computerized CTG が一般的でない，などの問題点があったが，FGR の分娩時期決定において DV の a 波消失または逆転まで待機する管理法の可能性を提示したといえる．

胎児頭部発育の評価

急性低酸素刺激に対する胎児心循環器系の反応は血圧上昇，心拍数低下および，心拍出量の重要臓器への再分配で代償される[9,10]．FGR の原因となる病態として重要視される慢性低酸素症においてもこの心拍出量の再分配は維持されていることがわかっており[9] 表1，胎児の asymmetrical な体型はこの長期にわたる臓器血流変化の結果と理解されている．胎児脳はこの機能によって優先的に血流量を供給され，一定期間は成長し得るが，成長を持続させるためには酸素栄養が豊富な臍帯静脈血の供給維持が重要となる．低酸素に際しては臍帯静脈由来の肝静脈血流減少，静脈管短絡量増加の結果，より多くの臍帯静脈血が右房から左房左心室を経て脳へ循環する機能が働いている[7,8]．しかし，胎盤機能が悪化し続けると胎盤循環圧が上昇することと，左室からだけの血液供給では脳の成長代謝が保てない，または脳血管拡張の理由により，右室から動脈管を経て大動脈狭部を逆流する血液が増加する[22]．この逆流血は

表2 TRUFFLE study

	CTG STV (n=166)	DV p95 (n=167)	DV no A (n=170)
follow up 児の総数	144 (87%)	142 (85%)	157 (92%)
障害なき生存	111 (67%)	139 (83%)	133 (78%)
2 歳までの死亡率	13 (8%)	1 (7%)	17 (10%)
障害あり生存	20 (15%)	12 (9%)	7 (5%)
脳性麻痺	5 (4%)	1 (1%)	0 (0%)

脳を循環した後，上大静脈から右房に還流し，再度右室から拍出される．結果として，脳への血流量増加は起こりうるが，栄養素運搬に関与しない閉鎖回路を形成するため，また代謝産物が多く含まれるため脳の発達成長に悪影響を及ぼす可能性がある．この大動脈狭部における逆流量と脳の成長との関連性は臨床的には検討されていないが，逆流量の程度と小児学童期の神経学的予後との相関が報告されている[22]．一方，SGA（small for gestational age）児 345 例の後方視的検討において，出生時頭囲と長期神経学的予後の関連性を調査したところ，出生時頭囲が-1.5 SD 以下の新生児において有意に神経学的異常症例（10.3% vs 3.0%）が多かったことが報告されている[23]．これらの報告は，FGR における神経学的後遺症と長期にわたる脳血流異常，それに伴う脳の成長低下の関連性を推測させるものとして興味深い．胎盤機能不全による FGR において，様々な behavioral activity の変化が報告されているが，頭囲の発育の遅延や停止は神経学的発達不良の最も強い影響因子の一つであることがわかっている[24]．この結果から，FGR の周産期管理において胎児死亡を避けるためだけではなく，intact survival を目指し，頭囲（head circumference: HC）の評価で正常域を逸脱し，2 週間以上発育が停止した場合には，胎児 well-being 評価において緊急性がなくても，妊娠 27 週以上であれば積極的に娩出するという考えもある．荻ら[23]は，新生児集中治療室（NICU）へ入院となった出生週数 27 週以上の FGR 症例 339 例を出生前の産科管理方法から頭囲発育監視群（HC 163 例）と非監視群（no HC 176 例）の2群に分類し，その予後を後方視的に検討した結果，出生時頭囲が 10% タイル未満であった児は HC 群で 10 例（6.1%），no HC 群で 47 例（26.7%）と有意に監視群で頭囲発育障害が少なかったと報告した．NRFS（non-reassuring fetal status）は HC 群 33 例（20.0%），no HC 群 62 例（35.2%），死亡率は，HC 群 0 例（0%），no HC 群 7 例（4.0%），2 歳時神経学的異常（脳性麻痺，てんかん）は HC 群 1 例（0.9%），no HC 群 16 例（10.7%）であり，有意に監視群で少なく，頭囲発育監視の有用性を報告している．神経学的予後の危険因子の中で未熟性は非常に大きな因子

であるが，FGRにおいては頭囲発育停止も強い予後影響因子の一つである．頭囲の測定を頻回に行い，頭囲発育異常を早期に診断し，コルチコステロイド投与や早期分娩など周産期医療介入を行うことで，神経学的予後の改善につながると考えられる．

◆　　　◆　　　◆

おわりに

FGRの産科管理の目標は，胎児死亡を避けながら，神経学的後遺症が起こりにくい，より成熟した分娩週数で児を娩出させることである．したがって，産科医はFGRである胎児が現在どのような状況にあるのか，どのような危機に瀕しているのか，また今後の子宮内環境はどのような速さで悪化していくのかを可及的速やかに把握しなければならない．そのためには多角的に，また頻回に胎児を観察することが要求される．羊水過少症に伴う反復する遅発一過性徐脈，BPS（biophysical profile score）6点未満，臍帯静脈血流波形でpulsationを認め，かつDV-PI＞3.0SDまたはa波消失逆転を伴うなどの所見は，胎児アシドーシスや胎児死亡の危機が迫っていることを表している．このような場合は児が非常に未熟であっても娩出せざるを得ない．今後はより良い神経学的予後を目指し，新たなFGR娩出の指標やタイミングに関する研究が強く望まれる．

文　献

1) Manning FA. Intrauterine growth retardation. In: Fetal medicine. Principles and practice. Norwalk, CT: Appleton & Lange; 1995. p.317
2) Fetal growth restriction: In: Williams Obstetrics. 24th ed. McGraw-Hill; 2014. p.874-84.
3) American College of Obstetricians and Gynecologists. Practice Bulletin no. 134: fetal growth restriction. Obstet Gynecol. 2013; 121: 1122-33.
4) 産婦人科診療ガイドライン　産科編2017　p.177-185，日本産科婦人科学会/日本産婦人科医会; 2017.
5) Kiserud T, Haugen G. Umbilical circulation: fetal and neonatal physiology. 5th ed. Elsevier; 2007. p.600.
6) Rudolph AM. Hepatic and ductus venosus blood flows during fetal life. Hepatology. 1983; 3: 254-8.
7) Reuss ML, Rudolph AM. Distribution and recirculation of umbilical and systemic venous blood flow in fetal lambs during hypoxia. J Dev Physiol. 1980; 2: 71-84.
8) Paulick RP, Meyers RL, Rudolph CD, et al. Venous responses to hypoxemia in the fetal lamb. J Dev Physiol. 1990; 14: 81-8.
9) Kamitomo M, Alonso JG, Okai T, et al. Effects of long-term, high-altitude hypoxemia on ovine fetal cardiac output and blood flow distribution. Am J Obstet Gynecol. 1993; 169: 701-7.
10) Cohn HE, Sacks EJ, Heymann MA, et al. Cardiovascular responses to hypoxemia and acidemia in fetal lambs. Am J Obstet Gynecol. 1974; 120: 817-24.
11) Woo JS, Liang ST, Lo RL, et al. Middle cerebral artery Doppler flow velocity waveforms. Obstet Gynecol. 1987; 70: 613-6.
12) Kiserud T, Eik-Nes SH, Blaas HG, et al. Ultrasonographic velocimetry of the fetal ductus venosus. Lancet. 1991; 338: 1412-4.
13) American College of Obstetricians and Gynecologists: Intrauterine growth restriction. ACOG Practice Bulletin Number 12 January 2000.
14) Stampalija T, Arabin B, Wolf H, et al; TRUFFLE investigators. Is middle cerebral artery Doppler related to neonatal and 2-year infant outcome in early fetal growth restriction? Am J Obstet Gynecol. 2017; 216: 521. e1-521.
15) Todros T, Sciarrone A, Piccoli E, et al. Umbilical Doppler waveforms and placental villous angiongenesis in pregnancies complicated by fetal growth restriction. Obstet Gynecol. 1999; 93: 499-503.
16) Kingdom JC, Burrell SJ, Kaufmann P. Pathology and clinical implications of abnormal umbilical artery Doppler waveforms. Ultrasound Obstet Gynecol. 1997; 9: 271-86.
17) Morrow RJ, Adamson SL, Bull SB, et al. Effect of placental embolizationon the umbilical arterial velocity waveform in fetal sheep. Am J Obstet Gynecol. 1989; 161: 1055-60.
18) Baschat AA. Venous Doppler evaluation of the growth-restricted fetus. Clin Perinatol. 2011; 38: 103-12.
19) Figueras F, Martiniz J, Puerto B, et al. Contraction stress test versus ductus venosus Doppler evaluation for the prediction of adverse perinatal outcome in growth-restricted fetuses with non-reassuring non-stress test. Ultrasound Obstet Gynecol. 2003; 21: 250-5.
20) Thornton JG, Hornbuckle J, Vail A, et al; GRIT study group. Infant wellbeing at 2 years of age in the Growth Restriction Intervention Trial（GRIT）: multicentred randomised controlled trial. Lancet. 2004; 364: 513-20.
21) Lees CC, Marlow N, van Wassenaer-Leemhuis A, et al; TRUFFLE study group. 2 year neurodevelopmental and intermediate perinatal outcomes in infants with very preterm fetal growth restriction（TRUFFLE）: a randomised trial. Lancet. 2015; 385: 2162-72.
22) Fouron JC, Gosselin J, Raboisson MJ, et al. The relationship between an aortic isthmus blood flow velocity index and the postnatal neurodevelopmental status of fetuses with placental circulatory insufficiency. Am J Obstet Gynecol. 2005; 192: 497-503.
23) 茨　聡．IUGRの周産期管理．産婦人科治療．2005; 90: 286-92（II）
24) Baschat AA. Neurodevelopment following fetal growth restriction and its relationship with antepartum parameters of placental dysfunction. Ultrasound Obstet Gynecol. 2011; 37: 501-14.
25) Baschat AA. Venous Doppler evaluateon of the growth-restricted fetus. Clin Perinatol. 2011; 38: 103-12.

〈戸田　薫，上塘正人〉

Chapter III 管理・予知

7 胎児発育不全児のターミネーションの基準（2）

　胎児発育不全（fetal growth restriction: FGR）児において，早産期，特に妊娠30週未満でのターミネーション決定には苦慮することが多い．現時点では，残念ながら臨床現場で実施できる経母体的な有効な治療はほとんどないといってよく，各種検査法（別項参照）で胎児の状態を慎重に評価しながら妊娠継続を図ると同時に，時期を逸することなく適切な時期にターミネーションする必要がある．しかしながら，ターミネーション決定にあたり，「どのような検査法で評価するのがもっとも適切か」「どのような所見でターミネーションを決定するのが最も適切か」という具体的な診療指針については明確なエビデンスがいまだ確立されていないのが現状である．本項では，最近の研究報告を中心に，前項（III-6）で紹介された一般的なターミネーション基準以外の基準を中心に紹介しながら今後の方向性について言及し，さらに早産児の予後改善を目的としたベタメタゾン経母体投与のFGR児における意義についても言及する．

ターミネーション基準の検討

　早産期のFGR管理における難しさは，早期娩出とすれば新生児死亡率が高くなり，妊娠継続すれば子宮内胎児死亡率が高くなるということにある．この「早期娩出vs待機」のジレンマに答える大規模無作為化比較試験（RCT）として有名な研究がヨーロッパ多施設共同研究GRIT（Growth Restriction Intervention Trial）であり，前項で紹介されている．「産婦人科診療ガイドライン―産科編2017」[1]でも，「妊娠30週以前であれば，ある程度の待機は正当化される」という結論を解説中に紹介し，週数に応じて方針を変更することの妥当性の根拠としている．さらに具体的に踏み込んだ検討を行った大規模RCTが，ヨーロッパ20カ国が参加し実施されたTRUFFLE（Trial of Randomized Umbilical and Fetal Flow in Europe; 2005～2010年，妊娠26～31週に単胎で子宮胎盤血流不全によるFGRと診断された503名が対象）である[2]．TRUFFLEにおけるFGRの定義は，胎児腹囲<10パーセンタイルかつ臍帯動脈PI（pulsatility index）値>95パーセンタイルであり，「産婦人科診療ガイドライン―産科編2017」におけるおおよその診断の目安（胎児推定体重基準値<－1.5 SD; <約5パーセンタイルにほぼ一致）と異なるので注意されたい．静脈管（DV）波形あるいは胎児心拍数陣痛図（cardiotocogram: CTG）におけるshort-term variability（STV）の異常がターミネーション基準となりうるかを，長期予後として2歳時における脳性麻痺などの神経学的異常のない生存率をアウトカムとして検討している．両者のいずれが有用かは示せなかったものの，両者の評価を実施する管理法は，従来の管理に比較し予後良好であったとしている．DV波形a波消失所見（DV波形の変化として遅れて出現が観察される変化，別項参照）によりターミネーションを決定した群の生存児は，STV減少によりターミネーションを決定した群の生存児よりも神経学的予後が良好であったことから，DV波形a波消失所見をターミネーション基準とする方針は神経発達予後の改善という点で有用である可能性があると指摘している．STVはコンピューターによるCTG評価（computerized CTG: cCTG）が必要であることから，DV波形評価のみをターミネーション基準とする方針が簡便でよいと思われるが，研究グループはこの研究と同程度の児の予後を期待するならば，DV波形評価のみでなくSTV所見評価も必要があると主張している[3]．ちなみに，彼らは，早産期におけるFGRターミネーション基準として，DV波形a波消失，臍帯動脈拡張期血流の途絶・逆流，STV減少を挙げており，これらの所見を認めたら，ベタメタゾン経母体投与後に娩出する方針を提案している[3]．今後の検証が必要とは考えられるが，妊娠の早い週数に発見される重症FGR児は，DV波形などを適切に評価できる高次施設で管理することだけでも予後改善効果が認められる可能性があり，今後の管理方針の方向性を示した研究と考えられる．

　また，Brain sparing効果（中大脳動脈の拡張期血流増加所見，別項参照）も，FGR児でよく知られる超音波所見の一つであるが，最近のシステマティックレビューにおいて[4]，有効性を示すには長期予後を検討したRCTが必要としながらも，神経学的異常のリスクと関連している可能性があり，特に満期におけるターミネーション基準には含めてもよい項目かもしれないと述べられている．

海外の診療ガイドラインにおけるターミネーション基準について

　このように，エビデンスレベルの低い領域ではあるが，海外の診療ガイドラインでは早産期のFGR児のターミ

ネーション基準としてどのような指針が推奨されているのであろうか．ここでは，英国[5]および米国[6]のガイドラインを紹介する．いずれも2013年に発表されすでに数年経過しており，今後の改定が注目されるところではある．両者ともに，ターミネーション基準の項目として挙げているのは，「臍帯動脈血流波形」および「羊水量」である．英国RCOG（Royal College of Obstetricians and Gynaecologists）ガイドライン[5]では，さらに，STVやDV波形にも言及しており，妊娠30〜32週以降で臍帯動脈途絶逆流があった場合にはターミネーションを考慮するが，DV波形で異常がある場合にはそれよりもさらに早い妊娠週数であってもターミネーションを考慮するとしている．その点，きめ細やかな指針ともいえるが，やや煩雑で実践的ではないという批判もある[7]．他方，米国ACOG（American College of Obstetricians and Gynecologists）ガイドライン[6]では，特に臍帯動脈PI（pulsatility index）値上昇を重要視しており，その他の血流評価（Brain sparing effect，DVなど静脈系の評価）に関しては，まだ臨床的意義は不明としており対照的である．ターミネーションの時期はFGR単独であれば妊娠38〜39週で，予後不良の危険因子がある場合（羊水過少，臍帯動脈波形異常，母体適応）には妊娠34〜36週という2段階基準を推奨している．対象は胎児推定体重基準値＜−10パーセンタイルとなっている点にも注意する必要がある．また，BPS（biophysical profile score），NST（non stress test）も合わせて評価することを推奨している．いずれもよく知られている評価法ではあるが，妊娠32週未満で1,000g未満の重症FGR児には，BPS評価は偽陽性，偽陰性が高く適切でないという報告がある[8]．

以上より，ターミネーション基準として，臍帯動脈血流波形（拡張期途絶・逆流）および羊水量の評価を用いることは国際的にもコンセンサスがあると考えられる．比較すると，ACOG指針ではRCOG指針よりも軽症FGR児を対象としている印象があり，BPS評価困難な週数の早い時期の重症FGR児のターミネーション決定には，今後の検証が必要と考えられるものの，DV波形評価などが有用である可能性がある．「産婦人科診療ガイドライン―産科編2017」では，現時点でエビデンスの高い管理方法がまだ確立はしていないとして，これらの検査法および前項の「頭囲発育」も含めた検査法の中から，いずれかを行いターミネーションの時期を決定することを推奨している[1]．

その他のターミネーション基準について

現在国内では，phosphodiesterase 5（PDE5）阻害薬の臨床試験が多施設共同研究で進行中である（別項参照）．ここでは，この臨床試験で用いられているターミネーション基準について紹介したい．新規治療法の開発では，短期間に症例数を集積する必要があるため，多施設共同研究は必須である．しかしながら，ターミネーション基準が統一されていなければ，研究のエンドポイントである児の予後についての評価が正確に解析できなくなる．この臨床試験（研究事務局：三重大学産婦人科）では，三重大学が中心となって作成した統一ターミネーション基準を用いている 図1．特記すべき点は，各国のガイドラインが妊娠週数に従ってターミネーション基準を設定しているのに対し，わが国のデータベースから作成された新生児集中治療室（NICU）生存退院率に従って3段階に分類（ZONE 1〜3）し，基準を設定している点である．こうした試みは，他のエビデンスレベルの低い臨床領域における国内の統一指針を作成していく際のモデルの一つとなりうるものであり，国内の臨床研究の発展および競合的分野における国際的競争力強化の基盤となることが期待される．

ステロイド投与の可否

一般的に，早産が予測される場合におけるベタメタゾン経母体投与は，児の肺成熟促進作用だけでなく，長期的な神経学的予後の改善にもつながることが知られている．しかし，「産婦人科診療ガイドライン―産科編2017」[1]においては，早産FGR児には予後改善効果については結論が出ていないと解説中で述べられている．他方，前述のRCOG[5]およびACOG[6]ガイドライン[4]によると，早産期のターミネーションにおいては，ベタメタゾン経母体投与に加え，児の脳保護効果を期待した硫酸マグネシウムの経母体投与も推奨している．ただし，根拠としている引用文献が，FGR児における効果を検討した研究ではない点には注意が必要である．

日本における大規模研究では，1,500g未満のFGR児には効果がないという結果であった[9]．また，最近のシステマティックレビューにおいても，FGR児においてはステロイド投与をしても呼吸窮迫症候群のリスクはあるという結果であり，FGR児におけるステロイド効果は不明であると結論づけている[10]．FGR胎仔モデル動物においては肺組織におけるグルココルチコイド受容体の発現の低下が観察されており[11]，これがサーファクタント産生減少に関与している可能性が指摘されている．一方で心機能への影響はない[12]，子宮動脈や臍帯動脈に一過性の改善を認める[13]，といった投与を支持する報告もある．いずれも小規模な研究で，FGR児のみで比較検討した大規模RCTがなく，現時点では，FGRを伴わない早産児に認められた改善効果と同

7 胎児発育不全児のターミネーションの基準（2）

NICU 生存退院率（%）

新生児出生体重・胎児推定体重(g)	22	23	24	25	26	27	28	29	30	31	32	33
1,401-1,500						96	99	100	99	99	99	99
1,301-1,400						94	97	99	99	99	100	99
1,201-1,300					98	99	99	99	99	99	99	100
1,101-1,200				96	96	99	100	99	99	99	99	100
1,001-1,100			96	98	96	98	99	99	99	98	98	98
901-1,000			95	96	97	97	98	99	99	99	99	97
801- 900		89	91	95	96	96	97	97	98	100	100	
701- 800	84	86	90	93	93	95	99	98	94	95	100	
601- 700	78	86	90	93	94	93	96	100	100			
501- 600	59	69	80	90	87	93	94	92	87			
401- 500	49	64	71	80	77	80	86	100	71			
301- 400	41	52	51	56	68	67	73	71				
201- 300	18	10	31	33	40							
	22	23	24	25	26	27	28	29	30	31	32	33

在胎週数

〔NRN データベース(n＝5855. 2003〜2007 年)より作成〕

胎児発育不全 胎児娩出基準

NICU 生存退院率	対応
60% 未満 (ZONE 1)	各施設で妊娠の継続，妊娠の中断について判断する．
60% 以上かつ 95% 未満 (ZONE 2)	①，②，③のいずれか 1 つを満たす場合は妊娠を中断する． ただし，主治医の判断による妊娠の中断はこの限りではない． ①臍帯動脈拡張期逆流 ②バイオフィジカルプロファイルスコア(BPS)：4 点以下 ③胎児心拍数モニタリング：胎児心拍数波形のレベル分類(日本産科婦人科学会)のレベル 4 以上が 30 分以上継続
95% 以上 (ZONE 3)	①，②，③，④，⑤のいずれか 1 つを満たす場合は妊娠を中断する． ただし，主治医の判断による妊娠の中断はこの限りではない． ①臍帯動脈血流拡張期途絶または逆流 ②バイオフィジカルプロファイルスコア(BPS)：4 点以下(羊水量の異常を認める場合は 6 点以下) ③胎児心拍数モニタリング：胎児心拍数波形のレベル分類(日本産科婦人科学会)のレベル 4 以上が 30 分以上が持続 ④Contraction stress test(CST)陽性 ⑤頭囲発育の 2 週間の停滞

図 1 PDE5 阻害剤臨床試験におけるターミネーション基準

等の効果は期待できないことを認識しつつ，明らかな悪影響が報告されていないため，FGR の程度などを参考に症例に応じて投与することは許容される．

◆　　◆　　◆

おわりに

FGR はその原因因子を含め多彩な臨床像を呈することから，早産期におけるターミネーション基準を検討する大規模 RCT はほとんど実施されてこなかった．ターミネーション決定には，発育停止の有無，羊水量，臍帯動脈血流波形（拡張期途絶・逆流）の評価が主に用いられているが，今後の方向性としては，特に妊娠早期の重症 FGR 児の評価では，DV 波形などの胎児血流評価も組み込まれることになると予想される．ベタメタゾン経母体投与の FGR 児の効果についても，現時点ではその有用性を証明したエビデンスレベルの高い研究報告はなく，今後の課題である．エビデンスが確立するまでの時期に，各施設が独自の管理方針で診療するのではなく，国内で統一管理基準を作成していくことは，わが国における多施設大規模臨床研究の促進に寄与すると期待される．

文 献

1) CQ307-2 胎児発育不全（FGR）の取り扱いは？ In: 日本産科婦人科学会, 日本産婦人科医会, 編. 産婦人科診療ガイドライン―産科編 2017. 日本産科婦人科学会; 2017.
2) Lees CC, Marlow N, van Wassenaer-Leemhuis A, et al. 2 year neurodevelopmental and intermediate perinatal outcomes in infants with very preterm fetal growth restriction (TRUFFLE): a randomised trial. Lancet. 2015; 385: 2162-72.
3) Bilardo CM, Hecher K, Visser GHA, et al. Severe fetal growth restriction at 26-32 weeks: key messages from the TRUFFLE study. Ultrasound Obstet Gynecol. 2017; 50: 285-90.
4) Meher S, Hernandez-Andrade E, Basheer SN, et al. Impact of cerebral redistribution on neurodevelopmental outcome in small-for-gestational-age or growth-restricted babies: a systematic review. Ultrasound Obstet Gynecol. 2015; 46: 398-404.
5) Royal College of Obstetricians and Gynaecologists. Small-for-gestational-age fetus, investigation and management. (Green-top Guideline No. 31) 2013; https://www.rcog.org.uk/en/guidelines-research-services/guidelines/gtg31/
6) American College of Obstetricians and Gynecologists. ACOG Practice bulletin no. 134: fetal growth restriction. Obstet Gynecol. 2013; 121: 1122-33.
7) Unterscheider J, O'Donoghue K, Malone FD. Guidelines on fetal growth restriction: a comparison of recent national publications. Am J Perinatol 2015; 32: 307-16.
8) Kaur S, Picconi JL, Chadha R, et al. Biophysical profile in the treatment of intrauterine growth-restricted fetuses who weigh <1000 g. Am J Obstet Gynecol. 2008; 199: 264. e1-4.
9) Ishikawa H, Miyazaki K, Ikeda T, et al. The effects of antenatal corticosteroids on short- and long-term outcomes in small-for-gestational-age infants. Int J Med Sci. 2015; 12: 295-300.
10) Magann EF, Haram K, Ounpraseuth S, et al. Use of antenatal corticosteroids in special circumstances: a comprehensive review. Acta Obstet Gynecol Scand. 2017; 96: 395-409.
11) Orgeig S, McGillick EV, Botting KJ, et al. Increased lung prolyl hydroxylase and decreased glucocorticoid receptor are related to decreased surfactant protein in the growth-restricted sheep fetus. Am J Physiol Lung Cell Mol Physiol. 2015; 309: L84-97.
12) Pedersen LH, Mogra R, Hyett J. Effect of corticosteroids on cardiac function in growth-restricted fetuses. Ultrasound Obstet Gynecol. 2016; 48: 204-9.
13) Niroomanesh S, Shojaei K, Moghadam SF, et al. Effect of prenatal betamethasone on fetal, uteroplacental, and maternal blood flow velocity in pregnancies complicated by fetal growth restriction. Int J Gynaecol Obstet. 2015; 130: 270-3.

〈小谷友美〉

Chapter III 管理・予知

8 胎児発育不全の分娩方法：経腟分娩か，帝王切開か？

分娩前の胎児モニタリングの主な目的は，アシドーシスが進行する胎児の早期発見および適切な時期での分娩を行うことである．産科医は分娩を決定したら，経腟分娩をするか帝王切開（cesarean section: CS）をするかを決めなければいけない．この決定には多くの要素が影響するが，胎児の状態および妊娠週数が最も重要である．しかし，母体疾患，胎位異常および前回 CS といった他の因子も，分娩誘発を困難にする．

分娩転帰に関しては，アシドーシスのない健常な児においては経腟分娩を行うことが最適である一方，胎児機能不全に対して緊急 CS を避けることが好ましい．したがって，分娩様式に関する決定は，分娩第 1 期における胎児機能不全およびアシドーシスの発生を予測する分娩前テストの結果に左右される．

SGA 児の分娩転帰

small for gestational age（SGA）児の分娩転帰については，主に term または near term における出生体重を後方視的にみて appropriate for gestational age（AGA）児との比較を行っているものが多い．そこでこの項では主に SGA 児を対象として分娩管理を考えている．分娩中に胎児心拍異常を発現する頻度は，AGA 児では 20％であるのに対して SGA 児（出生体重＜5 パーセンタイル）では 43％である[1]．また，SGA 児では AGA 児と比較し，羊水混濁も多く（36％ vs 17％），緊急 CS（18.0％ vs 9.8％）はほぼ 2 倍となる[1,2]．また，Low らの研究では，AGA 児の 15％が分娩時にアシドーシスであるのに比べて，重度な SGA 児では 50％である[2]．

ただし，臨床医は出生体重を分娩前にあらかじめ知ることはできない．そのため，出生前の超音波検査で 5〜10 パーセンタイル未満の腹囲（abdominal circumference: AC）または推定胎児体重（estimated fetal weight: EFW）と検出された胎児を，分娩管理を考えるべき対象とする．胎児機能不全に対する緊急 CS の報告は 6〜45％であるが，AC または EFW が 10 パーセンタイル以下の胎児では約 15％である[3]．また，継続的な超音波検査における胎児腹部の発育低下は，胎児機能不全に対する帝王切開の予測因子である[3]．

胎児発育不全（fetal growth restriction: FGR）における胎児機能不全の発生率の増加は，分娩前の胎児の低 PO_2 と pH からくるものであり，また羊水過少からくる臍帯圧迫とも関係している．Nieto ら[4]は，41 人の SGA 児（出生体重＜10 パーセンタイル）および 61 人の AGA 対照群の血液ガスを比較した．子宮頸管開大が 3 cm 以下で測定された児頭採血の PO_2 および pH（平均［sd］pH 7.32［0.05］vs 7.34［0.03］）と，分娩時の臍帯動脈血 pH（平均［sd］pH 7.23［0.08］vs 7.27［0.08］）はともに SGA 群で低かった．

これらの SGA 児で出生した乳児の将来の発達に関しての報告では，ほとんどは正常な IQ（intelligence quotient）を有するが，小児期に知的障害や軽度の神経学的障害の発生率が増加する[5]．分娩中の合併症がこれらの胎児でどの程度神経学的予後に寄与するかは不明であるが，早産の SGA 乳児は，より大きなハンディキャップや知的障害の発生率が高い．早産期の SGA 児は，発育が制限されていることが多く，分娩前テストの異常により，または「選択的」に CS される可能性がより高い．したがって，陣痛中に新たに生じた代謝性アシドーシスが，この群の長期的な転帰に寄与している可能性は低いと考えられる．

分娩前テストと分娩転帰

羊水量

妊娠第 3 三半期の amniotic fluid index（AFI）が低値（＜5 cm）であると，陣痛中の一過性徐脈が約 40％，羊水混濁が 20％，緊急 CS 率が 15〜20％である[6]．陣痛前の母体経口水分摂取は，羊水量を回復させ，子宮胎盤循環を改善する可能性があるが，これが分娩合併症を減少するかどうかは不明である．Sarno ら[7]は，陣痛の latent phase における AFI 低値が胎児機能不全と関連していることを報告した：胎児機能不全による緊急 CS を必要とした症例は，AFI が 5 cm 以上では 3％，AFI が 5 cm 未満では 18％であった．

SGA 児における羊水量と胎児機能不全との関係を報告している研究がある 表1 ．O'Brien ら[8]は，SGA 児を有する 142 人の高血圧女性において連続的に AFI 測定を行った．陣痛開始時の AFI 5 cm 以下も，分娩前の最終的な AFI 5 cm 以下も胎児心拍異常や CS とは関連しなかった．しかし，その後の 2 つの研究では，羊水過少と胎児機能不全との関連が報告された[9,10]．Tongsong と Srisomboom[9]が報告

表1 SGA児の分娩第1期における羊水過少と胎児機能不全の関係

	N	SGAの定義	羊水過少の定義	胎児機能不全（%）		CS（%）	
				PPV	NPV	PPV	NPV
O'Brien et al. 1993[8]	142	AC＜5th	AFI≦5 cm	14	80	43	81
			AFI≦7 cm	22	81	33	83
Miyamura et al. 1997[10]	69	BW＜5th	AFI＜5 cm	56	86		

表2 SGA胎児における胎児心拍パターンと経皮的臍帯血採取による血液ガス値との関係

胎児心拍パターン	N	正常	低酸素血症	アシドーシス	低酸素血症またはアシドーシス
Reactive	45	41	4	0	4
Non-reactive	5	3	1	1	2
Isolated decelerations	3	2	1	0	1
Repetitive decelerations	13	2	9	8	11
Terminal	1	0	1	1	1
Total	67	48	16	10	19

した242人のSGA児のうち57人（24%）は，羊水最大ポケット＜3 cmであった．そのうち20人（35%）は，胎児機能不全に対する「産科的介入」を必要とした[9]．しかし，この研究ではCSの適応が報告されておらず，羊水過少が胎児機能不全に対するCSの予測因子になるとは断定できない．

単独の羊水過少は，それ以外問題のないSGA児においてCSの適応とはならない．しかし，一過性徐脈のリスクが増大するため，継続的な胎児心拍数モニタリングは必須である．臍帯の圧迫を解除することを目的としたものに，経頸管的な羊水注入法がある．AFI＞8 cmを維持するために温めた生理食塩水を注入する．一過性徐脈（オッズ比0.54，95%信頼区間0.43-0.68），CS（オッズ比0.56，95%信頼区間0.42-0.75），臍帯血pH＜7.20（オッズ比0.51，95%信頼区間0.35-0.74）やApgar sore 1分値＜7（オッズ比0.35，95%信頼区間0.23-0.53）の発生率を低下することができる．産後の子宮内膜炎の頻度や母体および新生児の入院期間も短縮される[11]．羊水注入が，繰り返す一過性徐脈や羊水過少を伴うSGA児でのpH低下を実際に防ぐことができるかどうかは不明であり今後の検討課題である．

胎児心拍数モニタリング

分娩前の胎児心拍数図（cardiotocogram: CTG）やノンストレステスト（non-stress test: NST）は，胎児well-beingを判定するために最も広く使用されている．SGA児での分娩前のCTGと経皮的臍帯血採取によって得られた血液ガス値との関係を調べた研究データがある 表2[12]．ReactiveなNSTはアシドーシス（pH＜－2 SD）を除外することができるが，このパターンの胎児の約9%は低酸素血症（PO_2＜－2 SD）である．繰り返す一過性徐脈を伴うSGA児13例中2例（15%）のみが正常血液ガスであり，9例（69%）が低酸素血症，8例（62%）がアシドーシスであった．また，CTGの個々の要素のうち基線細変動の異常（＜5 bpm）が，低酸素血症（78%），アシドーシス（67%），低酸素血症またはアシドーシス（89%）における陽性的中率が最も高かった[12]．

分娩前のNSTがreactiveであった時点から7日以内の分娩中胎児機能不全発生率は2%未満である[13,14]．この値はnon-reactiveのNSTでは25〜30%に増加するが，胎児機能不全に対するCSの全体的な予測値は13〜27%である[9,13]．終末期の胎児心拍パターン（基線細変動＜5 bpmおよびBraxton-Hicks収縮に伴って遅発一過性徐脈を繰り返す）を伴う胎児の30〜35%は7日以内に死亡したという報告がある[14,15]．生存している胎児のほとんどは「選択的」CSで分娩するが，70%以上がアシドーシスであった[15]．

一過性徐脈が出現しても，終末期の胎児心拍数パターンでなければ（産科歴やその他の因子にも依存するが），分娩誘発を考慮することができる．しかし，これらの胎児のほぼ70%が誘発前に低酸素血症であり[12]，そのため80%までの胎児が心拍数低下の持続や悪化により緊急CSを必要とする[13]．VisserとHuisjes[14]は，そのような症例の10%未満で分娩時の臍帯動脈血pHが7.15以下であったが，多くは分娩第1期早期に胎児心拍異常に起因するCSによって分娩されたことを報告した．対照的に，孤発性の一過性徐脈を伴うCTGパターンは，出生前の低酸素血症と関連する可能性は非常に低い 表2[12]．これらの症例のわずか12〜16%で胎児機能不全に対する器械分娩が必要とされる[16]．

8 胎児発育不全の分娩方法：経腟分娩か，帝王切開か？

表3 分娩前の胎児心拍モニタリングと羊水量の分娩中の胎児機能不全における予測比較（胎児機能不全50/242例における検討）

	胎児心拍モニタリング	羊水最大深度
感度（%）	88.0	84.0
特異度（%）	70.1	83.4
陽性的中率（%）	25.3	36.8
陰性的中率（%）	98.1	97.8

TongsongとSrisboom[9]は，SGA児でのCTGと羊水量について，分娩時の胎児機能不全の予測値を比較した **表3**．両テストは胎児機能不全と大いに関連したが，2つのテストの予測能力に統計的な有意差はなかった．しかし，分娩についての決定は，通常両テストの結果に左右されることが多く，non-reactiveな分娩前胎児心拍数パターンの発生は，正常なAFI（5〜15 cm）では1.2パーセントであるが，羊水過少（AFI＜5 cm）では28パーセントに増加する[6]．Hoskinsら[17]は，妊娠33週以降（平均36.3週に分娩）のハイリスク胎児において，胎児機能不全のために器械分娩となった率を報告した **図1**．高度変動一過性徐脈および羊水過少（AFI 5 cm以下）を伴う胎児の1/4が陣痛中に遅発一過性徐脈を認め，胎児機能不全によるCSが46％に必要であった．

バイオフィジカルプロファイルスコア（BPS）

正常なバイオフィジカルプロファイルスコア（biophysical profile score: BPS）〔10/10，8/10（正常な羊水量），または8/8（CTGなし）〕は，アシドーシスを除外することができる；BPS正常の609症例の報告では，臍帯静脈血pH＜7.25の胎児は全くいない[18]．アシドーシス（臍帯静脈血pH＜7.25）のリスクは，10パーセント（6/10），35パーセント（4/10），70パーセント（2/10），100パーセント（0/10）とBPSが下がるほど増加する[19]．

正常BPSの7日以内の胎児死亡の危険性は，0.6/1,000である[18]．緊急CSを必要とする分娩中の胎児機能不全のリスクは，BPSが減少するほど増加する．正常BPS（8〜10/10）で胎児機能不全を発現する頻度は2.9〜9.7％であるが，6/10だと23〜25％，0〜4/10だと67％である[20]．BPS結果を臨床医に隠したManning[20]の研究において，BPS 0/10の5人の胎児のうち5人，2/10の4人のうち3人，4/10の10人のうち4人が分娩中の胎児心拍異常のため緊急CSを必要とした．それ以降の報告でも，BPS 0/10の18人の胎児の17人（94％）が胎児機能不全になり，13人（72％）が緊急CSを必要とした[21]．

超音波ドプラ法

超音波ドプラ法は，FGRに生じる胎盤および胎児血行力学的変化の詳細な評価を可能にする．臍帯動脈は最も広く研究されている．異常波形は，拡張末期血流（end-diastolic velocity: EDV）の低下〔PI（pulsatility index）上昇〕から途絶（absent end-diastolic velocity: AEDV）および最終的には逆流（reverse end-diastolic velocity: REDV）に及ぶ．臍帯動脈波形異常を有するが，EDVが保たれている胎児の40〜45％が低酸素血症（PO_2＜－2 SD）であり，20〜30％はアシドーシス（pH＜－2 SD）である．対照的に，AEDVを有する胎児の80〜90％は低酸素血症であり，45〜80％

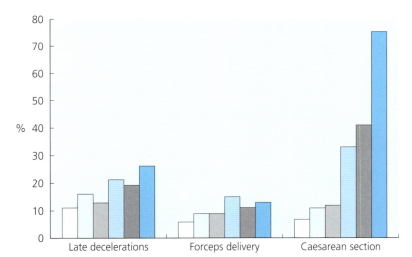
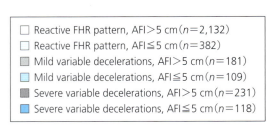

図1 分娩前の胎児心拍モニタリングと羊水量の違いにおける，分娩中の遅発性一過性徐脈と胎児機能不全による器械分娩の頻度（3,158例の検討）
AFI: amniotic fluid index, FHR: fetal heart ratio
（Hoskins IA, et al. Am J Obstet Gynecol. 1991; 165: 1094-8[17]）

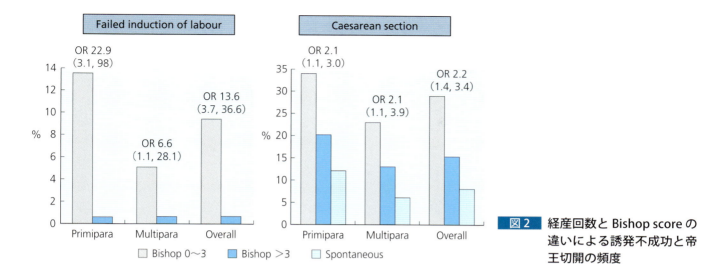

図2 経産回数とBishop scoreの違いによる誘発不成功と帝王切開の頻度

はアシドーシスである[22]．

臍帯動脈ドプラは，高リスク妊娠（そのほとんどがSGA疑い）における周産期死亡率を38％（95％信頼区間15–55）[23]低下させる．適切な時期に分娩誘発することで，分娩中の胎児機能不全に対する緊急CSの割合も52％（95％信頼区間24–69）[23]低下する．したがって，臍帯動脈PIの悪化によって，EDVが失われて胎児障害が起こる前に分娩を早めることも考慮される．

臍帯動脈ドプラの異常波形を伴うSGA児では，分娩中の遅発一過性徐脈の発生率が増加する．正常ドプラを持つ胎児では，胎児機能不全に対して緊急CSを必要とするリスクは3～8％である[24,25]．対照的に，臍帯動脈PI>2 SDではリスクは33～38％に増加し，AEDVやREDVでは約75％である[25]．また，臍帯動脈のAEDVを有する胎児の大部分は早産である．AEDVとREDVの診断時の平均妊娠週数はそれぞれ30週と27.7週であった[26]．両群における分娩時の平均妊娠週数は，それぞれ31.5週および29.0週であり，96％がCSによって分娩となった[26]．これらの妊娠週数では多くの場合，子宮頸管の熟化は不良であり，分娩誘発の失敗率は高い．

分娩誘発

方法と結果

子宮頸管熟化が良好である場合（Bishop score 4点以上），オキシトシンを用いて分娩誘発をすることができる．オキシトシンは，子宮頸管熟化不良（Bishop score 0～3点）な初産婦においては効果がないことが多い．プロスタグランジンによる子宮頸管熟化促進は，子宮頸管の伸展性を増加させ，生理的な陣痛発来により似せることができる．オキシトシンと比較しても，器械分娩の頻度が低く，硬膜外麻酔の必要性も低い．しかし，プロスタグランジンには，FGRにとって最も弱点である過強陣痛というリスクがある．2～4 mμ/分の静脈内オキシトシンを使用するcontraction stress test（CST）を用いることで，分娩誘発に耐えることができない胎児を選択し，FGRにおけるこの特定のリスクを回避することができる．分娩誘発に関連する他の母体合併症には，絨毛膜羊膜炎，子宮破裂，分娩後出血および低ナトリウム血症がある．これらの合併症の少なくとも1つ以上が7％の症例で発生する[27]．

経産回数，産科既往歴，および分娩誘発前の子宮頸管の状態は，陣痛転帰を予測する上で重要である．子宮頸管の熟化促進やオキシトシンの十分な投与にもかかわらず，陣痛がactive phaseに入らない場合を誘発不成功 failed inductionと呼ぶが，子宮頸管熟化不良な女性，特に初産婦で増加する 図2．自然陣痛発来と比較して，分娩誘発によるCSのリスクは，Bishop score 0～3点で4～5倍（初産婦オッズ比 3.7, 95％信頼区間 2.3–6.1; 経産婦オッズ比 4.7, 95％信頼区間 2.6–6.7）であり，子宮頸管熟化良好でも2～3倍（初産婦オッズ比 1.8, 95％信頼区間 1.1–2.9; 経産婦 4.2, 95％CI 2.6–6.7）に増加する[27]．

SGA児の分娩誘発

SGAの疑いは，分娩誘発の主要な適応の一つであり，7～18％を占める[27]．ローリスク妊婦における超音波スクリーニングの無作為試験では，SGA児に対する分娩誘発の割合は，結果を隠された群と比較し，明示された群で2倍高い（9％vs 4％，オッズ比 2.37, 95％信頼区間 1.32–4.29）．さらにSGA児の妊娠では，明示された群の分娩誘発（41％vs 11％）の割合が高いことが，「asphyxia」に対する緊急CSの発症率（14％vs 34％）の減少と関連する．超音波検

査でSGA児を疑われた妊娠における誘発率は，10〜52％と多様であるが，ほとんどの報告で30％を超える[24]．また，Burkeら[24]の研究では，正常な臍帯動脈ドプラ波形を有するSGA児（AC＜5パーセンタイル）における分娩誘発の割合は52％であり，AEDVを有する胎児ではわずか13％であった．

Almstromら[28]は，子宮頸管熟化不良なSGA児（EFW＜−2 SD）をtermに誘発した80人の転帰を報告した．子宮頸管熟化促進および分娩誘発を0.5 mgの腟内プロスタグランジンE_2ゲルで行った．出生体重＜−2 SD（n＝50）と，正常出生体重（n＝30）に分けて検討したところ，誘発不成功の頻度は，出生体重＜−2 SD群50人中2人，および正常群30人中1人であり差はなかった．胎児機能不全による器械分娩の頻度は，出生体重＜−2 SD群（50例中14例，28％）で，正常群（30例中3例，10％）よりも高かった．

Chappellらは妊娠34週以前に発症したpreeclampsiaの21％，加重型（superimposed）の48％が出生体重10パーセンタイル未満であったと報告している[29]．Xenakisら[30]は，preeclampsia群（平均妊娠週数38週）183例および対照群461例における分娩誘発の転帰を報告した．各群の約70パーセントは，Bishop scoreが7点になるまで，または最大3回までプロスタグランジンE_2ゲル3 mgを6時間ごとに投与した．preeclampsia群では，分娩誘発不成功は5倍（8.2％ vs 1.7％），CSは2倍（28％ vs 16％）高かった．また，Regensteinら[31]は，pretermでのpreeclampsia女性のプロスタグランジンによる分娩誘発の場合，約50％の胎児が陣痛に耐えられずにCSによって分娩されることを報告している．

現時点で入手可能な非常に限定されたデータに基づくが，termまたはnear termのSGA児に分娩誘発を試みることは合理的と考える．子宮頸管熟化良好である場合，人工破膜およびオキシトシンが好ましい方法である．子宮頸管熟化不良では，海外では薬剤による頸管熟化方法としてプロスタグランジン製剤の経腟投与が行われているが，わが国では認められていない．本邦ではプロスタグランジンE_2製剤の経口投与，あるいはDHA-S製剤が用いられている．機械的方法による頸管熟化方法として，卵膜剝離，ラミナリア桿，メトロイリンテル，フォーリーカテーテルなどがある．いずれの処置もCSTとして働く可能性があるため，胎児心拍数モニタリングは通常，頸管熟化開始後，任意の期間（30〜60分）行われる．いったん子宮収縮が確立されると，FGRが疑われる胎児では，継続的な胎児心拍数モニタリングが必須となる．

帝王切開

頻度と合併症

先進国では，CS率が増加の一途をたどっており，すべての分娩の30％近くがCSによって実施されている[32]．CSをした女性の直接死亡50人のうち36人（72％）において緊急手術が寄与している[33]．CSに関連する合併症には，出血，尿路および創傷感染，子宮内膜炎および血栓塞栓症が含まれる．選択的CS後の尿路および手術部位感染の発生率は2〜16％であるが[34]，その割合は予防的抗生物質で減少させることができる．

SGA児の帝王切開

SGA児におけるCSによる分娩は，15〜92％と多様である[35]．これは，調査集団のタイプ，関連する胎児障害の発生率，およびpreeclampsiaの存在を反映している可能性が高い．preeclampsiaの存在は，CS率を最大10倍増加させる[36]．

SGA児の大部分の症例では，Pfannenstiel横切開および子宮体下部横切開でCSを行うことができる．顕著な羊水過少があり，子宮体下部の進展が不良である非常に早期の発育不全胎児では，古典的CSと呼ばれる子宮縦切開を行うことが考慮されるべきである．横切開により非常に小さな胎児（＜750 g）を娩出させようと試みると，胎児の外傷，窒息，子宮切開（JまたはT字）の追加，多量出血につながる．

CSの麻酔様式も慎重に検討する必要がある．常位胎盤早期剝離による急性胎児機能不全を除き，全身麻酔を必要とする計画外の緊急手術の必要性はほとんどないはずである．しかし，脊椎くも膜下麻酔における母体の低血圧は症例の80％まで報告されており，輸液の前投与やエフェドリンもこれを確実に防止することはできない[37]．選択的CSにより分娩された健常なAGA児でも，平均臍帯動脈のpHが低く，アシドーシス（pH＜7.10）の発生率は硬膜外麻酔や全身麻酔に比べて脊椎くも膜下麻酔で高い[38]．そのため継続的な胎児心拍数モニタリングは手術室では必須であり，皮膚消毒を行う直前まで続けられるべきである．特にAEDVをすでに有している胎児は最も危険性が高い．異常臍帯動脈ドプラ波形または異常BPSを伴うSGA児における脊椎くも膜下麻酔では慎重な対応が求められる．

◆　　◆　　◆

結論

SGA児における分娩様式の影響を扱う無作為化試験

（RCT）が存在しないため，分娩管理に関するエビデンスベースのガイドラインを策定することは現時点では困難である．SGA児における分娩様式と時期についての決定は，単一の検査に基づいて行われることはほとんどないが，多くの研究では個々の分娩前テストにおける分娩中の胎児機能不全のリスクが報告されているだけで，異なるテストの結果を組み合わせているものはほとんどない．したがって，以下の結論は現在の臨床での実践を反映したものである．経腟分娩を妨げる母体や胎児の因子がない限り，胎児の状態と分娩誘発成功の可能性に重点が置かれる．

①**TermのSGA児**: 正常な臍帯動脈ドプラ波形および正常なBPSでは分娩誘発を試みるべきである．子宮頸管熟化不良な場合（Bishop score 0〜3点），子宮頸管を熟化する必要がある．分娩誘発の試みは，臍帯動脈PIの上昇を伴う胎児においても適切であるが，EDVが保たれておりBPSが正常であることが望ましい．羊水過少があり一過性徐脈が発生した場合，羊水注入を考慮するべきである．異常なBPS（0〜2点）を有する胎児の大部分は臍帯動脈ドプラも異常であり，分娩は計画的な緊急CSが考慮される．悩ましいのは，AEDVを有するが正常BPSである場合や，異常BPSではあるがEDVは保たれている胎児である．このような場合の緊急CSリスクは50%まで高くなるが，子宮頸管の状態によって選択されるべきである．

②**早産期のSGA児**: 妊娠37週以前にSGA児を分娩する主な理由は，胎児のwell-beingに関する懸念である．妊娠週数が早いほど，胎児がFGRを有し，臍帯動脈ドプラ波形が異常である可能性が高いと考えられる．AEDV/REDVや異常なBPSでない限り，妊娠34週以前にSGA児を娩出することは考慮しない．そのような状況下では，計画された緊急CSが好ましい選択肢である．実証されたエビデンスはないが，分娩誘発の失敗を避けるために，妊娠37週以前にEDVが保たれているSGA児を娩出することはない．しかし，分娩が必要であると思われる場合は，子宮頸管熟化良好である場合，分娩誘発の試みを検討することは合理的である．

文 献

1) Steer PJ. Intrapartum monitoring in IUGR. In: Sharp F, Fraser RB, Milner RDG, ed. Fetal growth. London: RCOG; 1989. p.381-7.
2) Low JA, Karchmar J, Broekhoven L, et al. The probability of fetal metabolic acidosis during labor in a population at risk as determined by clinical factors. Am J Obstet Gynecol. 1981; 141: 941-51.
3) Chang TC, Robson SC, Spencer JAD, et al. Prediction of perinatal morbidity at term in small fetuses: comparison of fetal growth and Doppler ultrasound. Br J Obstet Gynaecol. 1994; 101: 422-7.
4) Nieto A, Villar J, Matorras R, et al. Intrauterine growth retardation: fluctuation of fetal pH measured between beginning and at completion of labour. J Perinat Med. 1994; 22: 329-35.
5) Ehrenkranz RA, Dusick AM, Vohr BR, et al. Growth in the neonatal intensive care unit influences neurodevelopmental and growth outcomes of extremely low birth weight infants. Pediatrics. 2006; 117: 1253-61.
6) Anandakumar C, Biswas A, Arulkumaran S, et al. Should assessment of amniotic fluid volume form an integral part of antenatal fetal assessment of high risk pregnancy? Aust N Z J Obstet Gynaecol. 1993; 33: 272-5.
7) Sarno AP, Ahm MO, Brar HS, et al. Intrapartum Doppler velocimetry, amniotic fluid volume and fetal heart rate as predictors of subsequent fetal distress. Am J Obstet Gynecol. 1989; 161: 1508-14.
8) O'Brien JM, Mercer BM, Friedman SA, et al. Amniotic fluid index in hospitalised hypertensive patients managed expectantly. Obstet Gynecol. 1993; 82: 247-50.
9) Tongsong T, Srisomboon J. Amniotic fluid as a predictor of fetal distress in intrauterine growth retardation. Int J Gynecol Obstet. 1993; 40: 131-4.
10) Miyamura T, Masuzaki H, Miyamoto M, et al. Comparison between the single deepest pocket and amniotic fluid index in predicting fetal distress in small for gestational age fetuses. Acta Obstet Gynecol Scand. 1997; 76: 123-7.
11) Hofmeyer GJ. Amnioinfusion in intrapartum umbilical cord compression（Cochrane review）. In: The Cochrane Library, Update Software, 1999.
12) Visser GHA, Sadovsky G, Nicolaides KH. Antepartum heart rate patterns in small-for-gestational age third-trimester fetuses: correlation with blood gas values obtained at cordocentesis. Am J Obstet Gynecol. 1990; 162: 698-703.
13) Flynn AM, Kelly J. Evaluation of fetal wellbeing by antepartum fetal heart monitoring. BMJ. 1977; i: 936-9.
14) Visser GHA, Huisjes HJ. Diagnostic value of the unstressed antepartum cardiotocogram. Br J Obstet Gynaecol. 1977; 84: 321-6.
15) Visser GHA, Redman CWG, Huisjes HJ, et al. Nonstressed antepartum heart rate monitoring: implications of decelerations after spontaneous contractions. Am J Obstet Gynecol. 1980; 138: 429-35.
16) Meis PJ, Ureda JR, Swain M, et al. Variable decelerations during nonstress tests are not a sign of fetal compromise. Am J Obstet Gynecol. 1986; 154: 586-90.
17) Hoskins IA, Frieden FJ, Young BK. Variable decelerations in reactive nonstress tests with decreased amniotic fluid index predict fetal compromise. Am J Obstet Gynecol. 1991; 165: 1094-8.
18) Manning FA. Fetal biophysical profile; a critical appraisal. Fetal Matern Med Rev. 1997; 9: 103-23.
19) Manning FA, Snijders RJM, Harman CR, et al. Fetal biophysical profile scoring. VI. Correlation with antepartum umbilical venous fetal pH. Am J Obstet Gynecol. 1993; 169: 755-63.
20) Manning FA, Platt LD, Sipos L. Antepartum fetal evaluation:

the development of a fetal biophysical profile score. Am J Obstet Gynecol. 1980; 136: 787-95.
21) Manning FA, Harman CR, Morrison I, et al. Fetal assessment based on fetal biophysical profile scoring. III. Positive predictive accuracy of the very abnormal test (biophysical profile score＝0). Am J Obstet Gynecol. 1990; 162: 398-402.
22) Nicolini U, Nicolaidis P, Fisk NM, et al. Limited role of fetal blood sampling in prediction of outcome in intrauterine growth retardation. Lancet. 1990; 336: 768-72.
23) Alfirevic Z, Neilson JP. Doppler ultrasonography in high risk pregnancies: systematic review with meta-analysis. Am J Obstet Gynecol. 1995; 172: 1379-87.
24) Burke G, Stuart B, Crowley P, et al. Is intrauterine growth retardation with normal umbilical artery Doppler blood flow a benign condition? BMJ. 1990; 300: 1044-5.
25) Mires GJ, Patel NB, Dempster J. The value of fetal umbilical artery flow velocity waveforms in the prediction of adverse fetal outcome in high risk pregnancies. J Obstet Gynecol. 1990; 10: 261-70.
26) Karsdrop VHM, van Vugt JMG, van Geijn HP, et al. Clinical significance of absent or reversed end diastolic velocity waveforms in umbilical artery. Lancet. 1994; 344: 1664-8.
27) Xenakis EMJ, Piper JM, Conway DL, et al. Induction of labour in the nineties: conquering the unfavourable cervix. Obstet Gynecol. 1997; 90: 235-9.
28) Almstrom H, Ekman G, Granstrom L. Preinductive cervical ripening with PGE2 gel in term pregnant women with ultrasonically diagnosed intra-uterine growth-retarded. Acta Obstet Gynecol Scand. 1991; 70: 555-9.
29) Chappell LC, Enye S, Seed P, et al. Adverse perinatal outcomes and risk factors for preeclampsia in women with chronic hypertension: a prospective study. Hypertension. 2008; 51: 1002-9.
30) Xenakis EMJ, Piper JM, Field N, et al. Preeclampsia: Is induction of labor more successful? Obstet Gynecol. 1997; 89: 600-3.
31) Regenstein AC, Laros RK, Wakeley A, et al. Mode of delivery in pregnancies complicated by preeclampsia with very low birth weight infants. J Perinatol. 1995; 15: 2-6.
32) Betrán AP, Ye J, Moller AB, et al. The increasing trend in caesarean section rates: global, regional and national estimates: 1990-2014. PLoS One. 2016; 11: e0148343.
33) HMSO. Report on confidential enquiries into maternal deaths in the United Kingdom 1994-1996. London: HMSO; 1998.
34) Dickinson JE. Cesarean section. In: James DK, Steer PJ, Weiner CP, et al, eds. High risk pregnancy. 2nd ed. London: WB Saunders; 1999. p.1153-65.
35) Langhoff Roos J, Lindmark G. Obstetric interventions and perinatal asphyxia in growth retarded term infants. Acta Obstet Gynecol Scand. 1997; 76(Suppl 165): 39-43.
36) Ringa V, Carrat F, Blodel B, et al. Consequences of misdiagnosis of intrauterine growth retardation on preterm cesarean section. Fetal Diagn Ther. 1993; 8: 325-30.
37) Howell P. Spinal anaesthesia in severe preeclampsia: time for reappraisal, or time for caution? Int J Obstet Anaesth. 1998; 7: 217-19.
38) Mueller MD, Bruhwiler H, Schupfer GK, et al. Higher rate of fetal acidemia after regional anaesthesia for elective cesarean section. Obstet Gynecol. 1997; 90: 131-4.

〈味村和哉, 遠藤誠之〉

Chapter III 管理・予知

9 分娩時の管理

　Chapter II 病因・病態でも述べられているように，胎児発育不全（fetal growth restriction: FGR）は様々な要因との関係があり，それぞれの症例ごとに原因や重症度，妊娠週数などを考慮して対応・管理すべき症候群である．また，本章の 6〜8 で述べられているように，ターミネーション基準や分娩方法についても種々の見解がある．FGR では分娩前から低酸素状態である可能性があり，ハイリスク分娩であると考えられている．本稿では正期産やその周辺での経腟分娩を中心に，各国のガイドラインや文献について概説し，自施設での臨床研究についても触れつつ，FGR 症例での分娩時の管理について述べる．

各国のガイドラインについて

　各国のガイドラインでの分娩時の管理についての記載は十分であるとはいいがたい．また，その記載の根拠となる研究・エビデンスについても十分であるとはいえないのが現状である．以下に日本，米国，英国，カナダ，フランス，ニュージーランドおよびアイルランドでのガイドラインの分娩時の管理に関係する項目について概説する．

　日本の産婦人科診療ガイドライン—産科編 2017 では「分娩中は分娩監視装置による連続的モニタリングを行う」ことが推奨されている[1]．その根拠として「分娩時の連続的モニタリングは予後改善に寄与する可能性がある」と記載されており，エビデンスは十分でない[2]．FGR でのコルチコステロイド経母体投与の予後改善効果については結論が出ていないとされている[3]．

　American College of Obstetricians and Gynecologists（ACOG）および Society for Maternal-Fetal Medicine（SMFM）の Practice bulletin では分娩時の管理に関して明確な記載はないが，34 週未満の早産が予想される症例では新生児集中治療室（NICU）のある施設での分娩が推奨され，予後改善目的でコルチコステロイド経母体投与が推奨されている．また，32 週未満の早産児の神経保護目的で硫酸マグネシウム投与が考慮されるべきであると記載されている[4]．

　Royal College of Obstetricians and Gynaecologists（RCOG）の Green-top guideline では超音波パルスドプラ法による胎児臍帯動脈血流速度の拡張終期逆流・途絶がなければ分娩誘発が考慮され得るが，緊急帝王切開率が増えるため子宮収縮開始時からの連続的モニタリングが推奨されている．また，陣痛発来時には連続的モニタリングのために早期の入院が推奨されている．コルチコステロイド経母体投与は 35 週 6 日まで推奨され，30 週までの硫酸マグネシウム投与の記載もある．超音波パルスドプラ法の結果を知ることで緊急帝王切開の閾値を下げてしまうという懸念はあるものの，胎児臍帯動脈血流速度の異常を認めるが拡張終期逆流・途絶は認めない群での緊急帝王切開率は 17〜32% である一方で，胎児臍帯動脈血流速度の異常を認めない群では 6〜9% であった．そのため連続的モニタリングが有用であるとして結んでいる[5]．

　Society of Obstetricians and Gynaecologists of Canada（SOGC）の Crinical practice guideline ではコルチコステロイド経母体投与以外の記載はみられなかった[6]．

　French National College of Obstetricians and Gynecologists（CNGOF）のガイドラインでは推定胎児体重や週数，状態によって周産期母子医療センターのような高次施設での分娩が考慮されるとしている．コルチコステロイド経母体投与や 32〜33 週までの硫酸マグネシウム投与の記載がある．分娩中の分娩監視装置による連続的モニタリングが推奨され，頸管が熟化していない時にはプロスタグランジンの経腟投与や器械的頸管熟化が推奨されている．分娩時の全例での器械分娩や会陰切開は推奨されていない．帝王切開時には脊髄くも膜下麻酔導入から分娩までの時間を短縮することが望ましいようである．胎盤は病理組織検査で検索されるべきであるとの記載がある[7]．

　New Zealand Maternal Fetal Medicine Network（NZMFM）のガイドラインでも子宮収縮の開始時からの連続的モニタリングが推奨され，陣痛発来時には早期の入院が推奨されている[8]．

　Institute of Obstetricians and Gynecologists Royal College of Physicians of Ireland のガイドラインでも子宮収縮の開始時からの連続的モニタリングが推奨され，コルチコステロイド経母体投与や 32 週までの硫酸マグネシウム投与の記載がある．分娩後の臍帯動静脈血 pH 測定や胎盤病理組織検査についても言及されている[9]．

　日本を含む 7 つのガイドラインについて概説した．各国のガイドラインでの FGR の，とりわけ分娩時の管理についてのエビデンスは多くなく，主として観察研究の結果やエキスパートオピニオンに基づいて記載されているようである．日本を除く 6 つのガイドライン全てでコルチコステ

9 分娩時の管理

ロイド経母体投与が推奨され，4つのガイドラインで硫酸マグネシウム投与が推奨されている[10]．コルチコステロイド経母体投与についてはⅢ-7（p.132～）で述べられているため，ご参照いただきたい．北米を除く5つのガイドラインでは連続的モニタリングが推奨され，予後改善に寄与することが期待されている．しかしながら，いずれのガイドラインでも分娩時の胎児心拍数陣痛図の具体的な解釈・対応についての記載に乏しく，エビデンスに基づく改訂が望まれる．その他としては，周産期母子医療センターのような高次施設での分娩が考慮されること，分娩後の臍帯血pH測定や胎盤病理組織検査が推奨されることについての記載がみられた．

分娩前の評価について

FGRでは分娩前の時点で軽度から中等度の慢性的な低酸素状態である可能性があり，分娩時には低酸素症やアシドーシスの危険性が高くなるといわれている[11]．分娩時に進行する低酸素症を検出するために上述のように分娩監視装置による連続的モニタリングが推奨されている．連続的モニタリングで低酸素症を検出し，急速遂娩により児の予後を改善することが目的と考えられるが，上述の通り分娩時の胎児心拍数陣痛図の具体的な解釈・対応についてのエビデンスは乏しい．そこで，分娩前の評価で急速遂娩の率や児の予後と関連するものについて，すなわちFGRの経腟分娩でのリスク因子となりうるものについて，他の項目で触れられていない研究を中心に述べる．

small for gestational age（SGA）では正常例と比較して分娩時の胎児機能不全による帝王切開は約6倍に上昇するという報告もあり[12]，FGRであるという認識が緊急帝王切開の閾値を下げてしまう可能性がありつつも，やはりFGRそれ自体が緊急帝王切開のリスク因子と考えられている．胎児機能不全の観点からは胎児機能不全を適応とした器械分娩や帝王切開のリスク因子を検討した研究がある．胎児機能不全による帝王切開と自然分娩の比較でのFGRのオッズ比は2.85（95％信頼区間1.62-5.01）であり，リスク因子と考えられた．胎児機能不全による器械分娩と自然分娩の比較でのFGRのオッズ比は1.13（95％信頼区間0.60-2.13）と有意ではなかった．また，推定胎児体重が増えるごとに胎児機能不全を適応とした器械分娩や帝王切開の率は低下しており，推定胎児体重が小さければ器械分娩や帝王切開を要する胎児機能不全をきたしやすいと考えられる[13]．

検査としてはⅢ-3（p.107～）でも述べられているように，FGRは超音波パルスドプラ法による血流速度評価と関係していると報告されている．308例のFGRを対象とした後ろ向き研究では，FGRに臍帯動脈血流速度波形指数（systolic/diastolic ratio: S/D）の上昇を伴う群と異常のない群での比較で，臍帯血pHがより低く，胎児心拍数陣痛図で胎児機能不全と診断される症例がより多く，NICUへの入院や呼吸障害がより多いという結果であった[14]．血流速度評価が盲検化されていないこと，出生時の週数がS/Dの上昇を伴う群で早く，実際に出生体重が10パーセンタイル未満であった数はS/Dの上昇を伴う群で多かったことから，結果の解釈には注意を要する．

cerebroplacental ratio（CPR）に関する2017年のレビューでは13の前向き研究を含む21の研究を対象としており，37週以降の低いCPR multiples of the median（MoM）は胎児機能不全による帝王切開率やNICU入院率の上昇と関係すると報告している[15]．CPRは臍帯動脈pulsatility index（PI）に対する中大脳動脈PIの比である．分娩時の胎児機能不全による帝王切開に対してCPRの受信者動作特性曲線下面積は0.69（95％信頼区間の記載なし）であり，オッズ比は6.1（95％信頼区間3.03-12.75）であった[16]．分娩時の胎児機能不全による帝王切開だけでなく，器械分娩とも関係するという報告もある[17]．このようにCPRによる予後予測の有用性が期待されているが，偽陽性率が高いこと，用いられているendpointが帝王切開率や新生児集中治療室入院率など恣意的に決定しうる，いわゆる"soft"なendpointであること，無作為化試験（RCT）が存在しないことなど課題は残されている[15]．

上記のCPRに加えて複数のパラメータを採用することで，予測精度が向上するという報告がある[18]．正期産のSGAでの分娩時の胎児機能不全による器械分娩の予測モデルとして，分娩時週数が39週を超えるか，CPR，分娩回数，分娩誘発の有無，オキシトシンによる陣痛促進および硬膜外麻酔の有無をパラメータとしたところ，受信者動作特性曲線下面積は0.76（95％信頼区間0.72-0.80）であった．また，それぞれのオッズ比（95％信頼区間）は分娩時週数で1.62（1.14-2.56），CPRで0.38（0.18-0.79），分娩回数で0.35（0.22-0.54），分娩誘発で1.63（1.11-2.40），オキシトシンによる陣痛促進で1.84（1.23-2.73），硬膜外麻酔で2.80（1.94-4.04）であった．本研究の推定胎児体重によるSGAの陽性的中率は83％であり，推定胎児体重のパーセンタイルと器械分娩の率には有意な関係はなかったとされている[19]．

分娩中の評価について

分娩時の評価法としては1993年の研究ではあるが，

9 分娩時の管理

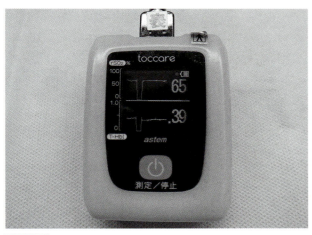

図1 指接着型胎児組織オキシメーター（toccare）の外観

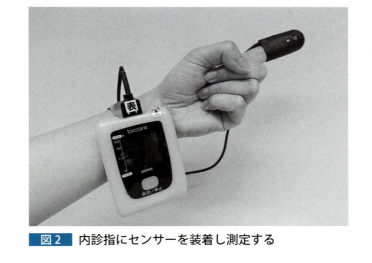

図2 内診指にセンサーを装着し測定する

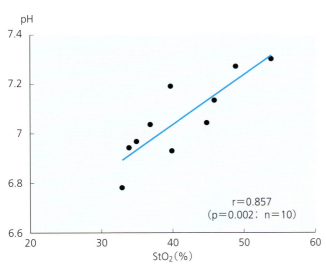

図3 マウスで測定した組織酸素飽和度と血液 pH の関係
StO₂: 組織酸素飽和度
(Uchida T, et al. J Biomed Opt. 2016; 21: 40502[22]を参考に作成)

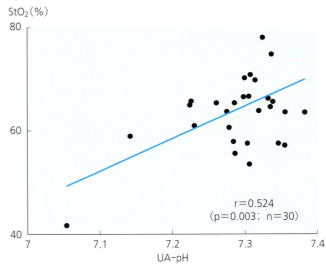

図4 分娩第二期の胎児で測定した組織酸素飽和度と臍帯動脈血 pH の関係
StO₂: 組織酸素飽和度. UA-pH: 臍帯動脈血 pH
(Uchida T, et al. J Perinat Med. 2016; 44: 745-9[23]を参考に作成)

FGR の症例で臍帯静脈穿刺による血液ガス分析の結果と胎児心拍数陣痛図および超音波パルスドプラ法による臍帯動脈血流速度評価との関係について報告されている．胎児心拍数陣痛図および臍帯動脈血流速度のいずれの異常も認めなかった症例ではアシドーシスを認めなかったが，臍帯動脈血流速度に異常を認めた症例では 17％でアシドーシスを認め，胎児心拍数陣痛図および臍帯動脈血流速度のいずれも異常を認めた症例では 64％でアシドーシスを認めた[20]．FGR とアシドーシスとの関係性が示唆される報告ではあるが，臍帯穿刺には侵襲性という問題がある．

分娩時に胎児の低酸素症やアシドーシスを非侵襲的に評価する目的で，浜松医科大学では新規の指接着型胎児組織オキシメータを開発した．胎児ではなく内診指に近赤外線分光法を用いたセンサーを装着し，内診時に胎児に触れ，組織酸素飽和度（tissue oxygen saturation: StO₂）を測定する[21]．図1, 2．マウスを用いた動物実験では，オキシメータで測定した StO₂ と血液検査での pH は有意な正の相関を示した（r=0.857, p=0.002）[22]．図3．倫理委員会の承認の後，試作機を用いて分娩第二期の胎児で StO₂ を測定し，分娩後の臍帯動脈血 pH と有意な正の相関を示した（r=0.524, p=0.003）[23]．図4．新規オキシメータを用いて分娩時の胎児低酸素症やアシドーシスを非侵襲的に予測できる可能性が示された．本オキシメータは製品化（toccare）され，管理医療機器（クラスⅡ）として認可されている．胎児の酸素動態把握については現在多施設共同研究で症例を集積している（UMIN000020738）．FGR 症例で本オキシ

9 分娩時の管理

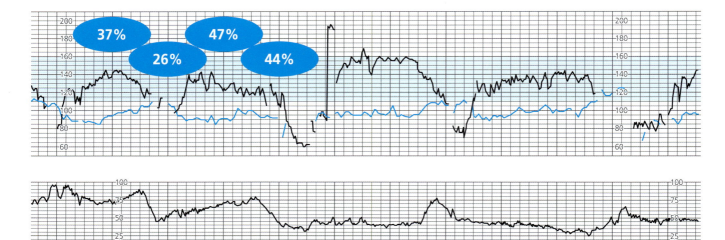

図5 分娩第二期の胎児心拍数陣痛図と組織酸素飽和度の数値

メータを用いて StO_2 を測定した症例について紹介する.

35歳,1妊0産(今回の妊娠を含む).身長は162 cm,体重は52 kg(非妊娠時は44 kg),BMI(body mass index)は20であった.既往は特にない.自然妊娠.超音波検査で臍帯の辺縁付着または卵膜付着が疑われていた.推定胎児体重は−1.5 SDから−2.4 SDで推移した.FGRの原因として臍帯付着部以外の異常を認めなかった.妊娠39週1日に陣痛発来のため,A病院に入院した.子宮口が全開大し,胎児心拍数陣痛図では繰り返す高度変動一過性徐脈を認めていた 図5 .分娩の14分前から StO_2 を測定した(未破水).数値は一過性に20%台後半まで低下したが,それ以外は40%前後で推移した 図5 .分娩が進行し,2,246 g,45 cmの女児を経腟分娩した.Apgar scoreは1分値が8点,5分値が9点であった.臍帯動脈血 pH は7.270であった.臍帯は卵膜付着であり,病理組織検査でもそれ以外の異常を認めなかった.児は低出生体重児のため新生児集中治療室に入院し,9日後に退院した.

製品化された toccare での StO_2 は試作機と異なり,異常を認めない分娩第二期の胎児ではおよそ40%である.本症例は臍帯因子のあるFGR症例であり,分娩時に繰り返す変動一過性徐脈を認めたが,StO_2 は保たれ,著明なアシドーシスを認めなかった.StO_2 の測定がFGR症例でも胎児評価に寄与する可能性が考えられた.

◆   ◆   ◆

おわりに

FGR症例での分娩時の管理について概説した.分娩時の管理についてガイドラインでは連続的モニタリング以外の記載に乏しく,エビデンスに基づく改訂が望まれる.分娩前の評価として超音波検査所見を含む様々なパラメータが示されているが,課題も多い.FGRでは分娩前から低酸素状態である可能性があり,ハイリスク分娩であると考えられているが,それ故にFGRであるという認識が緊急帝王切開の閾値を下げてしまうことに注意が必要である.分娩中の評価では非侵襲的な方法が期待されている.エビデンスが乏しい現状ではそれぞれの症例ごとに原因や重症度,妊娠週数などを考慮して対応・管理していく必要がある.

文献

1) CQ307-2 胎児発育不全(FGR)の取り扱いは? In: 日本産科婦人科学会/日本産婦人科医会,編集・監修.産婦人科診療ガイドライン―産科編2017.東京: 日本産科婦人科学会事務局; 2017. p.182-5.
2) Resnik R. Intrauterine growth restriction. Obstet Gynecol. 2002; 99: 490-6.
3) Torrance HL, Derks JB, Scherjon SA, et al. Is antenatal steroid treatment effective in preterm IUGR fetuses? Acta Obstet Gynecol Scand. 2009; 88: 1068-73.
4) American College of Obstetricians and Gynecologists. ACOG Practice bulletin no. 134: fetal growth restriction. Obstet Gynecol. 2013; 121: 1122-33.
5) Royal College of Obstetricians and Gynaecologists: The Investigation and Management of the Small-for-Gestational-Age Fetus. Green-top Guideline No. 31. 2nd ed; 2013. https://www.rcog.org.uk/globalassets/documents/guidelines/gtg_31.pdf(Accessed 15 February 2018)
6) Lausman A, Kingdom J; Maternal Fetal Medicine Committee. Intrauterine growth restriction: screening, diagnosis, and management. J Obstet Gynaecol Can. 2013; 35: 741-8.
7) Vayssière C, Sentilhes L, Ego A, et al. Fetal growth restriction and intra-uterine growth restriction: guidelines for clinical practice from the French College of Gynaecologists and Obstetricians. Eur J Obstet Gynecol Reprod Biol. 2015; 193: 10-8.
8) New Zealand Maternal Fetal Medicine Network: Guideline for

the management of suspected small for gestational age singleton pregnancies after 34 weeks gestation; 2013. https://www.asum.com.au/wp-content/uploads/2015/09/NZMFM-SGA-Guideline-September-2013.pdf（Accessed 15 February 2018）

9) Institute of Obstetricians and Gynecologists Royal College of Physicians of Ireland. Fetal growth restriction-recognition, diagnosis management. Clinical practice guideline no. 28. Version 1.1; 2017. http://www.hse.ie/eng/services/publications/Clinical-Strategyand-Programmes/Fetal-Growth-Restriction.pdf（Accessed 15 February 2018）

10) McCowan LM, Figueras F, Anderson NH. Evidence-based national guidelines for the management of suspected fetal growth restriction: comparison, consensus, and controversy. Am J Obstet Gynecol. 2018; 218: S855-68.

11) Low JA, Boston RW, Pancham SR. Fetal asphyxia during the intrapartum period in intrauterine growth-retarded infants. Am J Obstet Gynecol. 1972; 113: 351-7.

12) Cruz-Martínez R, Figueras F, Hernandez-Andrade E, et al. Fetal brain Doppler to predict cesarean delivery for nonreassuring fetal status in term small-for-gestational-age fetuses. Obstet Gynecol. 2011; 117: 618-26.

13) Schuit E, Kwee A, Westerhuis ME, et al. A clinical prediction model to assess the risk of operative delivery. BJOG. 2012; 119: 915-23.

14) Baschat AA, Weiner CP. Umbilical artery doppler screening for detection of the small fetus in need of antepartum surveillance. Am J Obstet Gynecol. 2000; 182: 154-8.

15) Dunn L, Sherrell H, Kumar S. Review: Systematic review of the utility of the fetal cerebroplacental ratio measured at term for the prediction of adverse perinatal outcome. Placenta. 2017; 54: 68-75.

16) Prior T, Mullins E, Bennett P, et al. Prediction of intrapartum fetal compromise using the cerebroumbilical ratio: a prospective observational study. Am J Obstet Gynecol. 2013; 208: 124. e1-6.

17) Khalil AA, Morales-Rosello J, Morlando M, et al. Is fetal cerebroplacental ratio an independent predictor of intrapartum fetal compromise and neonatal unit admission? Am J Obstet Gynecol. 2015; 213: 54. e1-10.

18) Triunfo S, Crispi F, Gratacos E, et al. Prediction of delivery of small-for-gestational-age neonates and adverse perinatal outcome by fetoplacental Doppler at 37 weeks' gestation. Ultrasound Obstet Gynecol. 2017; 49: 364-71.

19) Kalafat E, Morales-Rosello J, Thilaganathan B, et al. Risk of operative delivery for intrapartum fetal compromise in small-for-gestational-age fetuses at term: an internally validated prediction model. Am J Obstet Gynecol. 2018; 218: 134. e1-134. e8.

20) Pardi G, Cetin I, Marconi AM, et al. Diagnostic value of blood sampling in fetuses with growth retardation. N Engl J Med. 1993; 328: 692-6.

21) Kanayama N, Niwayama M. Examiner's finger-mounted fetal tissue oximetry. J Biomed Opt. 2014; 19: 067008.

22) Uchida T, Kanayama N, Kawai K, et al. Craniofacial tissue oxygen saturation is associated with blood pH using an examiner's finger-mounted tissue oximetry in mice. J Biomed Opt. 2016; 21: 40502.

23) Uchida T, Kanayama N, Mukai M, et al. Examiner's finger-mounted fetal tissue oximetry: a preliminary report on 30 cases. J Perinat Med. 2016; 44: 745-9.

〈川合健太，金山尚裕〉

Chapter III 管理・予知

10 新生児管理

Small gestational age（SGA）児の原因は様々であり，体重，体幹に比較して頭部が大きい asymmetrical SGA は母体側に原因が，symmetrical SGA は新生児側に原因があるとの既存の概念にとらわれずに，その原因の究明を行いつつ，新生児期に発症する様々な病態に対応することが重要である．例えば，最近注目されている先天性サイトメガロウイルス感染症は，適切な時期に検査，診断を行わなければ確定診断ができない上に，新生児期には SGA だけが唯一の症状で，他の症状がない場合でも，後に難聴や種々の神経症状が出現してくることがある．したがって SGA は海面に出現している氷山の一角との認識の元に原因究明，治療を行うことが重要である．

身体的特徴

体幹に比較して相対的に頭部が大きい．腹部は陥没しておりあたかも横隔膜ヘルニアの児のようである．四肢は，皮下脂肪と筋肉が減少していて皮膚の皺が著明で痩せている．手足の爪は長く，手掌と足底は体格に比較して大きい．頭蓋骨の縫合線は広く開いており，大泉門も広い．臍帯は細く，羊水が胎便で汚染されていると臍帯も黄染している．早産児の成長は子宮内発育に近似するべきであると考えられているが，実際には修正週数相当の発育がみられない児が多い．このような児は extrauterine growth restriction（EUGR）と呼ばれている．EUGR とは退院時の体格が在胎週数別出生時体格基準値の 10 パーセンタイル未満としている[1]．SGA 児では出生時の在胎週数が少ないほど，出生後の成長が遅延する児が増加すると報告されている[2]．

神経学的所見と精神運動発達

刺激に過敏で，まるで飢餓状態のために空腹であるかのようである．モロー反射は亢進している．睡眠サイクルも正常児とは異なる．早産 SGA 児では，子宮内での成長の遅れに加えて未熟性に伴う合併症や栄養管理上の困難により NICU 入院中の成長が遅延し EUGR になることが多い．SGA-EUGR 児は SGA で出生し EUGR とならなかった児に比較して，2 歳時点での精神運動発達指数が低いことが報告されており[3]，NICU 入院中に EUGR とならないような栄養管理が重要である．

診察上の注意点

奇形症候群，染色体異常症，先天感染症の合併の有無に注意する．顔貌，手掌線，大奇形の有無．眼底異常，白内障，緑内障，肝脾腫，黄疸，皮膚出血斑，発疹があれば先天感染を強く疑う．臍帯血，尿中サイトメガロウイルス DNA 検査も必要である．また頭蓋内超音波検査，必要に応じて頭部 CT で頭蓋内石灰病変の有無も検索する．

出生後のリスクとその対応 表1 [4]

新生児仮死

子宮内での様々なストレスにより SGA 児は呼吸循環の適応不全のため出生後仮死になりやすい．また満期に近づくと羊水が胎便に汚染し，胎便吸引症候群も発症しやすい．

低体温症

SGA 児は皮下脂肪減少による熱放散の増加，貯蔵栄養の枯渇による熱産生の減少，身体の体積に比べて体表面積が大きいなどが関与して出生直後に低体温になりやすい．相対的に頭部が大きく頭部からの熱拡散が大きいので頭部にキャップを被せると体温の低下を防げる．

低血糖症

SGA 児はグリコーゲンの蓄積が少なく，低血糖に対するケトン体の反応が鈍いため，十分な授乳量が確保できないと低血糖症になるリスクが高い．低血糖症は生後 72 時間以内に発症しやすい．明らかな徴候がない場合でも出生後 4 時間で血糖値を測定し，生後数日は血糖レベルは 50 mg/dL 以上を保つことが望ましい．生後できるだけ早く授乳を開始し頻回の授乳（母乳が得られない場合は人工乳）を行う．早期産児や臨床的問題がある児は，生後できるだけ早期に 4～8 mg/分/kg のブドウ糖輸液を開始する．体重に比べ相対的に頭部が大きいので脳神経細胞はエネルギー源としてより多くの糖を必要とする．血糖値が 50 mg/dL 以上に安定するまで 30 分毎に血糖値測定を行う．

高血糖症

SGA 児はインスリン分泌の低下のために，時にブドウ糖

表1　SGA児の臨床的問題点

症状	病態	対応・治療
新生児仮死	急性・慢性低酸素状態 胎盤機能不全 代謝性アシドーシス	胎児モニタリング 適切な蘇生
胎便吸引症候群 遷延性肺高血圧症	慢性低酸素状態	呼吸循環管理
低体温症	低温曝露 低酸素血症 低血糖 脂肪蓄積の減少 皮下脂肪の減少 相対的に広い体表面積 カテコラミン分泌不全	適切な保育環境 出生後素早く水分拭き取り 頭部に帽子を被せる 保育器収容
低血糖症	脂肪・グリコーゲン蓄積の低下 高インスリン血症 インスリン感受性の亢進 未熟な肝酵素 ケトン体産生の低下 低体温	頻回の血糖測定 早期授乳 ブドウ糖輸液
高血糖症	インスリン分泌低下 過剰ブドウ糖投与 グルカゴン分泌亢進	頻回の血糖測定
多血症 過粘度症候群	慢性低酸素血症 母児間輸血 エリスロポエチン産生亢進	グルコース輸液 酸素投与 部分交換輸血
消化管穿孔	消化管粘膜虚血 腸管運動の減少 胎便塞栓症候群	注意深い経腸栄養 グリセリン浣腸
腎障害	低酸素血症，多血による虚血	循環管理
免疫異常	低栄養 先天感染	早期栄養開始 補充量法，感染予防

(MacDonald MG, Seshia MMK. Avery's neonatology pathophysiology & management of the newborn 7th ed. Philadelphia: Wolter Kluwer; 2016. p.369 を改変)[1]

輸液中に高血糖を示すことがある．また，ストレスにより分泌亢進しているアドレナリン，コルチゾール，グルカゴンも関与している可能性もある．

多血症・過粘度症候群

子宮内で慢性的な低酸素血症のため，エリスロポエチン産生が増加して多血症になりやすい．多血症（過粘度症候群）の症状は，不活発，筋緊張低下，逆に易刺激性などの中枢神経症状，心拡大や頻脈の循環不全，呼吸不全，高ビリルビン血症，低血糖などがある．さらに過粘度症候群は新生児痙攣，腎静脈血栓症，壊死性腸炎のリスクにもなる．生後6〜8時間で静脈より採血しヘマトクリット65％以上，またはヘモグロビン22 g/dL以上であれば多血症であり，低血糖も合併しやすいのでブドウ糖輸液を開始する．多血症（過粘度症候群）の症状がある場合や，ヘマトクリットが70％以上であれば部分交換輸血を行う．

壊死性腸炎（Necrotizing Enterocolitis: NEC）

子宮内での低酸素血症，アシドーシス，過粘度症候群のあったSGA児は，腸管の虚血によりNECのリスクが高い．動脈管開存症の治療に使用するインドメタシンも腸管虚血を生じるのでSGA児でのインドメタシン治療には十分注意が必要である．低血糖の予防のために経腸栄養を早期に開始したいが，その増量に当たっては腹部膨満，胃内のミルク残の有無や性状に十分注意して増量することが望ましい．人工乳よりも母乳の方がNECの危険性が低い．

免疫能低下と易感染性

子宮内で低栄養状態だったSGA児の免疫能は低下しておりその低下は小児期まで持続する．その結果感染症のリスクが高い．SGA児の好中球減少症の病態は明確ではないが，慢性低酸素血症のために骨髄での好中球産生細胞の抑

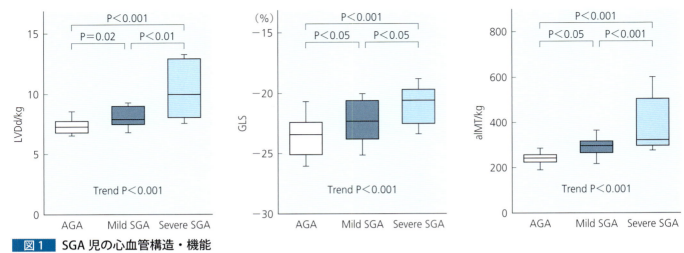

図1 SGA児の心血管構造・機能
LVDd: left ventricular diastolic dimensions, GLS: global longitudinal strain, aIMT: aortic intima media thickness

制ではないかと考えられており血小板減少も伴うことが多い．一般的に出生後2〜3日で自然回復するが，細菌感染症を合併している場合や好中球数の回復が遅く細菌感染症が長引く場合は顆粒球コロニー刺激因子（granulocyte-colony stimulating factor: G-CSF）を投与することもある．

心血管構造・機能の特徴

SGA児は成人での循環器疾患発症のリスクが高い[5]．SGAの原因となる胎盤機能不全に伴う胎内低酸素・低栄養は，臓器形成過程にある胎児の心血管系に様々な構造・機能変化を生じる．近年，この変化は出生後も潜在的に持続し[6]，成人後の循環器疾患発症と関連する可能性が指摘されている．我々の検討では，AGA児に比較し，severe, mild SGA児ともに，左室収縮能の指標である longitudinal strain 値の低下，左室径の拡大，動脈硬化の指標である腹部大動脈 intima-media thickness（IMT）の増大を認めた 図1 [7]．

Insulin growth factor 1（IGF-1）値とSGA児の心血管機能との関連

周産期において IGF-1 は多臓器の形成・機能維持に重要な働きを担っており，近年，胎児・早産児における血清 IGF-1 値の低下と様々な新生児期合併症（未熟児網膜症・慢性肺障害・早産児に伴う脳障害）発症との関連が報告されている[8-10]．一方，心血管系の形成および機能維持においても IGF-1 は極めて重要である[11]．我々の検討では，SGA児の血清 IGF-1 値は AGA に比較し有意に低く，IGF-1低値はSGA児の腹部大動脈のIMT増大，血管弾性低下[12]，および左室弛緩能の低下と関連していた[13]．SGA児において生後早期から将来の循環器疾患発症リスクを同定し，リスク軽減のために患者への生活習慣に関する啓蒙，治療介入を行い，将来の循環器疾患発症予防につなげる必要がある．

文献

1) Clark RH, Thomas P, Peabody J. Extrauterine growth restriction remains a serious problem in prematurely born neonates. Pediatrics 2003; 111: 986-90.
2) Marks KA, Reichman B, Lusky A, et al. Fetal growth and postnatal growth failure in very-low-birth weight infants. Acta Pediatrics. 2006; 95: 236-42.
3) Ehrenkrwuz RA, Dusick AM, Vohr BR, et al. Growth in the neonatal intensive care unit influence neurodevelopmental and growth outcomes of extremely low birth weight infants. Pediatrics. 2006; 117: 1253-61.
4) MacDonald MG, Seshia MMK. Avery's neonatology pathophysiology & management of the newborn. 7th ed. Philadelphia: Wolter Kluwer; 2016. p.368-72.
5) Cohen E, Wong FY, Horne RS, et al. Intrauterine growth restriction: impact on cardiovascular development and function throughout infancy. Pediatr Res. 2016; 79: 821-30.
6) Crispi F, Bijnens B, Sepulveda-Swatson E, et al. Postsystolic shortening by myocardial deformation imaging as a sign of cardiac adaptation to pressure overload in fetal growth restriction. Circ Cardiovasc Imaging. 2014; 7: 781-7.
7) Akazawa Y, Hachiya A, Nakamura T, et al. Cardiovascular remodeling and dysfunction across a range of growth restriction severity in small for gestational age infants-implications for fetal programming. Circ J. 2016; 80: 2212-20.
8) Hellström A, Engström E, Hård AL, et al. Postnatal serum insulin-like growth factor I deficiency is associated with retinopathy of prematurity and other complications of premature birth. Pediatrics. 2003; 112: 1016-20.
9) Löfqvist C, Hellgren G, Niklasson A, et al; WINROP Consortium. Low postnatal serum IGF-I levels are associated with bronchopulmonary dysplasia（BPD）. Acta Paediatr. 2012; 101: 1211-6.
10) Hansen-Pupp I, Hövel H, Löfqvist C, et al. Circulatory insu-

lin-like growth factor-I and brain volumes in relation to neurodevelopmental outcome in very preterm infants. Pediatr Res. 2013; 74: 564-9.
11) Ren J, Samson WK, Sowers JR. Insulin-like growth factor I as a cardiac hormone: physiological and pathophysiological implications in heart disease. J Mol Cell Cardiol. 1999; 31: 2049-61.
12) Akazawa Y, Kamiya M, Nakamura T, et al. Impact of decreased serum insulin-like growth factor-1 levels on central aortic compliance in small-for-gestational-age infants. Neonatology. 2017; 111: 30-6.
13) Akazawa Y, Yamazaki S, Nakamura T, et al. Decreased circulating insulin-like growth factor 1 levels are associated with cardiac diastolic dysfunction in small for gestational age infants. Am J Perinatol. 2018, advance online publication. doi: 10.1055/s-0038-1642060.

〈中村友彦〉

胎児発育不全における画像検査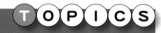

　胎児発育不全（fetal growth restriction: FGR）の原因は，①母体因子，②胎盤・臍帯因子，③胎児因子に大きく分けられる．

　いずれの要因においても，FGR における胎児，胎盤，臍帯評価には，従来より，超音波断層法が比較的安全・安価で，胎盤の局在，大きさ，解剖構造を知るのに有用であるため頻用されている．多くの施設では，FGR 管理における日常診療では，主に超音波断層法による胎児推定体重ならびに頭囲や羊水量の変化，超音波ドプラ法を用いた中大脳動脈や臍帯動静脈，静脈管などの血流，臓器などの項目を評価しているのが現状と考えられる．

　これらの評価は胎盤機能評価というよりは胎児の形態ならびに，well-being の評価であるといえる．FGR の原因として考えられる胎盤機能低下を直接評価する方法として，超音波断層法を用いた子宮動脈のドプラ血流評価がある．これは，in vivo で胎盤灌流を評価しうる唯一の臨床的方法である．妊娠子宮への血流は子宮頸部から流入した子宮動脈から弓状動脈，放射動脈を経て螺旋動脈に分岐し，螺旋動脈が絨毛間腔に流入するため，螺旋動脈の形成異常に起因する FGR では，これらの計測に異常をきたすと考えられる．

　超音波断層法による胎児血流の評価や子宮動脈の血流評価はある程度確立しており，今日の臨床で広く用いられている．しかし，超音波断層法では，FGR の原因として考えられる胎盤の局所血流量の異常を直接測定して評価することや，胎盤の局所血流量低下などによる胎盤の酸素化異常を直接定量評価することは不可能である．したがって，超音波断層法以外の直接胎盤機能を評価できるような新しい検査方法が求められていた．

　磁気共鳴画像法（magnetic resonance imaging: MRI）は，超音波検査の 2nd line の検査として 30 年以上前から主に癒着胎盤や胎児異常の精査目的に妊婦に対して使用されてきた[1,2]．MRI は，空間分解能に優れ，放射線被曝がなく，造影剤を使用せずとも血管画像が得られることや，様々な断層方向での撮影ができ，組織のコントラストに優れる．また，様々な撮像での信号パターンから質的診断に有用な検査であり，多くの利点から妊婦においても使用される頻度が増えてきた．また，MRI を妊婦に使用する際に考慮すべきこととして，母体・胎児への磁場の影響としては，妊娠初期であっても造影剤を使用しない場合，4 歳までで有害事象の増加はなかったとしている[3]が，長期のフォローアップデータの結果はまだ待たれている[4,5]．

　近年，functional magnetic resonance imaging（fMRI）という，MRI を利用して，臓器の活動に関連した血流動態反応を視覚化する方法が注目されている．脳領域の fMRI 使用経験から，胎児領域での fMRI の利用可能性が考慮されている[6,7]．

　胎盤機能評価を行う fMRI の中で，血液酸素レベル依存性（blood oxygen level-dependent: BOLD）MRI が注目されている．BOLD 法は同じ部位の T_2^* 強調画像を連続して撮影し，一般に途中で高酸素条件を負荷し，信号強度の変化を見るものである．T_2^* 強調画像では静磁場が不均一なほど信号強度が低下する．静磁場を乱す程度は磁性体の量とその強さ（磁化）に依存する．デオキシヘモグロビンは生体中の代表的な常磁性体であり，これにより静磁場は乱れ信号強度は低下する．一方，オキシヘモグロビンは弱い反磁性体であり，信号強度の低下は無視できる．したがって，T_2^* 強調画像ではデオキシヘモグロビン量が多いと信号強度は低下し，少ないと信号強度は増加する．体内では，例えば，室内酸素と 100% 酸素で，デオキシヘモグロビンとオキシヘモグロビンの比率が変化するが，この変化の程度を測定するための内因性造影剤としてヘモグロビンが利用されるわけであ

TOPICS 胎児発育不全における画像検査

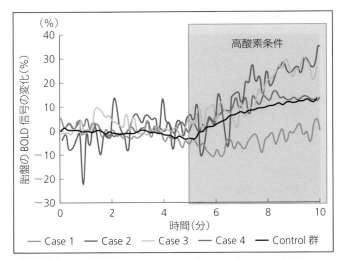

図1 FGR症例における，BOLDシグナルの変化
開始から5分までは room air 条件下で，5分以降は高酸素条件下で測定している．FGR症例の中でも，広範囲の胎盤梗塞および子宮内胎児死亡の転機となった case 1 では高酸素条件下でも BOLD シグナルの上昇はまったくみられなかった．FGR症例でも，胎盤組織所見で絨毛の低形成といった，胎盤の低灌流が疑われた case 2, 3 では BOLD シグナルの上昇が認められており，胎盤組織所見に異常のなかった case 4 は control 群と変わらない BOLD シグナルの変化を示した．
(Sørenson A, et al. Physiol Rep. 2015; 3. pii: e12582 をもとに作成)

る[8]．

　胎盤における絨毛間腔の血液は，母体血液および胎児毛細血管内の胎児血液の影響を受け，母体血液に影響を受ける割合の方が高い[9]．さらに，母体の動脈血は室内空気においてすでに完全に飽和しているので，100％酸素を投与した場合など，高酸素条件下での胎盤の絨毛間腔の血液酸素化の程度は主として母体静脈血の飽和の増加に由来する[10]．このことから，胎盤血流量が一定と仮定した場合に BOLD 法を用いると，室内空気から100％酸素を投与した時など，高酸素条件への環境変化に対する胎盤酸素化の予備能を定量的に評価できることが示唆される．一方で，胎盤血流が増加し，多数のオキシヘモグロビンを含む動脈血が流入すると，毛細血管床から静脈へかけてデオキシヘモグロビン量が希釈される．すなわち，母体静脈血が十分酸素化される状況では，その領域内で磁場を乱す常磁性物質であるデオキシヘモグロビン量が減少し，静磁場がより均一になり，MR 信号が増加する．このことは BOLD 法で，胎盤血流の増加を間接的に評価できることを示唆している．しかし，BOLD 法のみでは，胎盤酸素化の程度を分離して評価することは困難であることには注意を要する．胎盤の高酸素条件下における変化は主として母体静脈血の飽和の増加に由来する[10]．現在，in vivo での BOLD MRI によるヒト胎盤評価の報告が散見されており，これらの評価とその結果をまとめる．

　ヒト胎盤の酸素輸送能について，BOLD MRI を用いた評価を初めて報告したのは Sørenson らである[11]．この報告では，FGR症例に対して室内空気で5分間と，高酸素条件下で5分間連続してダイナミック撮影を行い，BOLD シグナルの変化を評価した．分娩後に胎盤の組織評価も合わせて行った．その結果，胎盤に組織学的な侵襲が強く，周産期予後の悪かった症例では BOLD シグナルの低下を認めたが，侵襲の比較的少ない胎盤の FGR 症例ではむしろ BOLD シグナルの変化は正常妊娠群と比較して上昇していた．これを著者らは，胎盤の低灌流による FGR 妊娠において，ベースラインの胎盤酸素化が低下したことによる過敏性により，高酸素条件下での BOLD シグナルが増強したのではないかと推察している 図1．

　また，Luo らは，一絨毛二羊膜双胎妊娠における，selective FGR症例に対して BOLD MRI を用いた胎盤機能評価を行った[12]．妊娠29～34週の7例を対象とし，10分ごとに室内空気⇒高酸素条件下100％酸素⇒室内空気で連続してダイナミック撮影を行った．評価方法として，局所において酸素化による信号変化が上昇後プラトーに達する時間（time-to-plateau: TTP），高酸素条件下前後の BOLD シグナルの変化を用い，分娩後に胎盤の組織学的評価を合わせて行った．TTP は，もし胎盤機能が不良であれば，組織の酸素化にも時間がかかり，TTP値は遅延することが予測された．TTP をピクセル毎に計算し，画像上にマッピングすることで，胎盤内の局所の酸素取り込みの違いが検討された．その結果，絨毛膜羊膜炎や慢性的な炎症など，組織学的に異常を示した胎盤では，TTP 値は遅延し，かつ TTP 値は胎盤内で不均一であった．また，平均 TTP と病理重症度スコアとの間の相関は，すべての被験者にわたって顕著であった．BOLDシグナルの変化については，SGA 胎児と関連する胎盤は AGA 胎児の胎盤と比較し，高酸素条件の開始時のベースラインからのシグナル上昇速度が遅く，傾きが小さいことがわかった．しかし，2つの群間のシグナル変化の大きさには有意な差はなく，シグナル変化の絶対値は感度が低い可能性を示唆している 図2, 3．

　いずれの報告も症例数が少なく，確立した評価方法とはいえないが，胎盤 BOLD MRI が，in vivo での胎盤酸素輸送および血流に関する重要な情報を提供し得ることを示唆している．また，fMRI による胎盤機能の測定が確立

TOPICS 胎児発育不全における画像検査

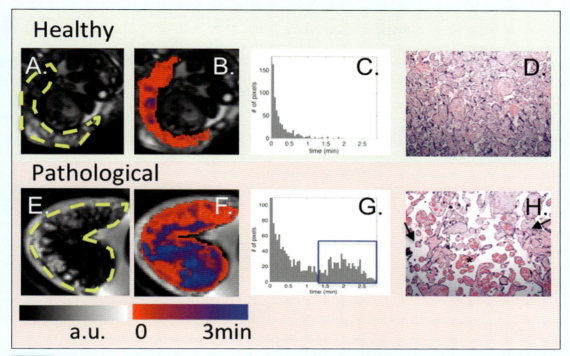

図2 BOLD 画像（A，B），TTP マップ（B，F），TTP 分布のヒストグラム（C，G）および胎盤の組織像（10倍）（D，H）

上段は control 群を，下段は異常な胎盤病理を有した症例である．A，E の黄色点線は胎盤の輪郭を示す．control 群では TTP マップは均一で，TTP 値も 1 分以内程度と短い．胎盤組織像も正常であった．胎盤病理に異常を認めた症例では，TTP マップは不均一であり，TTP 値は 2 分以上に遅延した部分が多く見られた．また，組織学的にも，矢印部の無血管野をはじめ，絨毛膜羊膜炎や慢性的な胎盤障害の像をきたしていた．
（Luo J, et al. Sci Rep. 2017; 7: 3713）

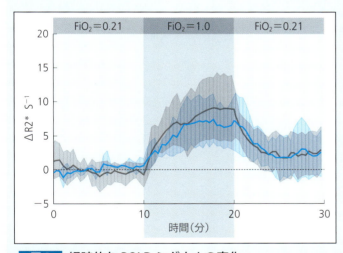

図3 経時的な BOLD シグナルの変化

青が FGR 症例で，グレーが control 症例である．網掛けの領域は高酸素条件下での変化であり，FGR，control のいずれでも BOLD シグナルの最高値に有意差はない．しかし，その値に達するまでの時間が FGR 群で遅延していることがわかる．
（Luo J, et al. Sci Rep. 2017; 7: 3713 をもとに作成）

すれば，非侵襲的に胎盤機能の変化の予測や，胎児治療による胎盤機能改善の評価が可能になり，リスク分類により FGR の周産期予後を改善させる可能性がある．ゆえにこの分野ではさらなる症例の蓄積と研究が必要である．

文献

1) Smith FW, Adam AH, Phillips WD. NMR imaging in pregnancy. Lancet. 1983; 1: 61-2.
2) Patenaude Y, Pugash D, Lim K, et al. The use of magnetic resonance imaging in the obstetric patient. J Obstet Gynaecol Can. 2014; 36: 349-63.
3) Ray JG, Vermeulen MJ, Bharatha A, et al. Association between MRI exposure during pregnancy and fetal and child. JAMA. 2016; 316: 952-61.
4) Expert Panel on MR Safety, Kanal E, Barkovich AJ, et al. ACR guidance document on MR safe practices: 2013. J Magn Reson Imaging. 2013; 37: 501-30.
5) Wang PI, Chong ST, Kielar AZ, et al. Imaging of pregnant and lactating patients: part 1, evidence-based review and recommendations. AJR Am J Roentgenol. 2012; 198: 778-84.
6) Reddy UM, Abuhamad AZ, Levine D, et al; Fetal Imaging Workshop Invited Participants. Fetal imaging: executive

summary of a Joint Eunice Kennedy Shriver National Institute of Child Health and Human Development, Society for Maternal-Fetal Medicine, American Institute of Ultrasound in Medicine, American College of Obstetricians and Gynecologists, American College of Radiology, Society for Pediatric Radiology, and Society of Radiologists in Ultrasound Fetal Imaging Workshop. Am J Obstet Gynecol. 2014; 210: 387-97.
7) Tocchio S, Kline-Fath B, Kanal E, et al. MRI evaluation and safety in the developing brain. Semin Perinatol. 2015; 39: 73-104.
8) Vincent K, Moore J, Kennedy S, et al. Blood oxygenation level dependent functional magnetic resonance imaging: current and potential uses in obstetrics and gynaecology. BJOG. 2009; 116: 240-6.
9) Egbor M, Ansari T, Morris N, et al. Morphometric placental villous and vascular abnormalities in early- and late-onset pre-eclampsia with and without fetal growth restriction. BJOG. 2006; 113: 580-9.
10) Pardi G, Cetin I, Marconi AM, et al. Venous drainage of the human uterus: respiratory gas studies in normal and fetal growth- retarded pregnancies. Am J Obstet Gynecol. 1992; 166: 699-706.
11) Farnoodian M, Kinter JB, Yadranji Aghdam S, et al. Expression of pigment epithelium-derived factor and thrombospondin-1 regulate proliferation and migration of retinal pigment epithelial cells. Physiol Rep. 2015; 3. pii: e12266.
12) Luo J, Abaci Turk E, Bibbo C, et al. In vivo quantification of placental insufficiency by BOLD MRI: a human study. Sci Rep. 2017; 7: 3713.

〈真川祥一，二井理文〉

Chapter IV

予防・治療

Chapter IV 予防・治療

1 アスピリン

1979年，CrandonとIsherwoodは，何らかの理由でアスピリンを内服している初産妊婦は内服していない妊婦に比べて妊娠高血圧腎症（pre-eclampsia: PE）の発症率が低い，とLancet誌に報告した[1]．同年，Masottiらは低用量アスピリンによる血小板および血管壁におけるシクロオキシゲナーゼ阻害が実証されたとLancet誌に報告し，これがアスピリンの胎盤形成やPEとの関連が示されるきっかけとなった[2]．

1985年，PEおよび胎児発育不全（fetal growth restriction: FGR）の予防目的で妊娠12〜14週に開始する低用量アスピリン（150 mg/日）内服の有用性がLancet誌に報告された[3]．

2007年のThe PARIS（Perinatal Antiplatelet Review of International Studies）による報告では，20本の論文（20,000人以上の妊婦を含む）を対象としたメタアナリシスが行われ，アスピリン予防投与はFGRを10%減少させることが示された[4]　図1．

このように，FGRおよびPE予防目的でのアスピリン内服の有効性について，30年以上にわたり多くの研究がなされている．本稿では，FGR予防目的での低用量アスピリン投与について現状を述べる．

アスピリン効果発現の機序

アスピリンのPE・FGR予防効果発現の機序は明らかではない[5-7]．ただし，アスピリンの効果は子宮螺旋動脈のリモデリングと因果関係があることが，以下の2つの理由から考えられている[8]．

第一に，低用量アスピリンは早産やPEを大きく減らしているが，これらは胎盤形成不全と大きく関連のある疾患である[9-12]．特にPEの症例で典型的に障害される子宮螺旋動脈のリモデリングを改善させると考えられる[5,6]．

第二に，子宮螺旋動脈のリモデリングと関連していると考えられている子宮動脈血流を低用量アスピリンが改善させることがわかってきている[13]．妊娠後期にPEを発症する妊婦では異常な子宮動脈血流を認めるがそれはすでに妊娠12週にも存在しており，さらに低用量アスピリンを内服すると妊娠初期と中期の間に子宮動脈血流が改善される[13-15]．

子宮螺旋動脈リモデリングおよび胎盤形成の改善により，FGRのような妊娠合併症の発症を減らすことができると考えられる[8]．

アスピリン内服開始の至適時期

子宮螺旋動脈の絨毛細胞浸潤は通常妊娠8〜10週頃に開始され，主に妊娠16〜18週で完了する[16]．子宮螺旋動脈のリモデリング過程の改善を目指して介入するならば，妊娠8〜12週にほど近く，また妊娠16〜18週以降にならないうちに低用量アスピリン投与は開始されるべきである[8]．表1は，妊娠16週以前と16週以降にアスピリン内服した症例に関するメタアナリシスの結果だが，妊娠16週以前の介入ではFGRが有意に減少しているが，妊娠16週以降に介入した場合にはFGR減少効果を認めていない[8]　表1．妊娠16週以前からのアスピリン投与によるFGRおよびPE，早産，胎児死亡，その他胎盤機能不全由

	抗血小板薬（アスピリン）群 n/N	対照群 n/N	論文数	相対リスク （95%CI）	相対リスク （95%CI）
妊娠高血圧腎症	1,221/15,481	1,340/15,341	24		0.90（0.84-0.97）
34週未満早産	1,018/15,709	1,111/15,523	26		0.90（0.83-0.98）
胎児死亡	484/15,412	524/15,260	23		0.91（0.81-1.03）
胎児発育不全	568/10,772	624/10,654	20		0.90（0.81-1.01）
重篤な合併症*	1,552/ 8,684	1,716/ 8,698	13		0.90（0.85-0.96）

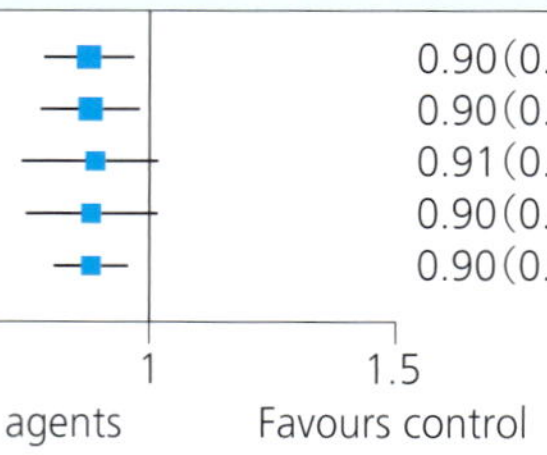

図1　アスピリン予防投与による母児の予後
*重篤な合併症：上記4つの合併症もしくは母体死亡．
（Askie LM, et al. Lancet. 2007; 369: 1791-8[4]）

表1 低用量アスピリン介入時の妊娠週数による周産期予後

周産期予後/ 介入時妊娠週数	研究数 (n)	患者数 (n)	比率		相対リスク (95% 信頼区間) (random effect)	P	I² (Higgins test)	P 値 (各群間)
			介入群 (%)	対照群 (%)				
胎児死亡	32	10,865	2.4	3.1	0.87 (0.69–1.10)	NS	0%	
≦16 週	12	1,308	1.1	4.0	0.41 (0.19–0.92)	0.03	0%	0.02
>16 週	20	9,557	2.6	3.0	0.93 (0.73–1.19)	NS	0%	
妊娠高血圧腎症	33	12,152	7.5	9.6	0.62 (0.49–0.78)	<0.001	53%	
≦16 週	13	1,479	7.6	17.9	0.47 (0.36–0.62)	<0.001	0%	<0.01
>16 週	20	10,673	7.5	8.4	0.78 (0.61–0.99)	0.04	49%	
重症妊娠高血圧腎症	11	2,143	2.8	7.5	0.36 (0.20–0.63)	<0.001	24%	
≦16 週	6	649	1.5	12.3	0.18 (0.08–0.41)	<0.001	0%	<0.01
>16 週	5	1,494	3.3	5.5	0.65 (0.40–1.07)	NS	0%	
胎児発育不全	27	8,260	10.7	12.3	0.86 (0.75–0.99)	0.04	28%	
≦16 週	10	1,064	8.0	17.6	0.46 (0.33–0.64)	<0.001	0%	<0.001
>16 週	17	7,196	11.1	11.5	0.98 (0.88–1.08)	NS	0%	
早産	22	11,302	17.4	20.3	0.81 (0.71–0.92)	<0.01	39%	
≦16 週	6	904	4.8	13.4	0.35 (0.22–0.57)	<0.001	0%	<0.001
>16 週	16	10,398	18.6	20.8	0.90 (0.83–0.97)	<0.01	0%	
胎盤早期剝離	10	4,175	2.3	1.9	1.24 (0.79–1.95)	NS	3%	
≦16 週	4	592	2.3	5.1	0.55 (0.21–1.47)	NS	5%	NS
>16 週	6	3,583	2.3	1.4	1.56 (0.96–2.55)	NS	0%	
			平均差(95% 信頼区間)			P		
出生体重 (g)	23	2,787	124 (68–180)			<0.001	45%	
≦16 週	10	1,061	209 (100–319)			<0.001	69%	NS
>16 週	13	1,726	71 (18–124)			<0.01	0%	
分娩週数(週)	18	1,860	0.57 (0.13–1.01)			0.01	88%	
≦16 週	9	959	1.06 (0.40–1.72)			0.002	93%	0.048
>16 週	9	901	−0.01 (−0.55–0.52)			NS	55%	

NS: not significant
(Roberge S, et al. Ultrasound Obstet Gynecol. 2013; 41: 491–9[8])

来の妊娠合併症に対する発症予防効果が報告されている[8-10,17].

以上の結果から妊娠16週までに内服を開始することでFGRを予防できると期待できる．逆に，妊娠20週もしくは妊娠16週以前に内服開始した症例でのみ治療が有効であったとの結果から，PEやFGRが胎盤機能不全と関連があるともいえる[7].

アスピリンの効果的投与量

PE・FGR予防目的の低用量アスピリンの効果は内服開始週数のみではなく内服用量でも効果発現に差があり，用量依存性であると報告されている[7] 図2．ただしアスピリンの用量に関しては50～150 mg/日の間で様々な意見がある[7].

Cochrane Databaseでは，アスピリン75 mg/日以下の内服よりもアスピリン75 mg/日以上の内服もしくはアスピリン75 mg/日以上とジピリダモールの併用内服ではPEリスクを大きく軽減すると報告されている[18]．他にも50～80 mg/日よりも100～150 mg/日の内服の方が効果が高いとの報告がある[19].

妊娠16週以前から内服開始し内服量別に行った検討では，60 mg/日以下の内服ではFGRの発症率は変わらない一方で，100 mg/日以上で内服開始された場合にはFGRが減少していた[7] 表2．また妊娠16週以前に内服開始し内服量80 mg/日以下と100 mg/日以上で分けた検討では，FGRはどちらでも減少しているが，100 mg/日以上の内服での出生体重は明らかに大きかった[8] 表3.

アスピリン用量が十分でないと効果を発現しないアスピリン抵抗性のある妊婦も存在する．81 mg/日の用量ではアスピリン効果を認めず，用量を増やすことでアスピリンの効果を認めたとの報告がある[20].

このようにいくつかの観察研究によれば，50～60 mg/日では患者によっては用量として不十分であった．有効量が75 mg/日以上なのか100 mg/日以上必要なのかについてはさらなる検討が必要と考える．

1 アスピリン

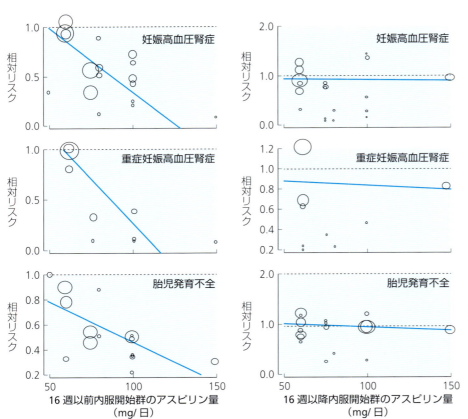

図2 16週前後での介入による
アスピリンの用量反応効果

アスピリン介入妊娠週数によるアスピリン用量と各合併症の相対リスクの関係を示すメタ回帰直線と泡状座標.
(Roberge S, et al. Am J Obstet Gynecol. 2017; 216: 110-20[7])

表2 16週以前内服開始群のアスピリン用量による周産期予後

周産期予後 ≦16週	研究数	患者数	相対リスク (95% 信頼区間) random effect	P値	I^2	用量反応相関 Adjusted R^2	P値
妊娠高血圧腎症							
50 mg	1	66	0.33 (0.04-3.04)	0.33	n/a	44%	0.036
60 mg	4	3,326	0.93 (0.75-1.15)	0.49	0%		
75 mg	2	373	0.42 (0.25-0.70)	0.001	72%		
80 mg	4	270	0.52 (0.26-1.01)	0.06	1%		
100 mg	7	985	0.48 (0.31-0.74)	0.0009	0%		
150 mg	1	93	0.07 (0.00-1.25)	0.07	n/a		
合計	19	5,113	0.57 (0.43-0.75)	<0.001	52%		
重症妊娠高血圧腎症							
60 mg	3	3,279	0.96 (0.71-1.28)	0.77	0%	100%	0.008
75 mg	2	373	0.24 (0.09-0.65)	0.005	9%		
100 mg	3	334	0.23 (0.08-0.64)	0.005	0%		
150 mg	1	93	0.07 (0.00-1.25)	0.07	n/a		
合計	9	4,079	0.47 (0.26-0.83)	0.009	60%		
胎児発育不全							
50 mg	1	46	1.00 (0.22-4.45)	1.00	n/a	100%	0.044
60 mg	3	1,378	0.78 (0.53-1.16)	0.22	0%		
75 mg	2	373	0.48 (0.32-0.72)	0.0004	0%		
80 mg	3	180	0.64 (0.11-3.74)	0.62	0%		
100 mg	7	869	0.45 (0.28-0.71)	0.0007	0%		
150 mg	1	93	0.29 (0.10-0.82)	0.02	n/a		
合計	17	2,939	0.56 (0.44-0.70)	<0.001	0%		

n/a: not applicable
(Roberge S, et al. Am J Obstet Gynecol. 2017; 216: 110-20[7])

表3 16週以前内服開始群のアスピリン内服用量による周産期予後

周産期予後/ アスピリン用量	研究 (n)	患者数 (n)	比率		相対リスク (95% 信頼区間) (random effect)	P	P値 (各群間)
			介入群（%）	対照群（%）			
胎児死亡							
≦80 mg	3	255	0	2.4	0.24 (0.03–2.14)	NS	NS
≧100 mg	9	1,053	1.3	4.4	0.45 (0.19–1.06)	NS	
妊娠高血圧腎症							
≦80 mg	5	401	14.1	31.8	0.35 (0.16–0.76)	<0.001	NS
≧100 mg	8	1,078	5.2	12.9	0.46 (0.30–0.71)	<0.01	
重症妊娠高血圧腎症							
≦80 mg	2	222	0.9	10.4	0.12 (0.02–0.65)	0.01	NS
≧100 mg	4	427	1.8	13.2	0.20 (0.08–0.53)	0.02	
胎児発育不全							
≦80 mg	4	301	12.2	22.8	0.52 (0.32–0.87)	0.01	NS
≧100 mg	6	763	6.2	15.6	0.41 (0.26–0.64)	<0.001	
早産							
≦80 mg	2	169	4.4	17.7	0.27 (0.09–0.77)	0.01	NS
≧100 mg	4	735	4.9	13.7	0.38 (0.20–0.69)	<0.01	
胎盤早期剥離							
≦80 mg	0	—	—	—	—	—	N/A
≧100 mg	4	592	2.3	5.1	0.55 (0.21–1.47)	NS	
			平均差（95% 信頼区間）			P	
出生体重（g）							
≦80 mg	4	321	104 (−47–254)			NS	NS
≧100 mg	6	740	278 (114–442)			0.001	
分娩週数（週）							
≦80 mg	2	119	2.00 (−1.61–5.62)			NS	NS
≧100 mg	6	719	1.09 (0.28–1.89)			<0.001	

N/A: not applicable, NS: not significant.
（Roberge S, et al. Ultrasound Obstet Gynecol. 2013; 41: 491–9[8]）

表4 アスピリン内服によるその他の母体合併症

	研究数	発症数（%）		相対リスク (95% 信頼区間)
		アスピリン	対照	
34週未満の蛋白尿	14	332/9,338（4%）	353/9,252（4%）	0.92 (0.80–1.07)
重症高血圧	21	1,669/13,614（12%）	1,719/13,410（13%）	0.96 (0.90–1.02)
分娩前出血	16	497/12,996（4%）	480/12,926（4%）	1.02 (0.90–1.15)
胎盤早期剥離	16	115/12,213（1%）	97/12,130（1%）	1.13 (0.87–1.48)
分娩誘発/選択的帝王切開	17	4,772/14,457（33%）	4,631/14,340（32%）	1.02 (0.99–1.05)
帝王切開	23	3,362/14,652（23%）	3,175/14,464（22%）	1.03 (0.99–1.08)
産褥出血	16	1,790/11,662（15%）	1,677/11,565（15%）	1.06 (1.00–1.13)

*500 mL 以上の出血もしくは研究者の定義した出血量.
（Askie LM, et al. Lancet. 2007; 369: 1791–8[4]）

アスピリン内服の副作用

妊娠初期の低用量アスピリンの安全性は知られている．特に，妊娠中の性器出血，分娩後の性器出血の増加や胎盤早期剥離の発症リスクの増加に影響はない[4,18,21] 表4．新生児への作用としては，早産や呼吸器使用・新生児集中治療室（NICU）入院に関しては減少傾向にあり，出血傾向には差を認めなかった[4] 表5．また，妊娠初期からの低用量アスピリン内服は先天性胎児形態異常と関連しない[22] 表6．

リスクファクターがない妊婦に対して，性器出血を増やすリスクのある薬を処方することはできないが，低用量ア

1 アスピリン

表5 アスピリン内服によるその他の新生児予後

	研究数	発症数（%） アスピリン	発症数（%） 対照	相対リスク（95% 信頼区間）
37週未満早産	26	2,649/15,749（17%）	2,799/15,567（18%）	0.93（0.89-0.98）*
28週未満早産	26	291/15,082（2%）	331/14,919（2%）	0.87（0.75-1.02）
SCU/NICU 入院	18	2,385/15,146（16%）	2,456/15,015（16%）	0.96（0.91-1.01）
呼吸器使用	9	208/3,751（6%）	250/3,662（7%）	0.79（0.67-0.95）*
新生児出血	15	287/14,583（2%）	308/14,563（2%）	0.93（0.80-1.09）

NICU: neonatal intensive care unit, SCU: special care unit.
*相対リスクは p＝0.05 レベルで明らかな相異あり.
（Askie LM, et al. Lancet. 2007; 369: 1791-8[4]）

表6 妊娠5〜12週でのアスピリン内服と先天異常

	総数	アスピリン内服数	%	オッズ比（95% 信頼区間）
神経管欠損症	1,202	25	2.1	1.5（0.9-2.3）
臍帯ヘルニア/腹壁破裂	238	3	1.3	0.9（0.3-2.8）
口唇口蓋裂	1,374	28	2.0	1.5（0.9-2.2）
軟口蓋裂	601	12	2.0	1.4（0.8-2.6）
その他の先天異常	19,428	272	1.4	対照

（Nørgård B, et al. Am J Obstet Gynecol. 2005; 192: 922-3[22]）

スピリン投与による明らかな副作用はないといえる[23]. このことから，アスピリン予防投与は許容できるといえる.

アスピリン内服を勧める対象

いくつかの国ではすでに，PE のハイリスクと診断された妊婦には妊娠16週以前からの低用量アスピリンの内服を推奨している[21,24-26]. では，アスピリンはハイリスク妊婦への投与が有用なのだろうか？ ハイリスク妊婦にのみアスピリン投与をするとすれば，どのようにハイリスク妊婦を抽出すればいいのだろうか？ アスピリンの PE 予防効果に注目し，いくつかのハイリスク抽出方法が提示されている.

米国において American College of Obstetricians and Gynecologists（ACOG）は，早発型 PE が原因で妊娠34週までに分娩した既往，もしくは2回以上の PE の既往のある妊婦に対して，妊娠第1三半期後半からの60〜80 mg/日のアスピリン予防投与を勧めている[21]. 英国においては National Institute for Health and Clinical Excellence（NICE）によるガイドラインでは，母体背景によって，1つ以上の高リスク因子のある妊婦もしくは2つ以上の中等度リスク因子のある妊婦には，妊娠12週から分娩まで 75 mg/日のアスピリン内服が勧められている[26] 表7. ただし，母体背景のみのスクリーニングでは PE 抽出精度は高くない[27,28].

そのため，PE ハイリスク抽出には母体背景だけではなくいくつかの因子の組み合わせが有効といわれている. 母体背景・平均血圧・母体血中 placental growth factor（PlGF）値および子宮動脈血流を組み合わせることで，PE・FGR に

表7 ACOG と NICE ガイドラインによる PE リスク因子および PE 予防アスピリン推奨対象

ACOG (the American College of Obstetricians and Gynecologists) U.S.A.	NICE (the National Institute for Health and Clinical Excellence) U.K.
PE リスク因子 ・初産婦 ・PE 既往 ・慢性高血圧もしくは慢性腎疾患 ・血栓既往 ・多胎妊娠 ・IVF 妊娠 ・PE の家族歴 ・Ⅰ型 or Ⅱ型糖尿病 ・肥満 ・SLE ・40歳以上 アスピリン投与の推奨 ・早発型 PE が原因での妊娠34週未満の分娩既往 ・2回以上の PE の既往	アスピリン投与の推奨: 高リスク因子から1項目もしくは中等度リスク因子から2項目 高リスク因子 ・既往妊娠での高血圧症 ・慢性腎疾患 ・自己免疫疾患（SLE, APS） ・Ⅰ型 or Ⅱ型糖尿病 ・慢性高血圧 中等度リスク因子 ・初産婦 ・40歳以上 ・既往妊娠から10年以上の妊娠間隔 ・初診時 BMI＞35 kg/m² ・PE の家族歴

APS: antiphospholipid syndrome, BMI: body mass index, IVF: in-vitro fertilization, SLE: systemic lupus erythematosus

ついて高い精度で予測ができる[27,29]．また，妊娠初期の子宮動脈血流と3D超音波での胎盤体積がPE予測につながるとの報告もある[30]．ただし，上記のような高い精度でのハイリスク妊婦の抽出にはコストと時間がかかる[23]．

では全妊婦を対象にアスピリン投与をした方がいいのであろうか？　1人の患者で治療効果を出すために何人の患者に投薬する必要があるのかは，疾患の頻度によって変わってくる．全妊婦を対象に10パーセンタイル以下のFGRを1人減らすためにはアスピリンを100人の妊婦に投薬する必要がある[4]．表8．

以上から，アスピリンによるFGR・PE予防効果が明らかになったとして，抽出したハイリスク妊婦にのみ内服を推奨するのか，全妊婦にアスピリンを処方した方がいいのかを述べるためには，今後も検討が必要である[23]．

最近のアスピリン研究

ここで，アスピリン内服と妊娠高血圧腎症（PE）予防効果について，最近NEJMに発表された研究について報告する[31]．

The ASPRE trial（Combined Multimarker Screening and Randomized Patient Treatment with Aspirin for Evidence-Based Preeclampsia Prevention）は，英国・スペイン・イタリア・ベルギー・ギリシャ・イスラエルでの多国間多施設共同研究である．約27,000人の単胎妊婦を対象に，妊娠11週〜13週6日に母体背景・母体平均血圧・子宮動脈pulsatility index・母体血中PAPP-A（pregnancy-associated plasma protein-A）・PlGFの組み合わせによる早産期PEのリスク

表8 PARISでの治療必要数と対象における疾患発症率

	疾患発症数	PARIS相対リスク（95%信頼区間）	治療必要数（95%信頼区間）
妊娠高血圧腎症	18% 6% 2%	0.90 (0.84-0.97)	56（35-185） 167（104-556） 500（313-1667）
34週未満早産	20% 10% 2%	0.90 (0.83-0.98)	50（29-250） 100（59-500） 500（294-2500）
周産期死亡	7% 4% 1%	0.91 (0.81-1.03)	159（75-476） 278（132-833） 1,111（526-3333）
胎児発育不全	15% 10% 1%	0.90 (0.81-1.01)	67（35-667） 100（53-1000） 1,000（526-10000）
重篤な母体合併症	25% 15% 7%	0.90 (0.85-0.96)	40（27-100） 67（44-167） 143（95-357）

（Askie LM, et al. Lancet. 2007; 369: 1791-8[4]）

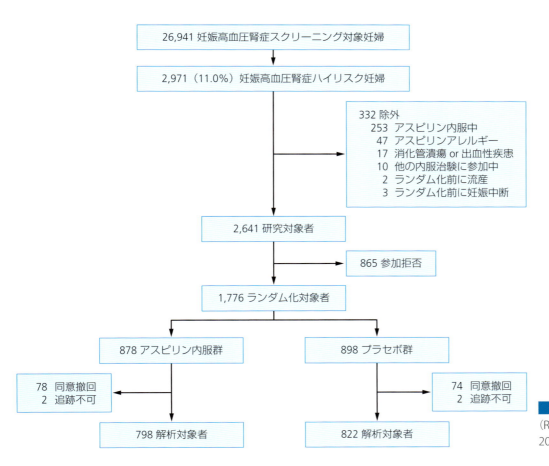

図3 ASPRE study 対象
（Rolnik DL, et al. N Engl J Med. 2017; 377: 613-22[31]）

1 アスピリン

表9 ASPRE study 結果

評価項目	アスピリン群 （N＝798）	プラセボ群 （N＝822）	オッズ比 （95% or 99% 信頼区間）*
主要評価項目（37週未満の妊娠高血圧腎症）（%）	13（1.6）	35（4.3）	0.38（0.20–0.74）
二次的評価項目（週数別）			
34週未満分娩の合併症			
総数（%）	32（4.0）	53（6.4）	0.62（0.34–1.14）
妊娠高血圧腎症（%）	3（0.4）	15（1.8）	0.18（0.03–1.03）
妊娠高血圧（%）	2（0.3）	2（0.2）	1.02（0.08–13.49）
胎児発育不全（妊娠高血圧腎症含まず）—数/総数（%）†	7/785（0.9）	14/807（1.7）	0.53（0.16–1.77）
流産 or 胎児死亡（妊娠高血圧腎症含まず）（%）	14（1.8）	19（2.3）	0.78（0.31–1.95）
胎盤早期剥離（妊娠高血圧腎症含まず）（%）	1（0.1）	3（0.4）	0.36（0.02–7.14）
自然早産（妊娠高血圧腎症含まず）（%）	12（1.5）	12（1.5）	1.07（0.37–3.10）
37週未満分娩の合併症			
総数（%）	79（9.9）	116（14.1）	0.69（0.46–1.03）
妊娠高血圧（%）	8（1.0）	7（0.9）	1.19（0.31–4.56）
胎児発育不全（妊娠高血圧腎症含まず）—数/総数（%）†	17/785（2.2）	18/807（2.2）	1.01（0.42–2.46）
流産 or 胎児死亡（妊娠高血圧腎症含まず）（%）	14（1.8）	19（2.3）	0.78（0.31–1.95）
胎盤早期剥離（妊娠高血圧腎症含まず）（%）	2（0.3）	4（0.5）	0.52（0.06–4.91）
自然早産（妊娠高血圧腎症含まず）（%）	40（5.0）	49（6.0）	0.83（0.47–1.47）
37週以降分娩の合併症			
総数（%）	178（22.3）	171（20.8）	1.12（0.82–1.54）
妊娠高血圧腎症（%）	53（6.6）	59（7.2）	0.95（0.57–1.57）
妊娠高血圧（%）	72（9.0）	62（7.5）	1.24（0.78–1.98）
胎児発育不全（妊娠高血圧腎症含まず）—数/総数（%）†	54/785（6.9）	56/807（6.9）	1.00（0.60–1.66）
胎児死亡（妊娠高血圧腎症含まず）（%）	2（0.3）	2（0.2）	1.01（0.08–13.40）
胎盤早期剥離（妊娠高血圧腎症含まず）（%）	2（0.3）	2（0.2）	1.05（0.08–13.92）

*信頼区間は主要評価項目で95%，二次的評価項目で99%．
†胎児発育不全は出生体重5パーセンタイル未満．24週未満に出生した児の体重は含まず．
（Rolnik DL, et al. N Engl J Med. 2017; 317: 613–22[31]）

評価スクリーニングが行われた．早産期PEの発症リスクが100分の1以上のハイリスク妊婦1,620人が研究参加に同意しランダム化比較試験が行われた．アスピリン（150mg/日）内服群798人と，プラセボ内服群822人とにランダムに割り当てられ，妊娠11～14週から妊娠36週までの期間，毎晩内服を指示された[31] 図3 ．この結果，アスピリン内服により早産期PEが62%減少することが示された[31] 表9 ．

この研究でのFGRの報告としては37週以降のPEを伴わない5パーセンタイル未満のFGRに関しては，アスピリン群もプラセボ群もともに6.9%であった[31] 表9 ．また追加報告によると，アスピリン内服により出生体重10パーセンタイル未満の児の出生を37週未満で40%，および32週未満で73%減少させた．さらにPE合併のFGRに関しては，出生体重10パーセンタイル未満の児の出生37週未満で70%，および32週未満で90%減少させた[32] 表10 ．このことから，PEと同様に胎盤形成不全に伴って発症するFGRに関しては，アスピリン内服の効果が期待できると考えられる．

おわりに

アスピリン内服を妊娠16週前後までに開始することによって，FGRやPEの発症率の減少を期待できることが明らかになりつつある．

今後日本においても，アスピリン内服によるFGRおよびPE予防に関して，有効性および内服の開始時期や投与量の検討が待たれる．さらに，内服対象をどのように抽出しハイリスク妊婦としてアスピリン投与を行うのか，もしくは全妊婦を対象とするのか，検討していくべきである．

文　献

1) Crandon AJ, Isherwood DM. Effect of aspirin on incidence of pre-eclampsia. Lancet. 1979; 1: 1356.
2) Masotti G, Galanti G, Poggesi L, et al. Differential inhibition of prostacyclin production and platelet aggregation by aspirin. Lancet. 1979; 2: 1213–7
3) Beaufils M, Uzan S, Donsimoni R, et al. Prevention of pre-eclampsia by early antiplatelet therapy. Lancet. 1985; 1: 840–

1 アスピリン

表10 ASPRE trial におけるアスピリン群とプラセボ群の低出生胎児出生率

出生体重	アスピリン群 (N=785)	プラセボ群 (N=807)	相対リスク（95%信頼区間）	P
全妊娠				
<10パーセンタイル				
全妊娠週数	171 (21.8)	229 (28.4)	0.768 (0.646-0.911)	0.0029
≧37週	132 (16.8)	163 (20.2)	0.833 (0.677-1.024)	0.0945
<37週	39 (5.0)	66 (8.2)	0.607 (0.415-0.889)	0.0132
<32週	6 (0.8)	23 (2.9)	0.268 (0.113-0.636)	0.0035
<5パーセンタイル				
全妊娠週数	114 (14.5)	160 (19.8)	0.732 (0.588-0.911)	0.0062
≧37週	78 (9.9)	106 (13.1)	0.756 (0.575-0.995)	0.0552
<37週	36 (4.6)	54 (6.7)	0.685 (0.456-1.029)	0.0873
<32週	6 (0.8)	22 (2.7)	0.280 (0.117-0.668)	0.0053
<3パーセンタイル				
全妊娠週数	88 (11.2)	118 (14.6)	0.767 (0.592-0.991)	0.0508
≧37週	57 (7.3)	69 (8.6)	0.849 (0.607-1.187)	0.3900
<37週	31 (3.9)	49 (6.1)	0.650 (0.421-1.005)	0.0682
<32週	6 (0.8)	21 (2.6)	0.294 (0.122-0.703)	0.0082
PE合併妊娠				
<10パーセンタイル				
全妊娠週数	17 (2.2)	46 (5.7)	0.380 (0.221-0.652)	0.0005
≧37週	9 (1.1)	16 (2.0)	0.578 (0.262-1.273)	0.2543
<37週	8 (1.0)	30 (3.7)	0.274 (0.129-0.583)	0.0008
<32週	1 (0.1)	9 (1.1)	0.114 (0.019-0.695)	0.0295
<5パーセンタイル				
全妊娠週数	14 (1.8)	41 (5.1)	0.351 (0.194-0.632)	0.0005
≧37週	7 (0.9)	14 (1.7)	0.514 (0.214-1.231)	0.2097
<37週	7 (0.9)	27 (3.3)	0.267 (0.119-0.594)	0.0013
<32週	1 (0.1)	9 (1.1)	0.114 (0.019-0.695)	0.0295
<3パーセンタイル				
全妊娠週数	12 (1.5)	34 (4.2)	0.363 (0.191-0.687)	0.0023
≧37週	6 (0.8)	11 (1.4)	0.561 (0.216-1.454)	0.3585
<37週	6 (0.8)	23 (2.9)	0.268 (0.113-0.636)	0.0035
<32週	1 (0.1)	9 (1.1)	0.114 (0.019-0.695)	0.0295
PE非合併妊娠				
<10パーセンタイル				
全妊娠週数	154 (19.6)	183 (22.7)	0.865 (0.715-1.046)	0.1521
≧37週	123 (15.7)	147 (18.2)	0.860 (0.691-1.069)	0.1981
<37週	31 (3.9)	36 (4.5)	0.885 (0.555-1.410)	0.7012
<32週	5 (0.6)	14 (1.7)	0.367 (0.138-0.974)	0.0741
<5パーセンタイル				
全妊娠週数	100 (12.7)	119 (14.7)	0.864 (0.675-1.105)	0.2759
≧37週	71 (9.0)	92 (11.4)	0.793 (0.592-1.063)	0.1423
<37週	29 (3.7)	27 (3.3)	1.104 (0.664-1.838)	0.8093
<32週	5 (0.6)	13 (1.6)	0.395 (0.147-1.059)	0.1095
<3パーセンタイル				
全妊娠週数	76 (9.7)	84 (10.4)	0.930 (0.694-1.247)	0.6897
≧37週	51 (6.5)	58 (7.2)	0.904 (0.630-1.297)	0.6556
<37週	25 (3.2)	26 (3.2)	0.988 (0.580-1.686)	1.0000
<32週	5 (0.6)	12 (1.5)	0.428 (0.158-1.160)	0.1598

(Tan MY, et al. Ultrasound Obstet Gynecol. 2018[32])

1 アスピリン

2.

4) Askie LM, Duley L, Henderson-Smart DJ, et al; PARIS Collaborative Group. Antiplatelet agents for prevention of preeclampsia: a meta-analysis of individual patient data. Lancet. 2007; 369: 1791-8.

5) Lyall F. Priming and remodelling of human placental bed spiral arteries during pregnancy—a review. Placenta. 2005; 26 Suppl A: S31-6.

6) Vainio M, Kujansuu E, Koivisto AM, et al. Bilateral notching of uterine arteries at 12-14 weeks of gestation for prediction of hypertensive disorders of pregnancy. Acta Obstet Gynecol Scand. 2005; 84: 1062-7.

7) Roberge S, Nicolaides K, Demers S, et al. The role of aspirin dose on the prevention of preeclampsia and fetal growth restriction: systematic review and meta-analysis. Am J Obstet Gynecol. 2017; 216: 110-20.

8) Roberge S, Nicolaides KH, Demers S, et al. Prevention of perinatal death and adverse perinatal outcome using low-dose aspirin: a meta-analysis. Ultrasound Obstet Gynecol. 2013; 41: 491-9.

9) Roberge S, Giguere Y, Villa P, et al. Early administration of low-dose aspirin for the prevention of severe and mild preeclampsia: a systematic review and meta-analysis. Am J Perinatol. 2012; 29: 551-6.

10) Roberge S, Villa P, Nicolaides K, et al. Early administration of low-dose aspirin for the prevention of preterm and term preeclampsia: a systematic review and meta-analysis. Fetal Diagn Ther. 2012; 31: 141-6.

11) Ogge G, Chaiworapongsa T, Romero R, et al. Placental lesions associated with maternal underperfusion are more frequent in early-onset than in late-onset preeclampsia. J Perinat Med. 2011; 39: 641-52.

12) Kim YM, Bujold E, Chaiworapongsa T, et al. Failure of physiologic transformation of the spiral arteries in patients with preterm labor and intact membranes. Am J Obstet Gynecol. 2003; 189: 1063-9.

13) Haapsamo M, Martikainen H, Rasanen J. Low-dose aspirin reduces uteroplacental vascular impedance in early and mid gestation in IVF and ICSI patients: a randomized, placebo-controlled double-blind study. Ultrasound Obstet Gynecol. 2008; 32: 687-93.

14) Plasencia W, Maiz N, Bonino S, et al. Uterine artery Doppler at 11+0 to 13+6 weeks in the prediction of pre-eclampsia. Ultrasound Obstet Gynecol. 2007; 30: 742-9.

15) Baschat AA, Poon LY, Blitzer M, et al. Impact of 1st trimester aspirin on population prevalence of preeclampsia. Ultrasound Obstet Gynecol. 2009; 34: 14.

16) Pijnenborg R, Dixon G, Robertson WB, et al. Trophoblastic invasion of human decidua from 8 to 18 weeks of pregnancy. Placenta. 1980; 1: 3-19.

17) Bujold E, Roberge S, Lacasse Y, et al. Prevention of preeclampsia and intrauterine growth restriction with aspirin started in early pregnancy: a meta-analysis. Obstet Gynecol. 2010; 116: 402-14.

18) Duley L, Henderson-Smart DJ, Meher S, et al. Antiplatelet agents for preventing pre-eclampsia and its complications. Cochrane Database Syst Rev. 2007; CD004659.

19) Leitich H, Egarter C, Husslein P, et al. A meta-analysis of low dose aspirin for the prevention of intrauterine growth retardation. Br J Obstet Gynaecol, 1997; 104: 450-9.

20) Caron N, Rivard GÉ, Michon N, et al. Low-dose ASA response using the PFA-100 in women with high-risk pregnancy. J Obstet Gynaecol Can, 2009; 31: 1022-7.

21) American Congress of Obstetricians and Gynecologists. Hypertension in Pregnancy. https://www.acog.org/Resources-And-Publications/Task-Force-and-Work-Group-Reports/Hypertension-in-Pregnancy

22) Nørgård B, Puhó E, Czeizel AE, et al. Aspirin use during early pregnancy and the risk of congenital abnormalities: a population-based case-control study. Am J Obstet Gynecol. 2005; 192: 922-3.

23) Mone F, Mulcahy C, McParland P, et al. Should we recommend universal aspirin for all pregnant women? Am J Obstet Gynecol. 2017; 216: 141. e1-141. e5.

24) Magee LA, Pels A, Helewa M, et al; SOGC Hypertension Guideline Committee. Diagnosis, evaluation, and management of the hypertensive disorders of pregnancy: executive summary. J Obstet Gynaecol Can. 2014; 36: 575-6.

25) Henderson JT, Whitlock EP, O'Conner E, et al. Low-dose aspirin for prevention of morbidity and mortality from preeclampsia: a systematic evidence review for the U. S. Preventive Services Task Force. Ann Intern Med. 2014; 160: 695-703.

26) NICE Clinical Guideline. National Collaborating Center for Women's and Children's Health. Commissioned by the National Institute for Health and Clinical Excellence. Hypertension in pregnancy: the management of hypertensive disorders during pregnancy. https://www.nice.org.uk/Guidance/CG107.

27) Wright D, Syngelaki A, Akolekar R, et al. Competing risks model in screening for preeclampsia by maternal characteristics and medical history. Am J Obstet Gynecol. 2015; 213: 62. e1-10.

28) O'Gorman N, Wright D, Poon LC, et al. Multicenter screening for pre-eclampsia by maternal factors and biomarkers at 11-13 weeks' gestation: comparison with NICE guidelines and ACOG recommendations. Ultrasound Obstet Gynecol. 2017; 49: 756-60.

29) Poon LC, Stratieva V, Piras S, et al. Hypertensive disorders in pregnancy: combined screening by uterine artery Doppler, blood pressure and serum PAPP-A at 11-13 weeks. Prenat Diagn. 2010; 30: 216-23.

30) Arakaki T, Hasegawa J, Nakamura M, et al. Prediction of early- and late-onset pregnancy-induced hypertension using placental volume on three-dimensional ultrasound and uterine artery Doppler. Ultrasound Obstet Gynecol. 2015; 45: 539-43.

31) Rolnik DL, Wright D, Poon LC, et al. Aspirin versus placebo in pregnancies at high risk for preterm preeclampsia. N Engl J Med. 2017; 377: 613-22.

32) Tan MY, Poon LC, Rolnik DL, et al, Prediction and prevention of small-for-gestational-age neonates: evidence from SPREE and ASPRE. Ultrasound Obstet Gynecol. 2018 Apr 28. doi: 10. 1002/uog. 19077.

〈德中真由美，関沢明彦〉

Chapter IV 予防・治療

2 ホスホジエステラーゼ5阻害薬

妊娠12〜18週に，胎盤床の子宮螺旋動脈へ絨毛外栄養膜細胞が侵入することによって子宮螺旋動脈の血管内皮がリモデリングされ，螺旋動脈の血管径が開くことにより胎児胎盤循環への安定的な酸素や栄養の供給が確保される．しかし，この子宮螺旋動脈のリモデリングが障害され，絨毛外栄養膜細胞の侵入不全が生じると，子宮-胎盤-胎児循環の悪化および胎盤の虚血・低酸素状態が生じ，胎児の発育が障害され，児は胎児発育不全（fetal growth restriction: FGR）に陥る．これまでFGRに対して子宮内で胎児発育を促進する有効な治療手段は存在しなかった[1,2]．そのため，児の未熟性が問題となる妊娠週数において子宮内で胎児発育が停滞し胎児well-beingの悪化を認めた場合には，その対応に苦慮することが多かった．近年，FGRや妊娠高血圧症候群（hypertensive disorders of pregnancy: HDP）など妊娠初期の胎盤形成不全に起因する疾患に対する新規胎児治療法としてホスホジエステラーゼ5（phosphodiesterase 5: PDE5）阻害薬が注目されている．本項では，基礎および臨床検討を中心にFGRに対するPDE5阻害薬治療について解説する．

PDE5阻害薬

1977年に勝木らは硝酸薬のニトログリセリンやニトロプルシドにより平滑筋内のcGMPが上昇し平滑筋が弛緩すること，さらに一酸化窒素（NO）がグアニル酸シクラーゼを活性化し，その結果cGMP（cyclic guanosine monophosphate）を上昇させることを報告した[3]．その後，硝酸薬は狭心症治療薬として広く使用されるようになったが，連用時のtachyphylaxis（脱感作）が問題となり，この問題を回避するためNO-cGMP経路のさらに下流に焦点を当てた研究が進められた[4]．1980年代半ばにホスホジエステラーゼ（PDE）の5つのサブタイプが同定され（PDE1〜PDE5），PDE5は血管平滑筋および血小板に発現し，cGMPを分解することで細胞内cGMP濃度を低下させ，NO-cGMP経路を調節していることが報告された．1986年に選択的PDE5阻害薬シルデナフィルがファイザー社により製剤化され，紆余曲折を経て1998年に勃起不全治療薬（商品名：バイアグラ®）として，2005年に肺動脈性肺高血圧症治療薬（商品名：レバチオ®）としてそれぞれ米国食品医薬品局（Food and Drug Administration: FDA）の承認を受けた[4]．その一方で，シルデナフィルよりも作用持続時間が長い選択的PDE5阻害薬としてタダラフィルが2003年に勃起不全治療薬（商品名：シアリス®）として[5]，2009年には肺動脈性肺高血圧症治療薬（商品名：アドシルカ®）としてFDAに承認された[6]．これら選択的PDE5阻害薬はPDE5を選択的に阻害されることで，細胞内Ca^{2+}濃度が低下し，血管平滑筋を弛緩させることで薬理作用を発揮すると考えられている 図1．PDE5阻害薬は産科領域では肺高血圧症合併妊娠に対して使用されており[7]，FDAのpregnancy categoryはclass B（動物とヒトにおいて催奇形性はない）に分類されていた．

上述のように，タダラフィルはシルデナフィルと比較して半減期が長く効果発現までの時間が短い[8]．また，シルデナフィルでは高脂肪食とともに摂取した際に血中濃度へ

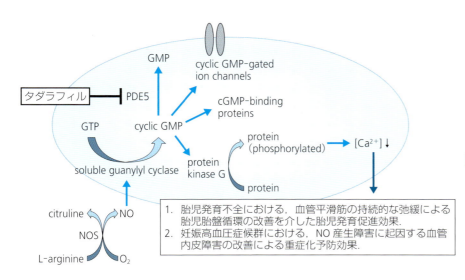

図1　PDE5阻害薬タダラフィルの作用機序およびFGRおよびPIHで期待される作用（作業仮説）

NOS: 一酸化窒素合成酵素，
GTP: グアノシン三リン酸，
GMP: グアノシン一リン酸，
PDE5: ホスホジエステラーゼ5

2 ホスホジエステラーゼ5阻害薬

の影響が指摘されているが，タダラフィルではそのような食事の影響は認められていない[9]．さらに，PDE5阻害薬の副作用の中には，PDE5への選択性が低いことに起因する視野異常などが報告されているが[10]，PDE5と主に網膜に多く発現するPDE6への選択性を比較した場合にシルデナフィルのPDE5への選択性が約10倍高いのに対し，タダラフィルでは700倍以上高いことが報告されており，その結果としてタダラフィルでは副作用が起こりにくいのではないかと推測される[11,12]．

PDE5阻害薬タダラフィルを用いたFGR治療：基礎検討

上で述べた薬剤の特徴を考慮し，三重大学医学部産婦人科ではPDE5阻害薬タダラフィルによる子宮-胎盤-胎児循環および胎盤の虚血・低酸素状態の改善を介した，FGRおよびHDPに対する新規治療法の確立を目指しこれまで検討を進めてきた．FGRおよびHDPに対し，タダラフィルにより期待される作用（作業仮説）を 図1 に示す．

まず，一酸化窒素合成酵素（nitric oxide synthase: NOS）阻害薬であるL-NG-nitroarginine methyl ester（L-NAME）を用いて胎児発育不全を伴う妊娠高血圧腎症モデルマウスを作成し[13]，このモデルマウスを用いてタダラフィルの効果を検討した[14]．妊娠9日目のC57BL/6マウスを購入し，マウスにおいて子宮胎盤循環が確立する妊娠11日目にL-NAMEを給水中に溶解（1 mg/mL）して経口投与する群と，溶媒のみの群（コントロール群）に分けた．妊娠13日目にL-NAME経口投与群を，L-NAME溶液にタダラフィルを加えた群（L-NAME＋タダラフィル投与群）とL-NAMEのみを投与する群（L-NAME投与群）に分け，血圧，尿蛋白（定性）を検討し，妊娠17日目に犠牲剖検を行い，胎仔重量を測定し胎盤の病理学的検討を行った

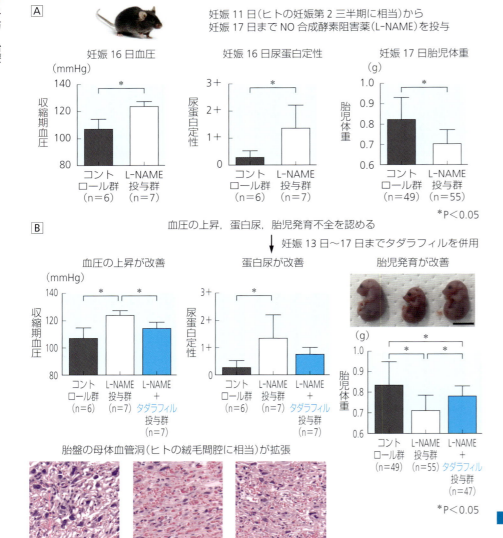

図2 L-NAME投与による胎児発育不全を伴う妊娠高血圧腎症モデルマウスを用いた，タダラフィルの効果の検討

図2．妊娠マウスに L-NAME を経口投与することによって血圧の上昇，蛋白尿の出現，胎児体重の減少が認められた 図2A．その一方で，妊娠 13 日からのタダラフィルの併用によりそれら症状の改善が認められた 図2B．胎盤の病理学的検討を行ったところ，L-NAME 投与群で狭小化を認めた母体血管洞がタダラフィル投与群によりコントロール群と同等のレベルにまで拡張が認められ，タダラフィルによる子宮-胎盤-胎児循環および胎盤の虚血・低酸素状態の改善が示唆された．

タダラフィルの類薬であるシルデナフィルにおいても，我々と同様に NOS 阻害剤 L-NAME を用いた FGR を伴う妊娠高血圧腎症モデルに対する効果が検討されている[15-18]．このうち，FGR の改善を認めた報告は Baijnath らによるもののみであるが，彼らの報告ではシルデナフィルの投与がげっ歯類において母体胎盤循環が成立する妊娠 10 日以前に行われていることから，この効果が母体胎盤循環の改善を介したものかについては議論の余地がある[17]．また，我々の報告では L-NAME による母獣血圧の上昇を確認した後にタダラフィルの投与を行いその効果を検討しているが，上記シルデナフィルの報告では L-NAME とシルデナフィルの投与が同時に開始されている．妊娠高血圧腎症類似の表現形を示す catechol-O-methyl transferase (COMT) ノックアウトマウスに対してシルデナフィルを投与した検討では，胎児発育の改善を認める一方で血圧，蛋白尿に対してはシルデナフィル投与の効果が認められなかった[19]．また，Dahl Salt-Sensitive Rat に対しシルデナフィルの効果を検討した報告では，母獣に妊娠前より 160 mmHg 台の高血圧を認めており，妊娠高血圧腎症というよりもむしろ慢性高血圧のモデルと考えられる[20]．

PDE5 阻害薬の周産期領域での臨床応用：これまでの報告

PDE5 阻害薬はこれまで周産期領域において，FGR および HDP の治療薬として臨床研究が行われている．シルデナフィルによる検討がこれまで行われており，その結果を下記に記す．

2009 年に preeclampsia (PE) 症例に対して，シルデナフィルを投与する無作為化試験 (RCT) が行われ[21]，1 日 3 回の 20～80 mg のシルデナフィルの投与によって妊娠期間の延長は認めなかったものの，母体，胎児に対する安全性が高く，母体高血圧に対して降圧作用が示唆される結果であった．2011 年に FGR に対してシルデナフィルを用いたケーススタディが発表され，腹囲 (abdominal circumference: AC) の発育速度が改善したと報告された[22]．この研究が初めての，PDE5 阻害薬の FGR 症例に対する投与についての前向き試験であった．2012 年には FGR 症例に対してシルデナフィルとプラセボを用いた RCT が行われ，臍帯動脈の pulsatility index (PI) の低下，中大脳動脈の PI の上昇を認めた[23]．そして 2016 年に，PE 症例に対するシルデナフィル投与の RCT が報告され，プラセボと比較して 4 日間の妊娠期間延長が認められたという結果であった[24]．現在，オランダ，イギリス，カナダ，オーストラリア，ニュージーランドを中心にシルデナフィルの FGR 対する有効性を検討する多施設共同試験である，STRIDER (Sildenafil therapy in dismal prognosis early-onset intrauterine growth restriction) 試験が進行中である[25]．

PDE5 阻害薬タダラフィルを用いた FGR 治療：臨床研究

肺高血圧症合併妊娠では高率に FGR をきたすが[26]，池田は，タダラフィルを投与した 3 症例の肺高血圧症合併妊娠ではほぼ正常の発育曲線に沿った胎児発育を認めたことから[27]，PDE5 阻害薬の胎児発育促進作用について着想した．2014 年に三重大学医学部産婦人科で，倫理委員会承認のもと早発型の重症 FGR に対しタダラフィルの投与を行った[28]．本症例は，妊娠 22 週に推定胎児体重 309 g（-2.6 SD），4 週間の胎児発育停止，および重度の羊水過少を認め，これまでの管理方法では早晩分娩が必要となり児に重篤な合併症が発症することが予想された．患者および家

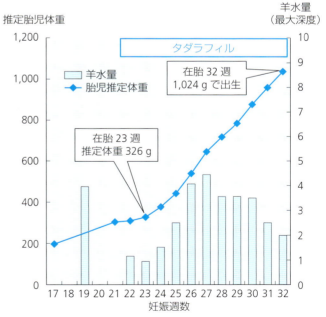

図3　三重大学で FGR に対してタダラフィルを投与した第一例目の経過

(Kubo M, et al. J Obstet Gynecol Res. 2017; 43: 291-7[29] を改変)

2 ホスホジエステラーゼ5阻害薬

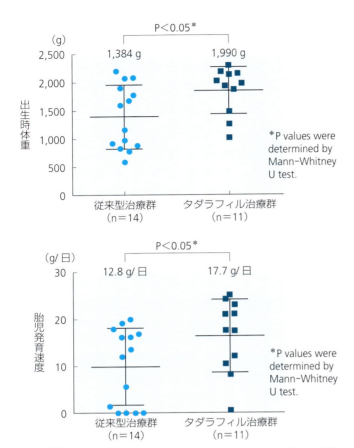

図4 三重大学でのケースコントロールスタディの結果
(Kubo M, et al. J Obstet Gynecol Res. 2017; 43: 1159–68[30])を改変)

人より文書による同意を得て，タダラフィル 20 mg/日の投与を開始した．タダラフィル投与 4 日目にこれまで虚脱していた胎児膀胱に尿の貯留を認め，投与 10 日目には羊水量の増加が認められた 図3 ．また，羊水量の増加とともに，約 50～100 g/週程度の推定胎児体重の増加を認めた．タダラフィル投与による母体の副作用は認められなかった．妊娠 32 週の時点で再び羊水過少をきたし，胎児心拍数モニタリングにて変動一過性徐脈を頻回に認めたため，妊娠 32 週 2 日に帝王切開術で分娩となった．児は出生体重 1,024 g で出生し，その後問題なく経過している．

上記症例の後，FGR に対するタダラフィル投与症例を慎重に積み重ね，2015 年 7 月～2016 年 2 月までにタダラフィル投与行った FGR 症例 11 例（タダラフィル治療群）と，2014 年 1 月～12 月に日本産科婦人科学会の産婦人科診療ガイドラインに沿った管理を行い，母体年齢，出産回数，FGR 診断時の妊娠週数および推定胎児体重をマッチさせたタダラフィル非投与の FGR 症例 14 例（従来型治療群）を用いて，タダラフィル投与と胎児発育との関連について後方視的に検討した．その結果，出生体重および FGR 診断時から出生時までの 1 日あたり胎児発育速度がタダラフィル投与群で有意に大きいことが明らかとなった 図4 [29]．

表1 タダラフィル臨床試験　第Ⅰ相試験の結果

登録番号	投与量	母体有害事象						
		頭痛	胸部不快感	食欲不振	動悸	潮紅	鼻出血	めまい
1	10 mg	—	—	—	—	—	—	—
2		—	—	—	—	—	—	—
3		—	—	—	—	—	—	—
4	20 mg	—	—	—	—	—	—	—
5		Grade 1	—	—	—	—	—	—
6		Grade 1	—	—	—	—	—	—
7	40 mg	—	Grade 1	—	—	—	Grade 1	—
8		Grade 1	—	—	—	—	—	—
9		Grade 1	—	—	—	Grade 1	—	—
10		Grade 1	—	—	—	—	—	—
11		Grade 1	—	—	Grade 1	Grade 1	—	—
12		—	—	—	—	Grade 1	—	—

また，分娩様式について検討したところ，帝王切開となった症例数が従来型治療群で 12 例であったのに対し，タダラフィル治療群では 5 例と有意に少なく，さらに興味深いのは，胎児機能不全により帝王切開となった症例は従来型治療群で 7 例であったのに対し，タダラフィル治療群では認めなかった．また有意差はなかったものの，治療開始から分娩までの日数は従来型治療群で 28 日であったのに対し，タダラフィル治療群では 42 日と 2 週間程度の妊娠期間の延長を認めた．

次に，タダラフィルの FGR に対する母体経口投与の安全性を検討するための第Ⅰ相試験を行った[30]．3 例コホート法（Fibonacci scheme）に従って，タダラフィル投与量 10 mg/日内服より症例登録を開始した．有害事象の発症を評価した後，20 mg/日内服群，さらには 40 mg/日内服群へ症例登録を順次行った．有害事象の評価は，米国 National Cancer Institute の有害事象共通用語規準（Common Terminology Criteria for Adverse Events: CTCAE）もしくは CTCAE 日本語訳 JCOG/JSCO 版を用いて行った．結果を 表1 に示す．Grade 3 以上の重篤な有害事象の発症は認めなかった．40 mg/日内服群で有害事象の頻度が高い傾向を認めたが，有害事象はすべて Grade 1 の軽度のものであり，3 日以内に改善するものであった．この結果から，FGR に対するタダラフィル投与の安全性が確認された．

PDE5 阻害薬タダラフィルを用いた HDP 治療：臨床研究

HDP は FGR と同様に妊娠初期の胎盤形成不全に起因する疾患の一つであり，FGR は HDP の重要な合併症の一つ

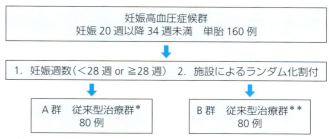

図5 TADAFER II，MIE II 試験のシェーマ

である．我々は，FGRに対するタダラフィルの有効性の検討を進めていく中で，重症妊娠高血圧腎症を合併した症例を経験したので紹介する[31]．症例は妊娠27週の重症妊娠高血圧腎症で，FGRの合併を認めた．タダラフィルの投与を開始したところ，高血圧の改善に加え蛋白尿の減少を認めた．また，興味深いことに，タダラフィル開始後母体血清中のPlGF（placental growth factor）濃度の増加とsoluble fms-like tyrosine kinase-1（sFlt-1）濃度の減少を認めた．

多施設共同第II相試験

これまでの検討結果を踏まえて，「胎児発育不全に対するタダラフィル母体経口投与の有効性・安全性に関する臨床試験　第II相試験」（TADAFER II．UMIN000023778）[32]および「妊娠高血症候群に対するタダラフィル母体経口投与の有効性・安全性に関する臨床試験　第II相試験」（MIE II．UMIN000024042）[33]を多施設共同で行っている．これら試験のデザインについて 図5 に示す．

◆　　◆　　◆

おわりに

これまでFGRやHDPでは，児や母体の状態を評価し分娩時期を決定することがその管理の基本であった．しかし，今後PDE5阻害薬のFGRやHDPに対する有効性が確認されれば，周産期領域のブレークスルーとなり母児の予後改善に大きく寄与することが期待される．

文　献

1) American College of Obstetricians and Gynecologists. ACOG Practice bulletin no. 134: fetal growth restriction. Obstet Gynecol. 2013; 121: 1122-33.
2) 日本産科婦人科学会，日本産婦人科医会．産婦人科診療ガイドライン―産科編 2014; 2014.
3) Katsuki S, Arnold W, Mittal C, et al. Stimulation of guanylate cyclase by sodium nitroprusside, nitroglycerin and nitric oxide in various tissue preparations and comparison to the effects of sodium azide and hydroxylamine. J Cyclic Nucleotide Res. 1977; 3: 23-35.
4) Ghofrani HA, Osterloh IH, Grimminger F. Sildenafil: from angina to erectile dysfunction to pulmonary hypertension and beyond. Nat Rev Drug Discov. 2006; 5: 689-702.
5) Drug Approval Package: Cialis（tadalafil）NDA #021368. https://www.accessdata.fda.gov/drugsatfda_docs/nda/2003/21-368_Cialis.cfm（Accessed June 23, 2017）
6) Drug Approval Package: Adcirca NDA #022332. https://www.accessdata.fda.gov/drugsatfda_docs/nda/2009/022332_adcirca_toc.cfm（Accessed June 23, 2017）
7) Duarte AG, Thomas S, Safdar Z, et al. Management of pulmonary arterial hypertension during pregnancy: a retrospective, multicenter experience. Chest J. 2013; 143: 1330-6.
8) Rotella DP. Phosphodiesterase 5 inhibitors: current status and potential applications. Nat Rev Drug Discov. 2002; 1: 674-82.
9) Forgue ST, Patterson BE, Bedding AW, et al. Tadalafil pharmacokinetics in healthy subjects. Br J Clin Pharmacol. 2006; 61: 280-8.
10) Archer SL, Michelakis ED. Phosphodiesterase type 5 inhibitors for pulmonary arterial hypertension. N Engl J Med. 2009; 361: 1864-71.
11) Viagra, INN-sildenafil-WC500049826.pdf. http://www.ema.europa.eu/docs/en_GB/document_library/EPAR_-_Scientific_Discussion/human/000202/WC500049826.pdf（Accessed March 25, 2017）
12) ADCIRCA, INN- Tadalafil- WC500032789.pdf. http://www.ema.europa.eu/docs/en_GB/document_library/EPAR_-_Product_Information/human/001021/WC500032789.pdf（Accessed March 25, 2017）
13) McCarthy FP, Kingdom JC, Kenny LC, et al. Animal models of preeclampsia; uses and limitations. Placenta. 2011; 32: 413-9.
14) Yoshikawa K, Umekawa T, Maki S, et al. Tadalafil improves L-NG-nitroarginine methyl ester-induced preeclampsia with fetal growth restriction-like symptoms in pregnant mice. Am J Hypertens. 2017; 31: 89-96.
15) Herraiz S, Pellicer B, Serra V, et al. Sildenafil citrate improves perinatal outcome in fetuses from pre-eclamptic rats. BJOG

16) Ramesar SV, Mackraj I, Gathiram P, et al. Sildenafil citrate improves fetal outcomes in pregnant, L-NAME treated, Sprague-Dawley rats. Eur J Obstet Gynecol Reprod Biol. 2010; 149: 22-6.
17) Baijnath S, Murugesan S, Mackraj I, et al. The effects of sildenafil citrate on urinary podocin and nephrin mRNA expression in an l-NAME model of pre-eclampsia. Mol Cell Biochem. 2017; 427: 59-67.
18) Nassar AH, Masrouha KZ, Itani H, et al. Effects of sildenafil in Nω-nitro-L-arginine methyl ester-induced intrauterine growth restriction in a rat model. Am J Perinatol. 2012; 29: 429-34.
19) Stanley JL, Andersson IJ, Poudel R, et al. Sildenafil citrate rescues fetal growth in the catechol-O-methyl transferase knockout mouse model. Hypertension. 2012; 59: 1021-8.
20) Gillis EE, Mooney JN, Garrett MR, et al. Sildenafil treatment ameliorates the maternal syndrome of preeclampsia and rescues fetal growth in the Dahl salt-sensitive rat. Hypertension. Hypertension. 2016; 67: 647-53.
21) Samangaya RA, Mires G, Shennan A, et al. A randomised, double-blinded, placebo-controlled study of the phosphodiesterase type 5 inhibitor sildenafil for the treatment of pre-eclampsia. Hypertens Pregnancy. 2009; 28: 369-82.
22) von Dadelszen P, Dwinnell S, Magee LA, et al. Sildenafil citrate therapy for severe early-onset intrauterine growth restriction BJOG Int J Obstet Gynaecol. 2011; 118: 624-8.
23) Dastjerdi MV, Hosseini S, Bayani L. Sildenafil citrate and uteroplacental perfusion in fetal growth restriction. J Res Med Sci. 2012; 17: 632-6.
24) Trapani A Jr, Goncalves LF, Trapani TF, et al. Perinatal and Hemodynamic Evaluation of Sildenafil Citrate for Preeclampsia Treatment: A Randomized Controlled Trial. Obstet Gynecol. 2016; 128: 253-9.
25) Ganzevoort W, Alfirevic Z, von Dadelszen P, et al. STRIDER: Sildenafil Therapy In Dismal prognosis Early-onset intrauterine growth Restriction—a protocol for a systematic review with individual participant data and aggregate data meta-analysis and trial sequential analysis. Syst Rev. 2014; 3: 23.
26) Katsuragi S, Yamanaka K, Neki R, et al. Maternal outcome in pregnancy complicated with pulmonary arterial hypertension. Circ J Off J Jpn Circ Soc. 2012; 76: 2249-54.
27) Daimon A, Kamiya CA, Iwanaga N, et al. Management of pulmonary vasodilator therapy in three pregnancies with pulmonary arterial hypertension. J Obstet Gynaecol Res. 2017 Feb. doi: 10.1111/jog. 13279.
28) Sakamoto M, Osato K, Kubo M, et al. Early-onset fetal growth restriction treated with the long-acting phosphodiesterase-5 inhibitor tadalafil: a case report. J Med Case Reports. 2016; 10: 317.
29) Kubo M, Umekawa T, Maekawa Y, et al. Retrospective study of tadalafil for fetal growth restriction: Impact on maternal and perinatal outcomes. J Obstet Gynaecol Res. 2017; 43: 291-7.
30) Kubo M, Tanaka H, Maki S, et al. Safety and dose-finding trial of tadalafil administrated for fetal growth restriction; a phase 1 clinical study. J Obstet Gynaecol Res. 2017; 43: 1159-68.
31) Tanaka H, Kubo M, Nii M, et al. Treatment using tadalafil for severe pre-eclampsia with fetal growth restriction. J Obstet Gynaecol Res. 2017; 43: 1205-8.
32) 胎児発育不全に対するタダラフィル母体経口投与の有効性・安全性に関する臨床試験　第Ⅱ相　多施設共同研究. https://upload.umin.ac.jp/cgi-open-bin/ctr/ctr_view.cgi?recptno=R000027132（Accessed June 27, 2017）
33) 妊娠高血圧症候群に対するタダラフィル母体経口投与の有効性・安全性に関する臨床試験　第Ⅱ相　多施設共同研究. https://upload.umin.ac.jp/cgi-open-bin/ctr/ctr_view.cgi?recptno=R000027686（Accessed June 27, 2017）

〈真木晋太郎, 梅川　孝, 池田智明〉

Chapter IV 予防・治療

3 プラバスタチン

妊娠高血圧症候群は「妊娠20週以降，分娩後12週まで高血圧がみられる場合，または，高血圧に蛋白尿を伴う場合のいずれかで，かつこれらの症状が単なる妊娠の偶発合併症によるものでないもの」と定義される．発症頻度は全妊婦の約5％を占め，さらに重症化すれば母児の生命を脅かす．さらに本症はヒポクラテスの著書にも記載されており，古くより注目されてきた疾患であるが，様々な学説が乱立し，かつては「病因論の疾患」といわれた．日本において妊娠高血圧症候群という名前は2005年4月になるまでは「妊娠中毒症」という名前であった．妊娠高血圧症候群のうち，高血圧に加えて尿蛋白も伴うものを妊娠高血圧腎症(preeclampsia)という．

妊娠中毒症という用語は，胎児や胎盤由来の物質による中毒が原因であるという成因論的な立場から生まれた言葉であり，日本では絨毛由来のポリペプチド（真柄論），胎盤由来の多糖体に対するアレルギー（加来論）等の胎盤からの物質に関する研究が盛んであったため，非常に受け入れやすい名称であった．このように，以前より胎盤由来の因子がターゲットとして妊娠高血圧症候群の研究がなされていた．

妊娠高血圧症候群の治療方法 ─治療方法開発の試み

上述のように原因が不明であるため，治療方法の開発も進まなかった．様々な薬剤が試みられてきたが，最近ではlow dose aspirin（LDA）がpreeclampsiaの発症予防に一定の効果を認めている[1]．しかし，全てのpreeclampsiaが予防できているわけではない．なおかつ，発症してから十分効果があるという報告はされていない．そのため妊娠早期に発症した場合，母児の保護のための早産を避けられないことも多い．米国では早産の15％がpreeclampsiaによるものである．アスピリンだけでなく，さらなる薬剤，治療方法の開発が必要である．治療方法の開発には病態の理解がかかせないが，近年になりTwo Step Theory（後述）が提唱されている．

preeclampsiaの病態解明

preeclampsiaおよび，それに関連する胎児発育不全（fetal growth restriction: FGR）は胎盤由来の全身のcirculating物質であるsoluble fms-like tyrosine kinase-1（sFlt-1; soluble vascular endothelial growth factor receptor-1と同じ）が関連していることが報告されている．血管内皮新生因子（vascular endothelial growth factor: VEGF）の受容体には血管新生シグナルを細胞内に伝えるVEGF receptor-1（Flt-1）と，それに拮抗するsFlt-1がある．2003年に米国Harvard大学のMaynard & Karumanchiらのグループおよび，東京大学の甲賀かをり＆大須賀穣らは母体血中のsFlt-1濃度が妊娠高血圧症候群と関連していることを報告した[1,2]．

翌2004年には，Karumanchiらのグループによりnormotensiveの妊婦とpreeclampsiaを発症した妊婦の妊娠経過中のsFlt-1の推移が報告された[3]．preeclampsia発症のbottle neckともいえる物質であり，母児免疫，遺伝など様々な発症要因が考えられるpreeclampsiaのkeyであると考えられる．

現在ではさらに，妊娠初期の胎盤形成時の不全から妊娠中期以降の血管増殖関連因子のアンバランスまで妊娠高血圧症候群の病因も統一的に解釈した"Two Step Theory"が病態論の主流となっている 図1．まず，胎盤形成の際，絨毛外栄養膜細胞（extra-villous trophoblast: EVT）の子宮筋層内や螺旋動脈へのリモデリング不全により螺旋動脈が妊娠後に十分に拡張できず，絨毛間腔への血流減少，低酸素状態を生じる（1st step）．その後，絨毛間腔に血管新生を阻害するsoluble endoglin（sEng）やsFlt-1が大量に分泌され，母体の新生血管の阻害，血管内皮障害を引き起こし，高血圧，蛋白尿を発症する（2nd step）．さらに，この1st stepの成因の一つとして，富山大学の中島彰俊，斎藤 滋らは妊娠初期の生理的酸素濃度において，オートファジー欠

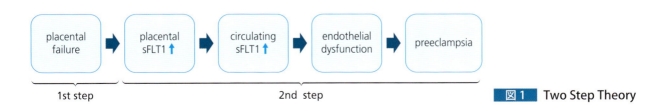

図1 Two Step Theory

損により EVT 細胞浸潤不全が誘導されることを示した[4]. このように妊娠高血圧症候群の発症の病態も少しずつ解明されてきている.

血管新生因子では胎盤で産生される血管新生因子である placental growth factor（PlGF）の血中の低値も妊娠高血圧症候群と関連がある[3]. 妊娠中の胎盤は血管新生因子の PlGF 等と抗血管新生因子である sFlt1 などがバランスを保ちながら妊娠を維持していると考えられる. PlGF と sFlt1 は正常血圧妊婦と preeclampsia 発症妊婦とで妊娠経過中の血中濃度も異なる[3]. 妊娠高血圧症候群妊婦では正常血圧群と比較し妊娠中期より血中 PlGF 値は低く, 血中 sFlt1 値は高い. このことを利用し, 2016年欧州数各国の preeclampsia のハイリスク妊婦を対象として sFlt1/PlGF 比は preeclampsia 発症の予知に有用であることが報告され, 今後広く利用されると考えられる[5].

プラバスタチン

スタチン（HMG-CoA 還元酵素阻害薬）は HMG-CoA 還元酵素の働きを阻害することにより高コレステロール値を低下させる薬剤の総称である. 1973年に日本の遠藤章らが最初のスタチンであるメバスタチンを開発し, その後も様々なスタチンが開発されてきた. メバスタチンは製品化されなかったが, その後 2017年まで 8種類のスタチンが日本および海外で作成され, 現在は 6種類が市場に出ている. 6種のスタチンのうちプラバスタチンは日本で開発された.

スタチンはその効果の強さによりスタンダードスタチンとストロングスタチンに分類される. スタンダードスタチンは血中 LDL コレステロール値を約 15% 低下させ, プラバスタチン, シンバスタチン, フルバスタチンからなる. 一方, ストロングスタチンは約 30% 低下させ, アトルバスタチン, ピタバスタチン, ロスバスタチンからなる. さらにスタチンには水溶性のものと脂溶性のものとに分類できる. 現在市場に出ている 6種類のうち, 水溶性のものはプラバスタチンとロスバスタチンの 2種類のみである. 水溶性であり, 肝臓での代謝をほぼ受けないため水溶性スタチンは肝機能障害の患者にも使用可能である.

表1 様々なスタチン

スタチン	強さ	水溶性/脂溶性
ロスバスタチン（rosuvastatin）	strong	水溶性
ピタバスタチン（pitavastatin）	strong	脂溶性
アトルバスタチン（atorvastatin）	strong	脂溶性
フルバスタチン（fluvastatin）	standard	脂溶性
シンバスタチン（simvastatin）	standard	脂溶性
プラバスタチン（pravastatin）	standard	水溶性

妊娠中は生理的に血中コレステロール値が高くなる. 妊娠中は胎児胎盤の成長に脂質が必要であるからだと考えられる. 妊娠中にスタチンを使用するのであれば, まずは血中コレステロール値の変化が強いストロングスタチンよりもスタンダードスタチンがより望ましいと考えられる. さらに妊娠高血圧症候群では肝臓障害を伴うことがある. そのため, 肝機能異常でも使用できる水溶性のスタチンが望ましい. この療法の条件を満たすものがプラバスタチンである **表1**.

さらにスタチンの特徴は現在, 比較的安価であり, 発展途上国でも使用しやすい点が挙げられる.

動物実験

病因の解明は治療方法の開発につながる. 病態, 治療方法の解明にはモデル動物は重要な役割を持つ. 著者らは sFlt-1 を胎盤特異的に過剰発現させて妊娠高血圧症候群のモデルマウスを作製した **図2**[6]. 胎盤で sFlt-1 を過剰に発現させても, 着床率, 生児獲得率に変化を認めなかった. このマウスでは血圧上昇, 尿蛋白上昇を認める他, 胎児発育不全も認めた. さらに分娩後は血圧, 尿蛋白ともに改善を認め, ヒトの妊娠高血圧症候群をよく模倣していると考えられる.

このモデル動物を用い治療方法の開発を試みた. 前述のプラバスタチンは近年, コレステロール効果以外の効果が報告されている. その一つが血管新生に関するものである. 細胞実験において高濃度で血管新生抑制, 低濃度で血管新生を促進することが報告された[7].

著者らはその点に注目し, プラバスタチンを上述の pre-

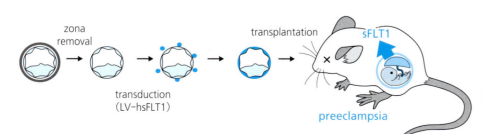

図2 胎盤特異的 sFlt-1 過剰発現による preeclampsia モデルマウス

eclampsia モデルマウスに投与した．投与量は体重で補正してヒトでの投与量を超えない量とした．その結果，プラバスタチンの投与により症状の予防ができた．発症後の投与では有意差は認めないものの血圧上昇の減少傾向を認めた．さらにこのモデルマウス，および臍帯静脈の血管内皮細胞を用いた実験によりプラバスタチンが血管新生因子のPlGFを誘導することを示した．またプラバスタチン投与によりpreeclampsiaモデルマウスの血中sFLt-1も減少させた．この実験で著者らの作製した胎盤特異的sFlt-1過剰発現によるpreeclampsia のモデルマウスでは胎仔の fetal growth restriction（FGR）を随伴するが，プラバスタチン投与によりFGRの改善も認めた[6]．その後，他のグループからもスタチンにより動物実験でVEGF，PlGFが増加することが報告されてきている[8]．

我々の実験ではスタチン投与による児への影響は生児獲得率には影響を与えなかったが，上述の通りFGRを認め，対照群に比べ約15％胎仔の重量が小さくなった．肉眼的に胎児は奇形を認めず，出生仔の生殖能力は雄雌ともに影響を受けなかった．他のグループの実験でも仔マウスの胎児奇形が増えたとする報告はない．

プラバスタチンは妊娠中に使用できるか？

ここ10年以上にわたり，モデル動物を用いた様々な実験，妊婦に投与された報告からヒトへの治療的投与が試みられてきたが，無作為化比較試験（RCT）は遅れていた．その大きな理由が米国食品医薬品局（Food and Drug Administration: FDA）の妊娠中の薬品使用に関するcategory分類の誤った解釈と誤使用による．スタチンは1979年にFDAでcategory Xに分類されたが，それは催奇形性があるからではなく，妊娠中にスタチンを内服する適応がなかったことと，その当時，妊婦および児への影響を示すデータがなかったためである[9,10]．そのため，妊婦のpreeclampsia予防にプラバスタチンを用いることはハードルが高かった．興味深いことに，アトロバスタチンとシンバスタチンはFDAのcategory Xに含まれるが，プラバスタチンはこの分類には含まれたことはない．また，集積したデータからはプラバスタチンは催奇形性物質として強いものではないことが示されている[11,12]．また，妊娠に気づかなかったなどの理由でプラバスタチンを内服してしまった妊婦から生まれた児に異常が増えていないという報告もある[13,14]．

動物実験を用いたプラバスタチンのpreeclampsia予防，治療薬の可能性への期待，および妊婦への使用による催奇形性物質の可能性が低いことから，プラバスタチンをpre-eclampsia治療薬として適切であるかどうかの検証がなされた．

プラバスタチンのpreeclampsia治療，予防効果

プラバスタチンを初めてヒトのpreeclampsia予防あるいは治療に用いた報告は2014年のLefkou & Girardiらによる抗リン脂質抗体症候群合併妊婦への症例報告である[15]．その妊婦は既往妊娠時に低分子量ヘパリンと低用量アスピリンによる抗凝固薬の投与にもかかわらず早期発症型のpreeclampsiaに罹患し妊娠26週にstill birthとなった．この妊婦が次回妊娠でもpreeclampsiaを発症したため低分子量ヘパリンと低用量アスピリンに加え，プラバスタチンを1日20 mg投与した．その結果，母体血圧，尿蛋白および逆流を認めていた子宮動脈の血流は正常化し，妊娠38週に2,830 gの健常児を分娩したと報告されている．

翌2015年にはFDAはプラバスタチンの以前の情報を一新した．そこでは明確に「胎児の安全性の強い証拠がある」と記載されている．2015年にはBrownfootらは4人のpreeclampsiaを発症した妊娠24〜29週の女性にプラバスタチンを投与し，その報告をした[16]．preeclampsia の診断にて入院管理になってから1日あたり40 mgのプラバスタチンを投与したところ，preeclampsiaは改善した．この4人のプラバスタチン投与前の血圧は収縮期が155〜200 mmHg，拡張期が90〜105 mmHgであったが，プラバスタチン投与により4人中3人が血圧の改善を認めた．残る1人は降圧剤を必要とした．またプラバスタチン投与により血中のsFlt1も安定化した．Brownfootらはプラバスタチンがpreeclampsiaの治療方法となりえると結論づけている．

続いて2016年，Lefkou & Girardiらは過去の妊娠で抗凝固薬に対し反応せず，preeclampsiaを発症した抗リン脂質抗体症候群合併妊婦へのプラバスタチンの効果を報告した[17]．抗リン脂質抗体症候群では低分子量ヘパリンと低用量アスピリンの投与にもかかわらずpreeclamsiaを高率に発症してしまう．Lefkou & Girardiらはこのような抗リン脂質抗体症候群を合併し，かつ過去の妊娠時に低分子量ヘパリンと低用量アスピリンを投与されていたにもかかわらず，preeclampsiaあるいは重症のFGRを合併した21名を2群に分けた．1群は10名からなり，コントロール群として低分子量ヘパリンと低用量アスピリンを投与された．もう1群は11名からなり，低分子量ヘパリンと低用量アスピリン投与に加え，preeclampsiaあるいはFGRが発症したら1日20 mgのプラバスタチンを分娩まで毎日投与された．コントロール群では母体の状態は改善せず，分娩は早産となり，11名の児のうち，3名が子宮内胎児死亡，残りの児の全てが新生児集中治療室（NICU）に入院となり，そのうち，3名がNICUにて死亡，3名が発達障害を認めた．一方，preeclampsiaあるいはFGRが発症してから1日20

3 プラバスタチン

mgのプラバスタチンを投与された群では，胎盤血流が改善を認め，処方10日目から高血圧と尿蛋白の症状も安定した．さらに，この群の全妊婦が生児を得た．診断後の妊娠期間はコントロール群で平均4.5週であったのに対し，プラバスタチン投与群では平均13週と著明に延長した．この研究からは今までの治療に抵抗性の強い抗リン脂質抗体症候群でpreeclampsiaやFGRを発症してからでもプラバスタチンは十分効果的で，妊娠予後を改善しえることがわかる．

上述の研究は2014年のLefkou & Girardiの症例報告以外はpreeclampsia発症後に治療効果をみた臨床研究であるが，2016年，Costantineらは予防的な面から解析を行った．多施設，二重盲検，プラセボ投与の群をコントロールに置いたRCTを行った[18]．既往妊娠にて重症のpreeclampsiaに罹患し34週以前に分娩となった20名の妊婦が臨床研究に組み込まれた．20名を妊娠12～16週までの間にプラバスタチン投与群とプラセボ投与群に分けた．プラバスタチンの投与量は1日10 mgであった．プラセボ投与群10名のうち，4名がpreeclampsiaを発症し，そのうち3名が重症であった．プラバスタチン投与群ではpreeclampsiaの発症を予防できた．さらに，プラバスタチン投与群では有意ではないが血中のsFlt1，sEngの減少および，有意なPlGFの増加を認めた．児の出生体重は両群で有意差なく，大奇形の発生率も両群で差を認めなかった．

この報告においてCostantineらはハイリスクの妊婦にプラバスタチンを投与した時の血行動態に関しても報告している．プラバスタチンの妊婦における血中の分配を初めてみたものである．10 mgのプラバスタチンを経口摂取した場合の最大血中濃度（C_{max}）は妊娠18～24週が14.9±11.3 ng/mL，30～34週が11.1±6.2 ng/mLである．プラバスタチンの半減期はそれぞれの時期で2.1±0.9h，3.0±1.6hであった．上でも述べたが，この内服量，血中濃度では母体の副作用，胎児の催奇形性率の上昇は認められなかった．

過去の報告では男性に対してプラバスタチンを上記の倍量である20 mg投与した時のC_{max}は27.4±10.7 ng/mLであった[19]．この報告と比較して2016年のConstaineらの報告は内服量の違いはあるものの，通常使用量の内服では妊娠中にプラバスタチンの血中濃度が異常高値にならないことが示された．

Costantineらの研究はEunice Kennedy Shriver National Institute of Child Health and Human Development Obstetric-Fetal Pharmacology research Unit Networkで行われている大規模な臨床研究の一部である．また，英国ではプラバスタチンが早発型のpreeclampsiaを改善するかどうかの臨床試験（sTAmP）が，二重盲検，無作為化プラセボ対照で，多施設共同で行われ，最近終了した．結果が待たれる．

将来の展望

抗リン脂質抗体症候群では低分子量ヘパリンと低用量アスピリンにプラバスタチンを加えて投与が行われている．今後その他のリスク因子の妊婦，あるいはpreeclampsiaを発症した妊婦に対してプラバスタチンを単独で使用するか，低用量アスピリンと併用するかの議論も今後出てくるであろう．

また，プラバスタチンの投与方法には発症後の治療としての投与，およびハイリスク群への予防的投与の2つの方法がある．予防的投与をより効果的に行うためには，ハイリスク群の選別をより適切に行う必要がある．ハイリスク群には抗リン脂質抗体症候群以外にも慢性腎臓病や糖尿病合併妊娠を含め様々なものがある．予防的投与の対象妊婦をどこまで広げるかの問題が出てくる．また，どのようなリスクの妊婦には効果があり，どのようなリスクの妊婦には効果が薄いのか，あるいはリスクの種類に関係なく効果を認めるのか，についても解析がされていくと思われる．その一方で2016年報告されたようにはsFlt-1/PlGFの比によりpreeclampsiaの発症予知をできることが示された[5]．この方法であるならば統一的に投与対象妊婦の選択ができる可能性がある．さらなる臨床研究が待たれる．さらにその先ではプラバスタチンでの救いきれなかった妊婦への対応が必要となるだろう．sFlt-1がpreeclampsia発症のkey factorであることから，ハーバード大学では透析によりsFlt-1の除去を提示している．コストの面などの問題はあるが，早い時期の早産の妊娠期間の若干の延長を図れることが報告されている[20]．

◆　　◆　　◆

おわりに

妊娠高血圧症候群は母児の生命を脅かしてきたが，妊娠の終了以外に根本的な治療はない．プラバスタチンは元来，他のスタチンと異なりFDAのcategory Xに入っていたわけではないが，スタチンの一つとして妊婦への使用は遅れていた．近年Girardiはじめ，多くの研究者，臨床家らの努力によりプラバスタチンが妊婦に安全に投与できることが証明，認知された．その上で近年の研究によりプラバスタチンがpreeclamspiaの治療薬，予防薬として大きな可能性を秘めていることが動物実験，さらに人での臨床研究により示されてきている．今後は現在行われている大規模な臨床研究の結果を期待される．妊娠高血圧症候群は発症頻度も約5％と高く，治療，予防可能になれば毎年数百万～数千万以上の妊婦の予後を改善しえる．今までは欧米を中心として報告がされてきたが，今後，日本およびア

ジアでの臨床研究の結果も期待したい．

文　献

1) Caritis S, Sibai B, Hauth J, et al. Low-dose aspirin to prevent preeclampsia in women at high risk. National Institute of Child Health and Human Development Network of Maternal-Fetal Medicine Units. N Engl J Med. 1998; 338: 701-5.
2) Koga K, Osuga Y, Yoshino O, et al. Elevated serum soluble vascular endothelial growth factor receptor 1 (sVEGFR-1) levels in women with preeclampsia. J Clin Endocrinol Metab. 2003; 88: 2348-51.
3) Levine RJ, Marynard SE, Qian C, et al. Circulating angiogenic factors and the risk of preeclampsia. N Engl J Med. 2004; 350: 672-83.
4) Nakashima A, Yamanaka-Tatematsu M, Fujita N, et al. Impaired autophagy by soluble endoglin, under physiological hypoxia in early pregnant period, is involved in poor placentation in preeclampsia. Autophagy. 2013; 9: 303-16.
5) Zeisler H, et al. Predictive value of the sFlt-1: PlGF ratio in women with suspected preeclampsia. N Engl J Med. 2016; 374: 13-22.
6) Kumasawa K, Ikawa M, Kidoya M, et al. Pravastatin induces placental growth factor (PGF) and ameliorates preeclampsia in a mouse model. Proc Natl Acad Sci U S A. 2011; 108: 1451-5.
7) Weis M, Heeschen C, Glassford AJ, et al. Statins have biphasic effects on angiogenesis. Circulation. 2002; 105: 739-45.
8) Saad AF, Kechichian T, Yin H, et al. Effects of pravastatin on angiogenic and placental hypoxic imbalance in a mouse model of preeclampsia. Reprod Sci. 2014; 21: 138-45.
9) Girardi G. Can statins prevent pregnancy complications? J Reprod Immunol. 2014; 101-102: 161-7.
10) Manson JM, Freyssinges C, Ducrocq MB, et al. Postmarketing surveillance of lovastatin and simvastatin exposure during pregnancy. Reprod Toxicol. 1996; 10: 439-46.
11) Karalis DG, et al. The risks of statin use in pregnancy: a systematic review. J Clin Lipidol. 2016; 10: 1081-90.
12) Zarek J, Koren G The fetal safety of statins: a systematic review and meta-analysis. J Obstet Gynaecol Can. 2014; 36: 506-9.
13) Bateman BT, Hernandez-Diaz S, Fischer MA, et al. Statins and congenital malformations: cohort study. BMJ. 2015; 350: h1035.
14) Winterfeld U, Allignol A, Panchaud A, et al. Pregnancy outcome following maternal exposure to statins: a multicentre prospective study. BJOG. 2013; 120: 463-71.
15) Lefkou E, Mamopoulos A, Fragakis N, et al. Clinical improvement and successful pregnancy in a preeclamptic patient with antiphospholipid syndrome treated with pravastatin. Hypertension. 2014; 63: e118-9.
16) Brownfoot FC, Tong S, Hannan NJ, et al. Effects of pravastatin on human placenta, endothelium, and women with severe preeclampsia. Hypertension. 2015; 66: 687-97; discussion 445.
17) Lefkou E, Mamopoulos A, Dagklis T, et al. Pravastatin improves pregnancy outcomes in obstetric antiphospholipid syndrome refractory to antithrombotic therapy. J Clin Invest. 2016; 126: 2933-40.
18) Costantine MM. Safety and pharmacokinetics of pravastatin used for the prevention of preeclampsia in high-risk pregnant women: a pilot randomized controlled trial. Am J Obstet Gynecol. 2016; 214: 720. e1-720. e17.
19) Singhvi SM, Pan HY, Morrison RA, et al. Disposition of pravastatin sodium, a tissue-selective HMG-CoA reductase inhibitor, in healthy subjects. Br J Clin Pharmacol. 1990; 29: 239-43.
20) Thadhani R, Hagmann H, Schaarschmidt W, et al. Removal of soluble fms-like tyrosine kinase-1 by dextran sulfate apheresis in preeclampsia. J Am Soc Nephrol. 2016; 27: 903-13.

〈熊澤惠一，木村　正〉

Chapter IV 予防・治療

4 メトホルミンなど

昨今，胎児発育不全（fetal growth restriction: FGR）に対して phosphodiesterase（PDE）阻害薬やアスピリンなどの臨床研究が進められ，FGR の胎内治療が実現化に向かっている．これらに加えて，現在メトホルミンや抗酸化作用のあるメラトニンといった薬剤あるいはホルモンが，胎児発育不全やその原因の一つである妊娠高血圧症候群（hypertensive disorders of pregnancy: HDP）に対し効果を及ぼすことが新たに期待されている．本章ではそれらの有望な可能性を持つ薬剤について，その機序や期待される効果，臨床応用に関する最新情報を関連文献とともに述べる．

メトホルミン

メトホルミンの薬理作用

メトホルミンはビグアナイド系経口血糖降下薬であり，現在2型糖尿病に対して第一選択薬となっている．メトホルミンは2型糖尿病に対して，耐糖能を改善させることによって随時血糖値および食後血糖値を共に低下させる．その薬理作用は他の経口血糖降下薬とは異なるものである．メトホルミンの主たる働きは，肝臓でのグルコース産生抑制，腸管での糖吸収抑制，末梢組織での糖利用の促進（インスリン感受性増強）である．その他に脂肪酸とトリグリセリド合成を減少させる，また脂肪酸の β 酸化を促進するといった効果がある．メトホルミンの末梢組織でのグルコース利用促進や，摂食量や腸管でのグルコース吸収抑制効果によって減量効果や脂質異常症の改善，血管系合併症の予防といった付随の健康増進効果ももたらす．頻度の高い副作用は，食欲不振，悪心，嘔吐，下痢などの消化器症状であり，4％程度に発症する．重篤な副作用には乳酸アシドーシスがあり，10万人あたり年間3～4人，肝臓・腎臓機能低下症例に発症する[1]．メトホルミンは糖尿病患者においても健常者においても，体内のインスリン分泌を刺激しないため，低血糖や高インスリン血症といった他の糖尿病治療薬にみられる副作用は起こりにくい[2]．

メトホルミンによるグルコース産生抑制の機序として最も重要なものは，AMP（adenosine monophosphate）活性化プロテインキナーゼ（AMPK）として知られる細胞質蛋白であるプロテインキナーゼを活性化することである．メトホルミンは，まずミトコンドリアの電子伝達系に存在する酵素 呼吸複合体（complex I）を阻害し，ATP（adenosine triphosphate）産生を抑制する．AMPK は細胞エネルギー代謝を調整する因子として重要な役割を担っており，AMP：ATP 比の上昇に反応する．メトホルミンにより ATP 産生が低下し AMP：ATP 比が上昇すると，AMPK が活性化され，糖や脂質の異化作用の促進によりエネルギー産生量が増加し糖新生は抑制される 図1．さらにタンパク質や脂肪酸，コレステロールの合成を低下させてエネルギー消費を抑制する．これはがん細胞の増殖を抑制する効果としても注目されており，近年乳がんや前立腺がんなどでメトホルミンによる予後の改善を示す論文も発表されている[3,4]．

産婦人科領域におけるメトホルミンの使用

メトホルミンが多嚢胞性卵巣症候群（polycystic ovarian syndrome: PCOS）に関与するインスリン抵抗性をはじめ，様々な代謝内分泌障害に効果を示したと最初に報告されたのは1994年のことである[6]．そして現在メトホルミンは PCOS に対する排卵誘発剤として広く知られており，クロミフェンなどと併用されている．PCOS に対する排卵誘発への有用性に関しては多数の報告があり高いエビデンスが示されているが，国内ではメトホルミンの保険適応は糖尿病のみであり排卵誘発薬としての保険適応はない[7]．日本産科婦人科学会の指針では，肥満，耐糖能異常またはインスリン抵抗性を有する PCOS 患者を適応としている．しかし，非 PCOS の不妊例に対してもメトホルミンが妊娠率を改善するとの報告もある[8]．産婦人科診療ガイドライン婦人科—外来編2017では，メトホルミンの投与はクロミフェン単独で卵胞発育を認めない場合に併用することが推奨レベル（C）で記載されている．投与量は国内では糖尿病治療薬として認可されている 750 mg/日までの用量が用いられるが，海外では 1,500～2,500 mg/日の範囲で BMI（body mass index）によって投与量を決めている報告が多い[7]．

妊娠中のメトホルミン使用

メトホルミンは妊婦への投与に関して旧 FDA のカテゴリー（B）に属している．胎盤通過性がある薬剤だが，催奇形性についてはこれまで明らかな関連性を指摘した報告はない[9]．メタ解析によると PCOS 患者で妊娠初期にメトホルミンを内服した場合の新生児の大奇形の発生率は 2.2%（3/139），内服しない場合で 6.3%（4/63）と有意差

4 メトホルミンなど

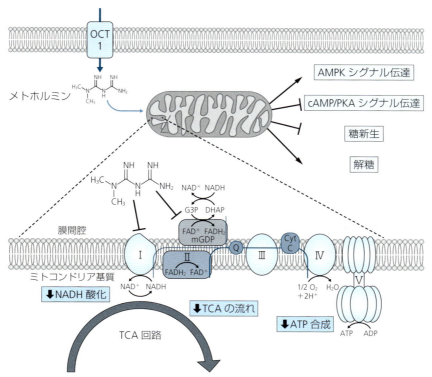

図1 細胞内のメトホルミン作用機序
メトホルミンは有機カチオン輸送体1（organic cation transporter 1: OCT1）より細胞内に入り，ミトコンドリアに集積する．ミトコンドリアでは呼吸酵素複合体Iとm GDP（ミトコンドリア・グリセロールリン酸脱水素酵素）を阻害してNADH（ニコチンアミドアデニンジヌクレオチド）酸化を阻害する．その結果，呼吸鎖活性の低下はミトコンドリアでのTCA回路の活性を低下させ，ミトコンドリアでのATP産生は低下する．これらの作用はAMPKシグナル伝達系を亢進し，cAMP/PKAシグナル伝達系を抑制し，糖新生を抑制し，解糖を亢進する．
（Luengo A, et al. BMC Biology. 2014; 12: 82[5]）

がなく，一般的な奇形発生率と同等と推測される[9]．また，母体のメトホルミン投与群とインスリン投与群から出生した児の2歳時の神経学的予後にも差は認めなかったと報告されている[10]．これまでに報告されている母体の副作用には一般的使用と同様に消化器症状が多い．低血糖の頻度はインスリン使用者に比べて低率であった[11]．稀な副作用として紅斑やビタミンB_{12}吸収障害があり，長期投与と関連している[12]．このように，妊娠中でもメトホルミンは比較的安全に使用できる薬剤と考えられるが，添付文書上は今もなお"妊婦または妊娠している可能性のある婦人"には禁忌とされており，十分なインフォームドコンセントを行った上で使用する必要がある．

代謝内分泌系の機能に異常をきたすPCOS患者の場合，メトホルミン治療にて妊娠成立後も自然流産や妊娠糖尿病（gestational diabetes mellitus: GDM）などの妊娠合併症をきたしやすく，妊娠成立後もメトホルミンを継続することでこれらの合併症が予防できると考えられた．症例対照研究や前方視的研究では，メトホルミン使用により妊娠した例において，妊娠成立後も同量で継続することにより流産率が低下するとの報告は多いが[13-15]，一方で無作為化比較試験（RCT）やメタ解析では否定的報告もある[16,17]．妊娠中にメトホルミン投与を継続することによるGDM発症予防に関しても，有効・無効いずれの報告もある[18,19]．

自施設での使用例報告

当院では，不妊症に対する治療として妊娠前からメトホルミンが投与され，妊娠中も継続した症例を経験している．当院における妊娠中にメトホルミンが投与されていた症例について，妊娠中の母児の合併症発症，分娩転帰等について検討した．当院で平成27年6月〜平成29年6月に分娩した症例のうち，妊娠前からメトホルミンを投与され妊娠判明後も内服を継続していた11例を対象とし，妊娠経過および分娩転帰を，診療録記載により後方視的に検討した．メトホルミンの投与量は10例が500 mg/日，1例が750 mg/日であった．なお，全例で妊娠中に禁忌薬の投与となることを説明し，了解を得ている．

4 メトホルミンなど

表1 患者背景

	メトホルミン	対照
症例数	11	367
分娩時年齢*	36.7±4.9	33.8±5.1
初産	8　72.7%	223　63.2%
妊娠前 BMI	20.7±3.2	21.07±3.1
分娩週数	38.9±1.5	39.3±2.9
体重増加（kg）	9.5±3.6	9.5±4.5
メトホルミン　28週まで	2　18.2%	—
内服期間　　分娩まで	9　81.8%	

*$P<0.05$
BMI: body mass index

表2 結果：分娩転機

	メトホルミン	対照
分娩週数	38.9±1.5	39.3±2.9
帝王切開	4　36.4%	100　27.2%
児体重（g）	2,819±413	2,955±383
≧90%tile	1　9.1%	30　8.2%
≦10%tile	1　9.1%	40　10.9%
男児	5　45.5%	210　57.2%
児形態異常	3　27.3%	145　39.5%

表3 結果：メトホルミン使用例での児の形態異常

	症例1	症例2	症例3
年齢	39	34	43
分娩週数	36週5日	38週3日	40週0日
分娩様式	帝王切開（骨盤位）	帝王切開（前回帝切）	経腟
児体重	2,304 g	2,876 g	2,592 g
性別	女	男	男
異常	Goldenhar症候群	VSD, CoA	VSD, PLSVC
メトホルミン内服期間	28週まで	分娩まで	分娩まで

VSD: ventricular septal defect, CoA: coarctation of aorta, PLSVC: persistent left superior vena cava

表4 結果：耐糖能異常

	メトホルミン	対照
OGTT実施	6　54.5%	157　42.8%
GDM	2　18.2%	32　8.7%
1点陽性	0　0.0%	19　59.4%
2点陽性	1　50.0%	10　31.3%
3点陽性	1　50.0%	3　9.4%
インスリン使用	1　50.0%	7　21.9%

OGTT: oral glucose tolerance test

表5 結果：メトホルミン使用例でのGDM

	症例1	症例4
年齢	39	29
分娩週数	36週5日	38週5日
分娩様式	帝王切開（骨盤位）	経腟
児体重	2,304 g	3,005 g
性別	女	男
Apgar score（1分/5分）	9/9	8/9
診断時期	33週	13週
OGTT陽性数	3点	2点（1, 2時間）
メトホルミン内服期間	28週まで	分娩まで

　当院での妊娠中メトホルミン内服継続11例において，背景，妊娠経過，出生児の予後などを，メトホルミンを内服していない対照症例（n=367）と比較した結果を表1〜5に示す．平均年齢は投与群の方が高く有意差があったが，妊娠前 BMI（body mass index），体重増加は対照群と同様であった 表1 ．帝王切開率，分娩週数，児体重も対照群と同様であった 表2 ．児形態異常を3例で認めた 表3 ．うち2例は心奇形で，1例は第一・第二鰓弓由来器官の形成不全を示す顎顔面の先天異常で，小耳症・下顎形成不全を主徴とする Goldenher 症候群と診断された．いずれもメトホルミンとの関連性は指摘されていない．GDM 発症を2例で認め，うち1例は妊娠28週で内服を中止した後の診断であった 表4,5 ．過去の後方視的研究では，メトホルミンを妊娠初期や中期で中止した症例群では分娩まで継続した症例群に比べて妊娠合併症の発症率は高く，むしろ非投与群と同等であったという結果であった[13]．継続による明らかな有害事象は確認されなかったことから，妊娠中もメトホルミンを内服する場合は，途中で中止せず分娩終了まで継続することが適当と考えられる．実際の臨床ではこれらの結果を認知した上で，不妊治療施設の指示なども参考に個々の症例ごとに対応を検討するのが現実的であろう．

　当院での妊娠中メトホルミン内服継続は約2年間で11例のみであり，母児への影響を検討するには症例数が少ない．妊娠中のメトホルミン使用に関する本邦における大規模調査はこれまでには行われておらず，将来的には国内での大規模調査が必要と思われる．

メトホルミンと FGR の関連性

　現在メトホルミンが，直接 FGR の予防や治療の目的として使用されたという研究や報告はないが，いくつかの後方視的研究で，妊娠中にメトホルミンを投与していた患者には FGR の発症率が有意に少なかったと報告されている[13,14]．また近年，後述するようにメトホルミンが HDP の

予防に有効であったというRCTやメタ解析が報告されている．その詳細は，妊娠糖尿病に対して使用されたメトホルミンとインスリンの効果と安全性を比較したRCTにおいて，それらのシステマティックレビューとメタ解析によれば，メトホルミンはインスリンに比べて母体の体重増加抑制とHDP予防に有効であると示された[20]．Guiらは，メトホルミンはその内皮機能に対する作用と活性酸素種の産生を抑える機能という2つのメカニズムによりHDPの発症予防に関与していると説明した[20]．しかし，非糖尿病である肥満妊婦に妊娠初期からメトホルミン投与を開始し，非投与群と比較したRCTでは，両群で妊娠中の体重増加，出生児体重，妊娠高血圧腎症，その他の妊娠合併症（自然流産，周産期死亡）に有意差は認めなかったという報告と[21]，投与群で妊娠高血圧腎症の発症頻度と妊娠中体重増加が明らかに減少したという報告とがあり[22]，一貫性は得られていない．この2つのRCTは母体のBMI，メトホルミンの投与量，および患者のコンプライアンスに差があったため矛盾した結果となった可能性が考えられており，有意差を認めたRCTの方が最大投与量は多く，患者コンプライアンスも良好であった．

メトホルミンがHDPの発症予防に有効であれば，FGRはHDPの代表的な合併症であり，直接的ではないが，間接的にFGRを予防できるあるいは治療につながると期待される．実際は以下に示すようにメトホルミンがHDP発症を抑制する機序が解明されている．

正常妊娠では，妊娠8〜15週にかけて栄養膜細胞は子宮筋層の1/3に達し，螺旋動脈の再構築が生じる．その結果螺旋動脈は拡張し，子宮胎盤血流量は増加する．しかし，妊娠高血圧症候群の場合，低酸素環境，免疫学的異常，遺伝素因などで栄養膜細胞の脱落膜や子宮筋層への侵入異常や螺旋動脈の再構築異常をきたし，妊娠中期以降になり発育した胎児や胎盤に必要な子宮血流量の増加が確保できなくなる．HDPやその関連症状はこのような胎盤の虚血や低酸素状態が起こることを契機として発症する．HDPの原因となる有害物質として，抗血管新生作用を持つ蛋白である血中の可溶性fms様チロシンキナーゼ1（soluble fms-like tyrosine kinase-1: sFlt-1）と可溶性エンドグリン（soluble endoglin: sENG）が知られている．これらは母体血中に多量に産生されると，血管新生促進作用を持つ蛋白である血管内皮細胞増殖因子（vascular endothelial growth factor: VEGF）や胎盤増殖因子（placental growth factor: PlGF）を阻害し，血管内皮機能障害を引き起こす．血管内皮細胞障害により全身の血管攣縮，血管感受性の亢進が起こり高血圧や様々な臓器障害が生じる．sFlt-1の分泌は，胎盤の虚血や低酸素状態が起こると分泌される低酸素誘導性因子1α（hypoxia-inducible factor 1α: HIF1α）によって誘導される．メトホルミンはミトコンドリアの電子伝達系に存在するcomplex Iをブロックすることで HIF1αを抑制することが指摘されており[23]，メトホルミンが妊娠高血圧症候群患者において sFlt-1 の分泌を抑制できる可能性がある薬剤として注目され，今後新規治療薬となると期待されている．そして近年 Brownfoot のグループによるヒトの組織を用いた研究によって，血管内皮細胞および胎盤組織から分泌されるsFlt-1とsENGに対するメトホルミンの効果が明らかになった[24]．その実験では，メトホルミンを添加した臍帯血管内皮細胞，絨毛栄養膜細胞，早産期の妊娠高血圧腎症患者の胎盤絨毛組織片からのsFlt-1とsENG分泌量を評価した．また妊娠高血圧腎症の胎盤組織と，同じ週数の正常胎盤組織からミトコンドリアを抽出し，動的分光学的定量法を用いてミトコンドリアの電子伝達系活性を測定した．結果は，メトホルミンは用量依存性に血管内皮細胞，絨毛栄養膜細胞，胎盤絨毛組織片からのsFlt-1とsENGの分泌を抑制した．sFlt-1とsENGの分泌抑制はコハク酸エステルを添加することで増強した．これはメトホルミンのsFlt-1とsENGに対する効果がミトコンドリアを介して制御されていることを示している．つまりメトホルミンはミトコンドリアの電子伝達系を阻害することでsFlt-1とsENGの分泌を抑制することが明らかになった．また，追加実験で，メトホルミンがHDPに関連する血管内皮機能障害を引き起こす血管細胞接着分子（vascular cell adhesion molecule: VCAM）の発現を抑制することや，sFlt-1により引き起こされる血管新生障害を改善することも示された[23]．

さらなる臨床試験データの蓄積によって，メトホルミンのHDPやFGRを含めた妊娠合併症の予防および治療薬として，エビデンスレベルが適切に評価されることが望まれる．

メラトニン

メラトニンは内因的に分泌されるインドールアミン誘導体で，主に松果体で必須アミノ酸の一つであるトリプトファンからセロトニンを経て合成されるホルモンである．メラトニンの生体における第一の役割は概日リズム（サーカディアンリズム）の調整である．血中のメラトニン濃度は明瞭な日周変動があり，夜間に高く，視床下部上核に存在する体内時計から指令を受けて「夜」の時刻情報を伝える伝達物質として働く[25]．またそれだけではなく，メラトニンは免疫系や生殖系など様々な生理学的機能に重要な役割を果たしていることがわかってきている．その一つが酸化ストレスに対する防御システムである．このため強力な

4 メトホルミンなど

フリーラジカルのスカベンジャー（捕捉剤）とも呼ばれる．メラトニンは，その発症機序にフリーラジカルが関与する疾患の予防あるいは進行を抑制する効果があると考えられており[26]，実際にがんやアルツハイマー病などいくつかの疾患で進行を抑制することが報告されている．

メラトニンは胎盤通過性があり，また血液脳関門も容易に通過できるという特徴を持つ．服用後の副作用や，母体・胎児への悪影響に関する報告がほとんどない安全な物質であり[25,27,28]，妊娠合併症の予防・治療の新しい手段として多くの研究が進んでいる．

妊娠におけるメラトニンの役割

妊娠すると組織の酸素需要が上昇し，基礎代謝も亢進する．そのためより多くの活性酸素種（reactive oxygen species: ROS）が発生する．特に胎盤は高い酸素分圧にさらされるためミトコンドリア含有率が高く，ROSの主要な発生源となる．さらには胎盤で局所的に発生する一酸化窒素（nitric oxide: NO）を含む活性窒素種（reactive nitrogen species: RNS）もROSと同様に酸化ストレスを与える[29]．胎盤は豊富なリン脂質からなり，胎盤虚血となる病態が起こるとROSやRNSが発生し，蓄積したフリーラジカルによって胎盤の脂質過酸化状態が誘導される[30]．妊娠中は，フリーラジカルによる組織の攻撃に対する多様な防御システムが発達している．正常妊娠では胎盤の脂質過酸化状態を自身の防御作用でコントロールできるが，フリーラジカルによる酸化ストレス促進と防御システムのバランスが崩れると様々な妊娠合併症につながると考えられている[29]．

メラトニンは直接ヒドロキシラジカル（HO^-）などの毒性物質を排除し，その効果は抗酸化ビタミンであるビタミンCやEより強いといわれる．また抗酸化作用を持つ酵素を活性化することで，間接的にも抗酸化作用を発揮する[31]．天然のメラトニン合成は胎盤でも認められ，絨毛栄養膜には膜貫通性のメラトニン受容体（MT1/MT2）が存在する[32]．また胎盤にはセロトニンをアセチル化してメラトニンを合成する2種の律速酵素であるアリルアルキルアミン–N–アセチルトランスフェラーゼ（arylalkylamine–N–acetyltransferase: AANAT）とヒドロキシインドール–O–メチルトランスフェラーゼ（hydroxyindole–O–methyltransferase: HIOMT）が存在する．局所的に合成されたメラトニンは，抗酸化作用の他に，アポトーシスによる絨毛栄養膜細胞の損失を抑制する働きもする[32]．これらのことからメラトニンは胎盤の局所ホルモンとして自己分泌作用と傍分泌作用を利用し，胎盤の機能調節に関与している可能性が考えられる．ラットの胎盤での実験では，胎盤の虚血・再灌流によって誘引された脂質過酸化状態と酸化ストレスによって胎盤のミトコンドリアの機能が障害され，細胞呼吸活性の低下やATP産生の低下が認められた．しかしメラトニンを前投与すると，これらのミトコンドリアの機能障害が軽減したと報告された[26]．胎盤の膜レセプターであるMT1/MT2は治療ターゲットとなりうるといわれており[25]，メラトニン補充による胎盤の機能改善は，後述する妊娠合併症にとって新たな治療となることが大いに期待できる．

妊娠高血圧症候群（HDP）に対するメラトニン治療の可能性

胎盤はHDPの主要な病因であり，胎盤形成障害と胎盤灌流に異常をきたすことが特徴である．酸化ストレスは，このような胎盤の形成障害に基づく持続的または間欠的な酸欠状態で助長されるため病態が進行すると考えられる．妊娠高血圧腎症の胎盤では，正常妊娠胎盤に比べて様々な活性酸素分解酵素や抗酸化成分（スーパーオキシドジスムターゼやグルタチオンペルオキシダーゼなど）が上昇していることが報告されており[33,34]，またスーパーオキシド（O_2^-），ペルオキシ亜硝酸（$ONOO^-$）のような極めて反応性の高いラジカルによる損傷も認められる[35]．Nakamuraらは妊娠高血圧腎症やFGRを合併した妊婦の血中メラトニン値は正常妊婦に比べて特に妊娠後期に低下していると報告した[36]．別の研究によると，妊娠高血圧腎症でのメラトニン値の低下は，胎盤のAANAT欠乏によるインドールアミン産生障害が原因と考えられているが[37]，もしメラトニンの不足がHDPの発症原因に関わっているのであれば，投与によって予防や改善が期待できる．現在，HDPに対するメラトニンの臨床的および生化学的な効果を判断する最初の対人臨床試験が進行中である[38]．

胎児発育不全（FGR）に対するメラトニン治療の可能性

前述のHDPに代表される胎盤機能不全は子宮内の慢性的な低酸素症と血流障害を引き起こし，胎児はこの環境に順応する結果，胎児発育が障害されFGRとなる．FGRの発症にもやはり酸化ストレスが関与しているといわれている[2]．FGRに対する出生前の抗酸化治療として，メラトニン投与は安全で効果的な方法として注目されている．2014年にMillerのグループ[27]が，羊での動物実験で，FGRを合併している雌羊をメラトニン投与群と非投与のコントロール群に分けて予後を比較した．結果，胎盤でのマロンジアルデヒド（MDA; 脂質過酸化の主要なマーカー）の値がメラトニン投与群で有意に低下しており酸化ストレスが軽減されていると報告した．またコントロール群に比べて，メラトニンを投与し雌羊から出生した仔羊の脳の髄鞘や軸索

変性は改善しており，哺乳到達などの発達もコントロール群より有意に早かったと報告した．加えて，メラトニンはその強い抗酸化作用から脳の神経保護効果を発揮できるとして，仮死出生でのフリーラジカルによる脳障害の治療や予防も期待されている．すでに動物実験ではその効果が示されおり[39]，新生児の低酸素虚血性脳症に対して，低体温療法と併用する治療の研究が進められている[40]．

◆　　◆　　◆

おわりに

作用機序は異なるが，メトホルミンとメラトニンは両者とも胎盤の循環不全を基礎病態とする妊娠合併症に対して，新規治療薬となる高いポテンシャルを持つ．FGR に対してどの程度影響を及ぼすかはまだ検討段階であるが，今後，対人臨床試験が進められ，有効な治療効果をもたらすための投与開始時期や投与量など，詳細な検討が望まれる．

文献

1) 松崎利也. 新しい排卵誘発治療. 日産婦誌. 2009; 61: 325-9.
2) Gong L, Goswami S, Giacomini KM, et al. Metformin pathways: pharmacokinetics and pharmacodynamics. Pharmacogenet Genomics. 2012; 22: 820-7.
3) Ranasinghe WKB, Sengupta S, Williams S, et al. The effects of nonspecific HIF1α inhibitors on development of castrate resistance and metastases in prostate cancer. Cancer Med. 2014; 3: 245-51.
4) Camacho L, Dasgupta A, Jiralerspong S. Metformin in breast cancer-an evolving mystery. Breast Cancer Research. 2015; 17: 88.
5) Luengo A, Sullivan LB, Heiden MG. Understandingthecomplex-I-ty of metformin action: limiting mitochondrial respiration to improve cancer therapy. BMC Biology. 2014; 12: 82.
6) Velazquez EM, Mendoza S, Hamer T, et al. Metformin therapy in polycystic ovary syndrome reduces hyperinsulinemia, insulin reistance, hyper-androgenemia, and systolic blood pressure, while facititating nomal menses and pregnancy. Metabolism. 1994; 43: 647-54.
7) 遠藤俊明. PCOS に対するインスリン抵抗性改善薬の使い方. 日産婦誌. 2012; 64: 62-7.
8) 神野正雄. 非 PCOS 例に対する低量メトホルミン使用 ART. 日産婦誌. 2008; 60: 409-14.
9) Cassina M, Dona M, Di Gianantonio E, et al. First-trimester exposure to metformin and risk of birth defects: a systematic review and meta-analysis. Hum Reprod Update. 2014; 20: 656-69.
10) Wouldes TA, Battin M, Coat S, et al. Neurodevelopmental outcome at 2 years in offspring of women randomised to metformin or insulin treatment for gestational diabetes. Arch Dis Child Fetal Neonatal Ed. 2016; 101: F488-9.
11) Spaulonci CP, Bernardes LS, Trindade TC, et al. Randomized trial of metformin vs insulin in the management of gestational diabetes. Am J Obstet Gynecol. 2013; 209: 34. e1-7.
12) Lautatzis ME, Goulis DG, Vrontakis M. Efficacy and safety of metformin during pregnancy in women with gestational diabetes mellitus or polycystic ovary syndrome: a systematic review. Metabolism. 2013; 62: 1522-34.
13) Nawaz FH, Khalid R, Naru T, et al. Does continuous use of metformin throughout pregnancy improve pregnancy outcomes in women with polycystic ovarian syndrome? J Obstet Gynaecol Res. 2008; 34: 832-7.
14) Nawaz FH, Rizvi J. Continuation of metformin reduces early pregnancy loss in obese Pakistani women with polycystic ovarian syndrome. Gynecol Obstet Invest. 2010; 69: 184-9.
15) Glueck CJ, Wang P, Goldenberg N, et al. Pregnancy outcomes among women with polycystic ovary syndrome treated with metformin. Hum Reprod. 2002; 17: 2858-64.
16) Vanky E, Stridsklev S, Heimstad R, et al. Metformin versus placebo from first trimester to delivery in polycystic ovary syndrome: a randomized, controlled multicenter study. J Clin Endocrinol Metab. 2010; 95: E448-55.
17) Palomba S, Falbo A, Orio F Jr, et al. Effect of preconceptional metformin on abortion risk in polycystic ovary syndrome: a systematic review and metaanalysis of randomized controlled trials. Fertil Steril. 2009; 92: 1646-58.
18) Begum MR, Khanam NN, Quadir E, et al. Prevention of gestational diabetes mellitus by continuing metformin therapy throughout pregnancy in women with polycystic ovary syndrome. J Obstet Gynaecol Res. 2009; 35: 282-6.
19) 荒田尚子, 村島温子, 久保隆彦, 他. メトホルミン内服妊婦の妊娠経過および児の合併症についての検討. 糖尿病と妊娠. 2007; 7: 135-40.
20) Gui J, Liu Q, Feng L. Metformin vs insulin in the management of gestational diabetes: a meta-analysis. PloS One. 2013; 8: e64585.
21) Chiswick C, Reynolds RM, Denison F, et al. Effect of metformin on maternal and fetal outcomes in obese pregnant women (EMPOWaR): a randomised, double-blind, placebo-controlled trial. Lancet Diabetes Endocrinol. 2015; 3: 778-86.
22) Syngelaki A, Nicolaides KH, Balani J, et al. Metformin versus placebo in obese pregnant women without diabetes mellitus. N Engl J Med. 2016; 374: 434-43.
23) Romero R, Erez O, Hüttemann M, et al. Metformin, the aspirin of the 21st century: its role in gestational diabetes mellitus, prevention of preeclampsia and cancer, and the promotion of longevity. Am J Obstet Gynecol. 2017; 217: 282-302.
24) Brownfoot FC, Hastie R, Hannan NJ, et al. Metformin as a prevention and treatment for preeclampsia: effects on soluble fms-like tyrosine kinase 1 and soluble endoglin secretion and endothelial dysfunction. Am J Obstet Gynecol. 2016; 214: 356. e1-356. e11.
25) 服部淳彦. アンチエイジング医学の基礎と臨床. 第 3 版. メディカルビュー社; 2015. p.116-8.
26) Okatani Y, Wakatsuki A, Shinohara K, et al. Melatonin protects against oxidative mitochondrial damage induced in rat placenta by ischemia and reperfusion. J Pineal Res. 2001; 31: 173-8.
27) Miller SL, Yawno T, Alers NO, et al. Antenatal antioxidant treatment with melatonin to decrease newborn neurodevelopmental deficits and brain injury caused by fetal growth restriction. J Pineal Res. 2014; 56: 286-94.
28) Okatani Y, Okamoto K, Hayashi K, et al. Maternal-fetal transfer of melatonin in pregnant women near term. J Pineal Res.

1998; 3: 129-34.
29) Marseglia L, D'Angelo G, Manti S, et al. Potential utility of melatonin in preeclampsia, intrauterine fetal growth retardation, and perinatal asphyxia. Reprod Sci. 2016; 23: 970-7.
30) Harrera E, Ortega-Senovilla H. Lipid metabolism during pregnancy and its implications for fetal growth. Curr Pharm Biotechnol. 2014; 15: 24-31.
31) Rodriguez C, Mayo JC, Sainz RM, et al. Regulation of antioxidant enzymes: a significant role for melatonin. J Pineal Res. 2004; 36: 1-9.
32) Lanoix D, Beghdadi H, Lafond J, et al. Human placental trophoblasts synthesize melatonin and express its receptors. J Pineal Res. 2008; 45: 50-60.
33) Atamer Y, Kocyigit Y, Yokus B, et al. Lipid per oxidation, antioxidant defense, status of trace metals and leptin levels in preeclampsia. Eur J Obstet Gynecol Reprod Biol. 2005; 119: 60-6.
34) Negi R, Pande D, Karki K, et al. Association of oxidative DNA damage, protein oxidation and antioxidant function with oxidative stress induced cellular injury in pre-eclamptic/eclamptic mothers during fetal circulation. Chem Biol Interact. 2014; 208: 77-83.
35) Many A, Hubel CA, Fisher SJ, et al. Invasive cytotrophoblasts manifest evidence of oxidative stress in preeclampsia. Am J Pathol. 2000; 156: 321-31.
36) Nakamura Y. Changes of serum melatonin level and its relationship to feto-placental unit during pregnancy. J Pineal Res. 2001; 30: 29-33.
37) Lanoix D, Guerin P, Vaillancourt C. Placental melatonin production and melatonin receptor expression are altered in preeclampsia: new insights into the role of this hormone in pregnancy. J Pineal Res. 2012; 53: 417-25.
38) Hobson SR, Lim R, Gardiner EE, et al. Phase I pilot clinical trial of antenatal maternally administered melatonin to decrease the level of oxidative stress in human pregnancies affected by pre-eclampsia（PAMPR）: study protocol. BMJ Open. 2013; 3: e003788.
39) Watanabe K, Wakatsuki A, Shinohara K, et al. Maternally administered melatonin protects against ischemia and reperfusion-induced oxidative mitochondrial damage in premature fetal rat brain. J Pineal Res. 2004; 37: 276-80.
40) Aly H, Elmahdy H, El-Dib M, et al. Melatonin use for neuroprotection in perinatal asphyxia: a randomized controlled pilot study. J Perinatol. 2015; 35: 186-91.

〈小野良子,吉田 純,桂木真司〉

Chapter IV 予防・治療

5 胎児発育不全における治療薬開発の歴史

これまでの歴史の中で胎児発育不全（fetal growth restriction: FGR）を子宮内で改善するために多くの介入が試みられてきた．FGR の原因の中でも胎盤機能の障害は，酸素や各種栄養素の正常な輸送の障害によって胎児発育に影響が及ぼされている状態であるため，障害された胎盤の機能を補完もしくは改善を前提とすれば，FGR に対する子宮内での治療介入は理論的には可能である．

胎盤機能の障害となる背景因子として 2 つのメカニズムが挙げられる．第一が，胎盤での酸素や栄養素の輸送機能の障害であり，第二が子宮胎盤血流障害である．これまで，この 2 つの観点から様々な治療が試みられてきた．母体の食事療法やサプリメントの摂取，血漿量を増加させる試み，アミノ酸製剤の投与，酸素投与は輸送機能の障害を補完ないし改善することを目的としており，その他，栄養代謝の観点から各種の内分泌因子を投与するということも行われてきた．一方，子宮胎盤血流障害の改善の観点からは，アスピリンや phosphodiesterase type 5（PDE5）阻害薬が挙げられる．しかしながら，前者に関しては，これまでの幾多の試みがなされるも敗北の歴史をたどってきたといってもよいだろう．

本稿では，これら過去に行われてきた胎児治療の試みの中から，母体への酸素投与による胎児低酸素血症の改善の試み，母体へのグルコース投与による胎児へのグルコース供給の増加，母体への各種栄養素の補充による胎児への栄養素の供給について解説すると共に，成長因子に着目した治療の可能性についても言及する．

母体酸素吸入の試み

子宮胎盤循環が障害されている，あるいは，胎盤機能が低下しているという状況におかれた胎児では，胎盤での酸素運搬の低下によって胎児は健常胎児に比較してより低酸素の環境におかれていると推察される．母体血中酸素濃度を増加させることで胎児血への酸素供給を増加させることが，母体酸素吸入の目的となる．

Nicolaides らは[1]，重度 FGR の妊婦に対して 55％ の酸素を MC マスクを用いて吸入させる予備臨床研究を行った．母体酸素の投与基準は，FGR は腹囲（abdominal circumference: AC）が 5 パーセンタイル未満であること，明らかな胎児奇形や染色体異常のないこと，羊水過少（最大羊水深度が 1 cm 未満）を認めること，臍帯動脈ないし下行大動脈血流波形における拡張末期血流途絶を認めること，あるいは，下行大動脈最高血流速度が，健常胎児における reference range の 5 パーセンタイル未満であること，そして，実際に胎児採血を行った際の胎児酸素分圧が 5 パーセンタイル未満であった胎児を対象に，母体に 10 分間の酸素吸入で胎児血酸素分圧の上昇を認めることを確認した．さらに，胎児血酸素分圧が上昇した症例には持続的な酸素投与を行った．

実際には，妊娠 31，24，27，38，29 週の 5 名の患者を入院させ，胎児染色体検査のために胎児採血をした際に臍帯血液ガス分析を行った．3 名は臍帯静脈のサンプリングで，2 名は臍帯動脈のサンプリングだった．10 分間の酸素吸入で，比較対象とした正常胎児の場合，pO$_2$ が 95 パーセンタイル以上の高値に上昇した．一方，5 例の FGR では，5 パーセンタイル未満の pO$_2$ が 95％ 信頼区間になるか，その近傍に上昇していた．なお，この時の母体の pO$_2$ は 280〜320 mmHg だった．結果的に 2 例の胎児のアシドーシスが改善し，改善しなかった 3 例中 1 例は 5 日後に胎児死亡に至った．

これに引き続き Arduini ら[2]は，母体への酸素投与が胎児血流にどのような影響を及ぼすかの検討を行っている．母体を半横臥位とし，60％ の酸素をフェースマスクで吸入させた上で胎児血流計測を行っている．計測部位は，胎児の内頸動脈と下行大動脈で，pulsatility index（PI）の変化を検討している．正常胎児ではこれらの 2 つの血流波形に変化を認めなかったが，FGR 胎児では，酸素吸入中に内頸動脈 PI の有意な上昇と下行大動脈の PI の有意な低下を認めたとしている．母体酸素吸入が胎児血流に対してある程度何らかの変化を及ぼす可能性は判明した．

Battaglia らは母体酸素投与の効果についての比較試験を行っている[3]．妊娠 32〜34 週の FRG 38 人に対して，ベッドレストのみとベッドレストと 55％ 酸素投与を行う 2 群に分け比較検討している．酸素投与は MC マスクを用い 8 L/min で行った．酸素投与群が 18 例，非投与 20 例で，酸素投与は平均 28.7±0.4 日行った．酸素投与によって，臍帯動脈（umbilical artery: UA）の resistance index（RI）が高値を示した胎児では投与後 12 時間以内に正常化した．一方，子宮動脈血流に変化はなかった．臍帯穿刺による酸素投与の効果の検討では，臍帯血液ガス分析において，分娩

時のpO₂の有意な増加,pHの有意な増加,酸素飽和度の増加を認めた.しかし,出生時体重,分娩方法,低出生体重児の割合に変化はなく,酸素投与の臨床的有用性は認めなかったと報告している.

さらにLindowらdouble-blind RCTを施行している[4].妊娠24〜30週のUA-AEDF(absent end-diastolic flow:拡張期末期途絶逆流)を呈する胎児を対象に,40％酸素投与もしくは空気投与を行い,胎児の生存率をprimary outcomeとして検討した.32人を16人ずつに振り分けた.生存率は,酸素投与が9/16(56％),空気が6/16(38％)で有意差はなかった.平均出生体重も858gと774gと差を認めなかった.妊娠期間の延長も12.8日 vs 10.4日と差を認めなかった.

結果的に,これらFGRに対する母体酸素投与については2003年のCochraneレビューにおいて[5],有益性については十分なサンプルサイズがなく明確な結論は出せないとしている.以後,FGRに対する母体酸素投与に対する臨床研究の報告は大幅に減少した.

母体への栄養素投与の試み

1988年,Gengerらはカルニチンを用いた胎児発育不全の治療を試みている[6].カルニチンとは,4-トリメチルアミノ-3-ヒドロキシ酪酸(3-hydroxy and 4-trimethylaminobutyrate)のことで,1905年に牛の筋肉抽出液中より発見された生体内物質である.当初はビタミンB_Tと呼ばれ,肝臓,腎臓,脳などで生合成される.生理作用としては,長鎖脂肪酸のβ酸化によるATP(adenosine triphosphate)産生を促進すること,細胞内のアシルCoA/CoA比率の調整により遊離CoAプールを維持すること,有機酸代謝異常症や種々の病態で蓄積する有害なアシルCoAのアシル基と結合しアシルカルニチンとなって細胞外・尿中へ排泄する内因性解毒剤として作用すること,各種抗酸化酵素の発現増強作用・アポトーシス抑制作用などにより,抗酸化作用・抗炎症作用・生体膜安定化作用・線維化抑制作用などを発揮することが挙げられる.

彼らはカルニチンによる胎児の代謝機能の改善を目的に,FGR合併の妊婦15人に対しカルニチンの経口投与を行った.投与群が15例中11例,非投与群が15例中8例に発育不全の改善を認めたという結果だった.非投与群では5例が胎盤機能不全で入院を要したとし,カルニチンに何らかの効果があるのではないかと推察している.

これに先立って1976年にHerreらは,胎盤機能の改善を目的に幼牛血液抽出剤のソルコセリル®を31名の妊娠後期の胎盤機能不全の患者に投与する二重盲検試験を行っている[7].その結果,ソルコセリル®の投与によって妊婦尿中エストリオールの産生が投与群において有意に増加したと報告しており,胎盤機能不全における治療の可能性を示唆している.ただし,胎児発育不全への検討はなされていない.

胎盤機能の指標として以前は母体尿中のエストリオール産生を検討することがなされていた.その観点からは,Changらの研究が挙げられる[8].彼らは60人の妊婦に対して二重盲検による静脈内投与による治療の可能性について研究を行った.投与したものは,ハルトマン輸液,アミノ酸製剤,10％デキストロース(D-グルコース),リトドリン混合ハルトマン輸液の4群であった.しかし,尿中エストリオール産生はいずれの群間でも差がなかったと報告している.

わが国でも,母体への栄養素投与の観点からの報告がある.目崎らは,妊娠30週の胎児発育不全症例9例を入院管理の上で10％ブドウ糖500mLと12％アミノ酸液200mLの連日投与を行ったところ,出生時体重の標準偏差において治療群が非治療群11例よりも有意に小さかったと報告している[9].また,千村らは,131例の胎児発育不全症例に対して経口栄養と併用して各種アミノ酸輸液を行った[10].しかし,投与群の26.7％がsmall for gestational ageでの出生に至っている.アミノ酸製剤の投与による母体腎機能障害や胎児死亡は認めなかったため,有害とはいえないであろう.

アミノ酸製剤ではなく,必須脂肪酸を投与した検討では,投与群の出生時体重が有意に増加したという報告もある[11].

ここで,胎児発育不全における母体栄養素投与についての解釈について地域背景を考慮にする必要があるということに言及する.WHO(World Health Organization)のDe Onisらの報告では[12],低出生体重児の頻度は発展途上国が先進国に対して約6倍となっているということである.妊婦への様々な栄養を観点として治療を行う場合,その妊婦の栄養学的な背景を考慮する必要があり,集団全体として低栄養である状態の場合,低栄養自体がFGR発症の因子であるため,投与群・非投与群において比較検討で差を認めたとしても,必ずしも普遍的な効果を示すとはいえないことを考慮する必要があるだろう.現時点では,母体栄養に関するFGRの改善効果については,各臨床試験でのサンプルサイズが小さいこと,臨床試験のデザインなどに課題があり,妊婦への栄養がFGRの治療になるという結論は得られないといえる[13].

胎児へ直接栄養の可能性

母体への栄養素の投与に比較して,胎児に直接栄養素を

投与することが可能であれば治療の可能性は拡大する．Charltonらは，胎盤機能障害の状況で胎児へ直接栄養素を投与することの妥当性を検証するためにヒツジの胎仔を用いた実験を行った[14]．胎盤の部分梗塞による胎盤機能障害モデルを作成した上で，5％グルコースおよび6.8％アミノ酸液を胎仔大腿静脈へ直接投与することの有用性を検討したところ，非投与群ではコントロールの26％の体重低下および非対称性の発育不全が惹起されたが，胎仔に栄養を行った群ではこれらの影響が認められなかったと報告している．将来的に倫理的・技術的課題が克服されれば，"胎児への栄養"という観点での治療が可能となるかもしれない．

L-arginine—PDE5阻害薬以外のNO産生促進の可能性

一酸化窒素（nitric oxide: NO）は様々な生理活性を有するが，産科領域では，子宮口の開大や子宮収縮に関連する平滑筋弛緩における役割で注目されてきた．しかし，子宮胎盤循環における血管平滑筋への作用の点で，最近では妊娠高血圧症候群やFGRの病態との密接な関連に注目がされている[15]．そのため，NO産生に関わる基質や合成酵素の観点からの臨床研究がなされている．Savvidouらは，血管内皮平滑筋の弛緩作用を引き起こすNOは内皮由来のNO合成酵素（endothelial NO synthase: eNOS）によってL-arginineから作られる．一方，asymmetric dimethyl arginine（ADMA）はeNOSの阻害剤として作用し，結果的に妊娠高血圧腎症の病態に関与するのではないかとの仮説を立て検討を行っている[16]．妊娠23～25週に子宮動脈血流波形異常を認めた患者における血中ADMA濃度を測定したところ，血流波形正常群に比較して有意に高値であることが明らかとなった．母体血管内皮におけるNO産生阻害が子宮胎盤循環不全になんらかの関与をすることが推察された．

胎盤でのNO産生を促進し，子宮胎盤血流を改善することでFGRを治療するということではすでにいくつかの臨床研究が行われている．L-arginineはNOSの基質であるため，L-arginineの投与でNO産生が促進されることが期待される．実際，LamparielloらはL-arginineを妊娠30週の時点でFGRを呈した妊婦に対して連日経口投与する臨床研究を行い，43例中32例は臨床的な改善を認めたとしている[17]．Xiaoらは，66人のFGRを合併した妊婦中36人は通常の管理を行い，30人にはL-arginineを経口投与する比較試験を行った[18]．その結果，L-arginine投与群は平均出生体重が有意に増加したと報告している．これに対してNeriら[19]は，9例の妊婦に対してL-arginineを静脈投与した検討を行っている．L-arginineを投与後に子宮胎盤循環の血流評価をpulsed Doppler法を用いて検討したが，投与・非投与にかかわらず全般的な血流変化はなかったと報告している．L-arginineによるFGRの治療に関しての期待は高まったものの，その後，Winerらの経口投与の二重盲検試験でも，44例のFGR合併妊婦を対象にしたが，投与における出生体重の有意な変化は認めなかった[20]．

しかし，Chenらによるメタ解析では，投与群では，standardized mean difference（SMD，標準化平均差）0.41，95％信頼区間0.24-0.58と非投与群に比較して体重増加の効果があったとしている．また，同時に分娩週数もSMD 0.30，95％信頼区間0.07-0.54と妊娠延長効果があった．しかしながら，メタ解析に含まれる臨床試験は9試験（576人）であり，大規模な無作為化比較試験（RCT）が必要だと結論づけている[21]．L-arginineの効果については，さらなる検討が必要といわざるを得ない．

成長ホルモンやIGF-Iの可能性

臨床試験段階ではないが，内分泌因子の面から行われている動物実験の結果を紹介する．

インスリン様成長因子I（insulin-like growth factor-I: IGF-I）は胎児の発育に密接に関わっている[22]．そのため，胎児血中のIGF-I分泌の促進もしくは投与が胎児発育の促進に効果があることが期待される．

Gearyら（2003）は，新生児の臍帯血中のIGF-I，IGF-II，IGF-binding protein-3（BP-3）および成長ホルモン（growth hormone: GH）の濃度の検討で，IGF-I，IGFBP-3，GHが出生時体重と相関していることを報告しており[23]，また，FGRの臍帯血中では，IGF-Iが低値であり，子宮内での胎児の成長速度と臍帯血中のIGF-Iとが密接に相関していることが明らかとなっている[24]．

これらの観点から，胎児のIGF-Iの分泌を促進するために母獣にGHを周期的に投与する実験が行われたが，胎児体重の増加と脂肪沈着の促進は認めたものの，胎仔には水頭症を合併したものがあるため，ヒトへの応用は慎重になるべきだとしている[25]．

また，羊水中にIGF-Iを投与するという研究もなされており，ヒツジ胎仔FGRモデルにおいて，羊水中にIGF-Iを定期的に投与したところ，胎仔の発育速度の有意な増加を認め，胎児間重量も有意に増えることが報告されている[26]．同様の効果は他の研究でも報告されており[27]，今後の臨床応用への期待がされる．

おわりに

これまで行われてきたFGRに対する各種の試みについて概説を行った．母体への酸素投与，栄養素の補充，L-arginineの投与という観点からは，残念ながら明らかに有効な治療法はない．ただし，NO産生による胎盤の微小循環の改善といった点では可能性があるだろう．また，今後はIGF-Iなどの成長因子の観点からの研究の発展が望まれる．

文 献

1) Nicolaides KH, Campbell S, Bradley RJ, et al. Maternal oxygen therapy for intrauterine growth retardation. Lancet. 1987; 1: 942-5.
2) Arduini D, Rizzo G, Mancuso S, et al. Short-term effects of maternal oxygen administration on blood flow velocity waveforms in healthy and growth-retarded fetuses. Am J Obstet Gynecol. 1988; 159: 1077-80.
3) Battaglia C, Artini PG, D'Ambrogio G, et al. Maternal hyperoxygenation in the treatment of mild intrauterine growth retardation: a pilot study. Ultrasound Obstet Gynecol. 1994; 4: 472-5.
4) Lindow SW, Mantel GD, Anthony J, et al. A double-blind randomised controlled trial of continuous oxygen therapy for compromised fetuses. BJOG. 2002; 109: 509-13.
5) Say L, Gülmezoglu AM, Hofmeyr GJ. Maternal oxygen administration for suspected impaired fetal growth. Cochrane Database Syst Rev. 2003; (1): CD000137.
6) Genger H, Enzelsberger H, Salzer H. Carnitine in therapy of placental insufficiency—initial experiences. Z Geburtshilfe Perinatol. 1988; 192: 155-7.
7) Herre HD, Kyank H, Adomssent S, et al. Effect of the protein-free calf-blood-extract (Solcoseryl) on the excretion of estrogens in chronic placental insufficiency. Zentralbl Gynakol. 1976; 98: 212-6.
8) Chang A, Abell D, Beischer N, et al. Trial of intravenous therapy in women with low urinary estriol excretion. Am J Obstet Gynecol. 1977; 127: 793-9.
9) 目崎登，久保武士，岩崎寛和．子宮内胎児発育遅延症に対する治療法の検討．日産婦会誌．1980; 32: 879-85.
10) 千村哲朗，舟山達，三井盾夫．胎内発育遅延（Iugr）に対する輸液療法の効果．日産婦会誌．1982; 34: 551-8.
11) Zhang L. The effects of essential fatty acids preparation in the treatment of intrauterine growth retardation. Am J Perinatol. 1997; 14: 535-7.
12) de Onis M, Blössner M, Villar J. Levels and patterns of intrauterine growth retardation in developing countries. Eur J Clin Nutr. 1998; 52 Suppl 1: S5-15.
13) Say L, Gülmezoglu AM, Hofmeyr GJ. Hofmeyr, Maternal nutrient supplementation for suspected impaired fetal growth. Cochrane Database Syst Rev. 2003; (1): CD000148.
14) Charlton V, Johengen M. Johengen, Fetal intravenous nutritional supplementation ameliorates the development of embolization-induced growth retardation in sheep. Pediatr Res. 1987; 22: 55-61.
15) de Pace V, Chiossi G, Facchinetti F. Clinical use of nitric oxide donors and L-arginine in obstetrics. J Matern Fetal Neonatal Med. 2007; 20: 569-79.
16) Savvidou MD, Hingorani AD, Tsikas D, et al. Endothelial dysfunction and raised plasma concentrations of asymmetric dimethylarginine in pregnant women who subsequently develop pre-eclampsia. Lancet. 2003. 361: 1511-7.
17) Lampariello C, De Blasio A, Merenda A, et al. Use of arginine in intruterine growth retardation (IUGR). Authors' experience. Minerva Ginecol. 1997; 49: 577-81.
18) Xiao XM. Li LP. L-Arginine treatment for asymmetric fetal growth restriction. Int J Gynaecol Obstet. 2005; 88: 15-8.
19) Neri I, Mazza V, Galassi MC, et al. Effects of L-arginine on utero-placental circulation in growth-retarded fetuses. Acta Obstet Gynecol Scand. 1996; 75: 208-12.
20) Winer N, Branger B, Azria E, et al. L-Arginine treatment for severe vascular fetal intrauterine growth restriction: a randomized double-bind controlled trial. Clin Nutr. 2009; 28: 243-8.
21) Chen J, Gong X, Chen P, et al. Effect of L-arginine and sildenafil citrate on intrauterine growth restriction fetuses: a meta-analysis. BMC Pregnancy Childbirth. 2016; 16: 225.
22) Dupont J, Holzenberger M. Biology of insulin-like growth factors in development. Birth Defects Res C Embryo Today. 2003; 69: 257-71.
23) Geary MP, Pringle PJ, Rodeck CH, et al. Sexual dimorphism in the growth hormone and insulin-like growth factor axis at birth. J Clin Endocrinol Metab. 2003; 88: 3708-14.
24) Verkauskiene R, Beltrand J, Claris O, et al. Impact of fetal growth restriction on body composition and hormonal status at birth in infants of small and appropriate weight for gestational age. Eur J Endocrinol. 2007; 157: 605-12.
25) de Boo HA, Eremia SC, Bloomfield FH, et al. Treatment of intrauterine growth restriction with maternal growth hormone supplementation in sheep. Am J Obstet Gynecol. 2008; 199: 559 e1-9.
26) Eremia SC, de Boo HA, Bloomfield FH, et al. Fetal and amniotic insulin-like growth factor-I supplements improve growth rate in intrauterine growth restriction fetal sheep. Endocrinology. 2007; 148: 2963-72.
27) Wali JA, de Boo HA, Derraik JG, et al. Weekly intra-amniotic IGF-1 treatment increases growth of growth-restricted ovine fetuses and up-regulates placental amino acid transporters. PLoS One. 2012; 7(5): e37899.

〈中田雅彦〉

付 録

超音波胎児計測項目と基準値など

●胎児頭殿長（CRL）の在胎期間別の基準値[1]

在胎期間	CRL（mm）				
	5%tile	10%tile	50%tile	90%tile	95%tile
7W+0	5.7	6.8	10.1	16.0	17.2
7W+2	6.0	7.3	10.5	15.7	16.4
7W+4	6.5	8.1	11.3	16.0	16.6
7W+6	7.2	9.0	12.5	17.0	17.5
8W+1	8.1	10.2	14.0	18.4	19.1
8W+3	9.1	11.6	15.8	20.4	21.3
8W+5	10.3	13.1	17.8	22.7	24.0
9W+0	11.7	14.9	20.0	25.4	27.0
9W+2	13.3	16.7	22.5	28.3	30.3
9W+4	15.1	18.7	25.0	31.4	33.7
9W+6	17.1	20.9	27.6	34.6	37.3
10W+1	19.2	23.1	30.3	37.8	40.7
10W+3	21.5	25.4	33.1	41.0	44.1
10W+5	24.1	27.9	35.8	44.1	47.1
11W+0	26.7	30.4	38.4	47.0	49.8
11W+2	29.6	32.9	40.9	49.6	52.1
11W+4	32.7	35.5	43.3	51.9	53.8

●児頭大横径（BPD）値の在胎期間別の基準値[1]

在胎期間	BPD（mm）				
	−2.0 SD	−1.5 SD	mean	+1.5 SD	+2.0 SD
10W+0	8.0	9.1	12.6	16.0	17.1
11W+0	11.3	12.4	15.9	19.5	20.6
12W+0	14.5	15.7	19.3	22.9	24.1
13W+0	17.8	19.0	22.7	26.4	27.6
14W+0	21.1	22.4	26.1	29.9	31.2
15W+0	24.4	25.7	29.5	33.4	34.7
16W+0	27.7	29.0	32.9	36.9	38.2
17W+0	30.9	32.3	36.3	40.3	41.7
18W+0	34.2	35.6	39.6	43.7	45.1
19W+0	37.4	38.8	43.0	47.1	48.5
20W+0	40.6	42.0	46.2	50.5	51.9
21W+0	43.7	45.1	49.5	53.8	55.3
22W+0	46.7	48.2	52.6	57.1	58.5
23W+0	49.7	51.2	55.7	60.3	61.8
24W+0	52.6	54.2	58.8	63.4	64.9
25W+0	55.5	57.1	61.7	66.4	68.0
26W+0	58.3	59.8	64.6	69.4	71.0
27W+0	60.9	62.5	67.4	72.2	73.9
28W+0	63.5	65.1	70.1	75.0	76.6
29W+0	65.9	67.6	72.6	77.7	79.3
30W+0	68.3	70.0	75.1	80.2	81.9
31W+0	70.5	72.2	77.4	82.6	84.3
32W+0	72.6	74.3	79.6	84.9	86.6
33W+0	74.5	76.3	81.7	87.0	88.8
34W+0	76.3	78.1	83.6	89.0	90.8
35W+0	78.0	79.8	85.3	90.8	92.7
36W+0	79.4	81.3	86.9	92.5	94.9
37W+0	80.7	82.6	88.3	94.0	95.9
38W+0	81.9	83.8	89.6	95.3	97.3
39W+0	82.8	84.8	90.6	96.5	98.4
40W+0	83.6	85.6	91.5	97.4	99.4
41W+0	84.1	86.1	92.2	98.2	100.2
42W+0	84.5	86.5	92.6	98.7	100.7

●腹囲（AC）値の在胎期間別の基準値[1]

在胎期間	AC（cm）				
	−2.0 SD	−1.5 SD	mean	+1.5 SD	+2.0 SD
16W+0	8.5	9.0	10.4	11.8	12.3
17W+0	9.4	9.9	11.4	12.9	13.4
18W+0	10.4	10.9	12.5	14.0	14.6
19W+0	11.3	11.8	13.5	15.1	15.7
20W+0	12.2	12.8	14.5	16.2	16.8
21W+0	13.2	13.7	15.5	17.3	17.9
22W+0	14.1	14.7	16.5	18.4	19.0
23W+0	15.0	15.6	17.5	19.5	20.1
24W+0	15.9	16.5	18.5	20.5	21.2
25W+0	16.8	17.4	19.5	21.6	22.3
26W+0	17.6	18.3	20.5	22.6	23.3
27W+0	18.5	19.2	21.4	23.6	24.4
28W+0	19.3	20.1	22.4	24.7	25.4
29W+0	20.2	20.9	23.3	25.6	26.4
30W+0	21.0	21.8	24.2	26.6	27.4
31W+0	21.8	22.6	25.1	27.6	28.4
32W+0	22.5	23.4	25.9	28.5	29.4
33W+0	23.3	24.2	26.8	29.4	30.3
34W+0	24.0	24.9	27.6	30.3	31.2
35W+0	24.7	25.6	28.4	31.2	32.1
36W+0	25.4	26.3	29.2	32.0	33.0
37W+0	26.0	27.0	29.9	32.8	33.8
38W+0	26.6	27.6	30.6	33.6	34.6
39W+0	27.2	28.2	31.3	34.3	35.4
40W+0	27.7	28.8	31.9	35.1	36.1
41W+0	28.2	29.3	32.5	35.7	36.8
42W+0	28.7	29.8	33.1	36.4	37.5

●大腿骨長（FL）値の在胎期間別の基準値[1]

在胎期間	FL（mm）				
	−2.0 SD	−1.5 SD	mean	+1.5 SD	+2.0 SD
16W+0	14.9	16.2	20.1	24.1	25.4
17W+0	17.4	18.7	22.7	26.7	28.0
18W+0	19.8	21.2	25.3	29.3	30.7
19W+0	22.3	23.7	27.8	31.9	33.3
20W+0	24.8	26.2	30.4	34.5	35.9
21W+0	27.3	28.7	32.9	37.1	38.5
22W+0	29.7	31.1	35.4	39.7	41.1
23W+0	32.1	33.5	37.9	42.2	43.6
24W+0	34.5	35.9	40.3	44.7	46.1
25W+0	36.8	38.3	42.7	47.1	48.6
26W+0	39.1	40.6	45.0	49.5	51.0
27W+0	41.3	42.8	47.3	51.8	53.3
28W+0	43.5	45.0	49.6	54.1	55.6
29W+0	45.6	47.1	51.7	56.3	57.9
30W+0	47.6	49.2	53.8	58.5	60.0
31W+0	49.5	51.1	55.8	60.6	62.1
32W+0	51.4	53.0	57.8	62.5	64.1
33W+0	53.2	54.8	59.6	64.4	66.1
34W+0	54.9	56.5	61.4	66.3	67.9
35W+0	56.5	58.1	63.0	68.0	69.6
36W+0	58.0	59.6	64.6	69.6	71.2
37W+0	59.3	61.0	66.0	71.1	72.7
38W+0	60.6	62.3	67.4	72.4	74.1
39W+0	61.7	63.4	68.6	73.7	75.4
40W+0	62.7	64.5	69.6	74.8	76.5
41W+0	63.6	65.4	70.6	75.8	77.5
42W+0	64.3	66.1	71.4	76.7	78.4

推定胎児体重（EFW）の在胎期間別の基準値[1]

在胎期間	EFW（g）				
	−2.0 SD	−1.5 SD	mean	+1.5 SD	+2.0 SD
18W+0	126	141	187	232	247
19W+0	166	186	247	308	328
20W+0	211	236	313	390	416
21W+0	262	293	387	481	512
22W+0	320	357	469	580	617
23W+0	386	430	560	690	733
24W+0	461	511	660	809	859
25W+0	546	602	771	940	996
26W+0	639	702	892	1,081	1,144
27W+0	742	812	1,023	1,233	1,304
28W+0	853	930	1,163	1,396	1,474
29W+0	972	1,057	1,313	1,568	1,653
30W+0	1,098	1,191	1,470	1,749	1,842
31W+0	1,231	1,332	1,635	1,938	2,039
32W+0	1,368	1,477	1,805	2,133	2,243
33W+0	1,508	1,626	1,980	2,333	2,451
34W+0	1,650	1,776	2,156	2,536	2,663
35W+0	1,790	1,926	2,333	2,740	2,875
36W+0	1,927	2,072	2,507	2,942	3,086
37W+0	2,059	2,213	2,676	3,139	3,294
38W+0	2,181	2,345	2,838	3,330	3,494
39W+0	2,292	2,466	2,989	3,511	3,685
40W+0	2,388	2,572	3,125	3,678	3,862
41W+0	2,465	2,660	3,244	3,828	4,023

MCA-RI，MCA-PI の在胎期間別の基準値[1]

在胎期間	N	MCA-RI					MCA-PI				
		5%tile	10%tile	50%tile	90%tile	95%tile	5%tile	10%tile	50%tile	90%tile	95%tile
20W	13	0.746	0.750	0.790	0.882	0.926	1.43	1.43	1.55	2.19	2.32
21W	11	0.712	0.730	0.790	0.850	0.869	1.25	1.29	1.58	1.80	1.99
22W	21	0.720	0.720	0.790	0.840	0.870	1.22	1.29	1.58	1.93	2.11
23W	12	0.713	0.742	0.805	0.866	0.883	1.34	1.39	1.65	2.07	2.15
24W	24	0.740	0.743	0.807	0.857	0.860	1.38	1.45	1.63	2.02	2.23
25W	23	0.752	0.772	0.836	0.929	0.949	1.38	1.46	1.88	2.23	2.25
26W	19	0.700	0.736	0.781	0.864	0.922	1.24	1.34	1.64	2.12	2.37
27W	37	0.790	0.800	0.860	0.895	0.910	1.52	1.67	2.10	2.34	2.48
28W	48	0.765	0.775	0.842	0.910	0.920	1.50	1.53	1.94	2.39	2.49
29W	52	0.770	0.800	0.870	0.910	0.929	1.58	1.64	2.06	2.41	2.61
30W	60	0.779	0.799	0.869	0.926	0.941	1.51	1.60	2.13	2.69	2.72
31W	53	0.776	0.791	0.852	0.984	1.000	1.51	1.56	2.00	2.66	2.81
32W	56	0.738	0.770	0.843	0.900	0.913	1.42	1.48	1.91	2.36	2.41
33W	38	0.733	0.757	0.840	0.083	0.892	1.35	1.44	1.94	2.24	2.31
34W	51	0.700	0.770	0.832	0.891	0.905	1.24	1.52	1.84	2.27	2.31
35W	56	0.720	0.730	0.843	0.912	0.923	1.26	1.35	1.92	2.35	2.47
36W	79	0.679	0.718	0.800	0.900	0.922	1.19	1.33	1.70	2.22	2.41
37W	57	0.640	0.692	0.760	0.850	0.860	1.08	1.17	1.54	1.95	1.99
38W	64	0.652	0.670	0.777	0.857	0.869	1.04	1.09	1.55	1.97	2.09
39W	52	0.600	0.664	0.790	0.820	0.841	1.01	1.17	1.56	1.81	1.92
40W	25	0.652	0.660	0.710	0.800	0.837	1.07	1.07	1.28	1.74	1.85
41W	23	0.592	0.615	0.742	0.837	0.849	0.925	0.994	1.55	1.88	1.92
	874										

MCA-RI: middle cerebral artery-resistance index, MCA-PI: middle cerebral artery-pulsatility index

● UmA-RI, UmA-PI の在胎期間別の基準値[1]

在胎期間	N	UmA-RI					UmA-PI				
		5%tile	10%tile	50%tile	90%tile	95%tile	5%tile	10%tile	50%tile	90%tile	95%tile
20W	30	0.699	0.716	0.780	0.830	0.832	1.13	1.14	1.42	1.59	1.63
21W	23	0.684	0.710	0.760	0.808	0.819	1.06	1.10	1.30	1.49	1.52
22W	39	0.652	0.669	0.733	0.812	0.860	0.965	1.04	1.25	1.52	1.56
23W	21	0.660	0.660	0.713	0.780	0.781	1.05	1.05	1.23	1.54	1.62
24W	37	0.656	0.661	0.750	0.790	0.810	1.00	1.01	1.26	1.48	1.59
25W	32	0.597	0.630	0.710	0.759	0.781	0.883	0.895	1.16	1.37	1.49
26W	33	0.620	0.642	0.717	0.770	0.807	0.868	0.941	1.18	1.46	1.59
27W	49	0.564	0.590	0.680	0.767	0.780	0.780	0.838	1.06	1.32	1.38
28W	61	0.600	0.623	0.690	0.765	0.786	0.880	0.930	1.09	1.29	1.38
29W	65	0.572	0.596	0.680	0.750	0.768	0.830	0.867	1.05	1.26	1.30
30W	83	0.551	0.574	0.653	0.748	0.769	0.771	0.810	1.01	1.25	1.32
31W	72	0.550	0.561	0.630	0.708	0.735	0.740	0.782	0.940	1.11	1.20
32W	70	0.518	0.550	0.639	0.710	0.736	0.695	0.748	0.970	1.14	1.19
33W	50	0.515	0.539	0.619	0.711	0.732	0.688	0.739	0.940	1.15	1.19
34W	70	0.495	0.519	0.610	0.680	0.695	0.677	0.730	0.911	1.10	1.14
35W	72	0.524	0.541	0.610	0.702	0.710	0.710	0.781	0.920	1.11	1.20
36W	98	0.499	0.520	0.598	0.668	0.690	0.687	0.719	0.900	1.08	1.14
37W	71	0.510	0.520	0.580	0.660	0.684	0.710	0.730	0.880	1.06	1.09
38W	94	0.487	0.503	0.590	0.670	0.680	0.657	0.700	0.894	1.06	1.17
39W	66	0.498	0.530	0.616	0.673	0.695	0.711	0.750	0.900	1.09	1.14
40W	44	0.477	0.491	0.598	0.670	0.690	0.649	0.703	0.900	1.12	1.15
41W	36	0.447	0.469	0.583	0.659	0.690	0.590	0.609	0.885	1.12	1.15
	1216										

UmA: Umbilical artery (臍帯動脈)

● 頭囲 (HC)/腹囲 (AC) の在胎期間別の基準値[2]

在胎期間	N	H/A		
		5%tile	Mean	95%tile
13-14W	18	1.14	1.23	1.31
15-16W	39	1.05	1.22	1.39
17-18W	77	1.07	1.18	1.29
19-20W	54	1.09	1.18	1.26
21-22W	41	1.06	1.15	1.25
23-24W	22	1.05	1.13	1.21
25-26W	18	1.04	1.13	1.22
27-28W	36	1.05	1.13	1.22
29-30W	23	0.99	1.10	1.21
31-32W	31	0.96	1.07	1.17
33-34W	42	0.96	1.04	1.11
35-36W	49	0.93	1.02	1.11
37-38W	67	0.92	0.98	1.05
39-40W	47	0.87	0.97	1.06
41-42W	4	0.93	0.96	1.00

● 頭囲 (HC) の在胎期間別の基準値[3]

在胎期間	cm
12w0d	6.8
13w0d	8.2
14w0d	9.7
15w0d	11.0
16w0d	12.4
17w0d	13.8
18w0d	15.1
19w0d	16.4
20w0d	17.7
21w0d	18.9
22w0d	20.1
23w0d	21.3
24w0d	22.4
25w0d	23.5
26w0d	24.6
27w0d	25.6
28w0d	26.6
29w0d	27.5
30w0d	28.4
31w0d	29.3
32w0d	30.1
33w0d	30.8
34w0d	31.5
35w0d	32.2
36w0d	32.8
37w0d	33.3
38w0d	33.8
39w0d	34.2
40w0d	34.6

付録

● 静脈管（DV）の在胎期間別の基準値[4]

在胎期間	DV-PI				
	5%tile	10%tile	50%tile	90%tile	95%tile
18W	0.30	0.35	0.54	0.74	0.80
19W	0.29	0.34	0.53	0.73	0.79
20W	0.28	0.33	0.52	0.72	0.78
21W	0.27	0.32	0.51	0.71	0.77
22W	0.26	0.31	0.49	0.70	0.76
23W	0.25	0.30	0.48	0.69	0.75
24W	0.24	0.29	0.47	0.68	0.74
25W	0.23	0.28	0.46	0.66	0.72
26W	0.22	0.27	0.45	0.65	0.71
27W	0.21	0.26	0.44	0.64	0.70
28W	0.20	0.25	0.43	0.63	0.69
29W	0.19	0.24	0.42	0.62	0.68
30W	0.19	0.23	0.41	0.61	0.67
31W	0.18	0.22	0.40	0.60	0.66
32W	0.17	0.21	0.39	0.59	0.64
33W	0.16	0.20	0.38	0.58	0.63
34W	0.15	0.20	0.37	0.56	0.62
35W	0.14	0.19	0.36	0.55	0.61
36W	0.13	0.18	0.35	0.54	0.60
37W	0.13	0.17	0.34	0.53	0.59
38W	0.12	0.16	0.33	0.52	0.58
39W	0.11	0.15	0.32	0.51	0.57
40W	0.10	0.14	0.31	0.50	0.56
41W	0.09	0.14	0.30	0.49	0.54

● 羊水量指数（AFI）の在胎期間別の基準値[5]

在胎期間	AFI（mm）		
	5%tile	50%tile	95%tile
16W	79	121	185
17W	83	128	194
18W	87	133	202
19W	90	138	207
20W	93	141	212
21W	95	144	214
22W	97	146	216
23W	98	147	218
24W	98	148	219
25W	97	148	221
26W	97	148	223
27W	95	148	226
28W	94	148	228
29W	92	147	231
30W	90	147	234
31W	88	146	238
32W	86	146	242
33W	83	145	245
34W	81	144	248
35W	79	142	249
36W	77	140	249
37W	75	138	244
38W	73	134	239
39W	72	130	226
40W	71	125	214
41W	70	119	194
42W	69	112	175

新生児評価項目[6]

● 初産男児在胎期間別出生体重標準値（g）

週	日	10%tile	50%tile	90%tile
22	0	370	447	517
23	0	455	549	635
24	0	540	652	756
25	0	627	759	880
26	0	721	873	1,013
27	0	821	995	1,156
28	0	928	1,126	1,310
29	0	1,043	1,266	1,475
30	0	1,166	1,416	1,651
31	0	1,296	1,574	1,837
32	0	1,433	1,741	2,034
33	0	1,577	1,915	2,237
34	0	1,726	2,094	2,444
35	0	1,880	2,274	2,650
36	0	2,039	2,454	2,854
37	0	2,203	2,633	3,053
38	0	2,366	2,804	3,240
39	0	2,520	2,959	3,407
40	0	2,655	3,094	3,551
41	0	2,775	3,214	3,679

● 経産男児在胎期間別出生体重標準値（g）

週	日	10%tile	50%tile	90%tile
22	0	363	449	542
23	0	446	552	665
24	0	531	657	791
25	0	619	766	922
26	0	714	883	1,061
27	0	816	1,008	1,209
28	0	925	1,142	1,368
29	0	1,042	1,285	1,538
30	0	1,168	1,438	1,719
31	0	1,303	1,602	1,911
32	0	1,445	1,774	2,111
33	0	1,594	1,952	2,316
34	0	1,750	2,137	2,526
35	0	1,916	2,328	2,742
36	0	2,095	2,528	2,964
37	0	2,282	2,730	3,185
38	0	2,466	2,919	3,388
39	0	2,631	3,085	3,561
40	0	2,772	3,226	3,706
41	0	2,898	3,350	3,833

● 初産女児在胎期間別出生体重標準値（g）

週	日	10%tile	50%tile	90%tile
22	0	326	401	482
23	0	409	503	604
24	0	493	607	729
25	0	580	714	858
26	0	672	828	995
27	0	770	949	1,141
28	0	874	1,079	1,297
29	0	986	1,217	1,461
30	0	1,102	1,361	1,633
31	0	1,224	1,511	1,811
32	0	1,352	1,668	1,996
33	0	1,488	1,832	2,186
34	0	1,632	2,004	2,383
35	0	1,786	2,181	2,583
36	0	1,948	2,361	2,781
37	0	2,115	2,538	2,973
38	0	2,281	2,709	3,151
39	0	2,437	2,864	3,310
40	0	2,573	2,998	3,447
41	0	2,691	3,115	3,565

● 経産女児在胎期間別出生体重標準値（g）

週	日	10%tile	50%tile	90%tile
22	0	346	427	504
23	0	419	518	612
24	0	494	610	723
25	0	574	709	841
26	0	662	817	971
27	0	759	937	1,115
28	0	867	1,070	1,276
29	0	985	1,215	1,452
30	0	1,113	1,371	1,641
31	0	1,249	1,537	1,842
32	0	1,390	1,708	2,048
33	0	1,537	1,883	2,258
34	0	1,688	2,062	2,467
35	0	1,848	2,246	2,678
36	0	2,017	2,435	2,889
37	0	2,192	2,624	3,091
38	0	2,362	2,802	3,275
39	0	2,520	2,961	3,437
40	0	2,664	3,107	3,583
41	0	2,798	3,242	3,719

● 在胎期間別出生時身長標準値（cm）

週	日	10%tile	50%tile	90%tile
22	0	24.9	27.2	29.3
23	0	26.2	28.6	30.8
24	0	27.5	30.1	32.3
25	0	28.9	31.6	33.9
26	0	30.4	33.2	35.5
27	0	32.0	34.8	37.1
28	0	33.5	36.3	38.7
29	0	35.0	37.8	40.2
30	0	36.4	39.2	41.8
31	0	37.7	40.6	43.3
32	0	38.8	41.8	44.7
33	0	39.8	43.0	45.9
34	0	40.8	44.1	46.9
35	0	41.9	45.1	48.0
36	0	43.0	46.2	49.0
37	0	44.2	47.2	49.9
38	0	45.3	48.1	50.6
39	0	46.2	48.8	51.2
40	0	47.0	49.4	51.8
41	0	47.5	49.9	52.2

● 在胎期間別出生時頭囲標準値（cm）

週	日	10%tile	50%tile	90%tile
22	0	18.0	19.5	20.9
23	0	18.8	20.4	21.9
24	0	19.6	21.4	23.0
25	0	20.5	22.3	24.0
26	0	21.3	23.3	25.1
27	0	22.2	24.3	26.3
28	0	23.1	25.4	27.4
29	0	24.0	26.4	28.5
30	0	24.9	27.3	29.5
31	0	25.8	28.3	30.5
32	0	26.7	29.2	31.4
33	0	27.6	30.0	32.2
34	0	28.5	30.8	32.9
35	0	29.3	31.5	33.5
36	0	30.0	32.1	34.0
37	0	30.7	32.6	34.5
38	0	31.2	33.0	34.8
39	0	31.4	33.2	34.9
40	0	31.6	33.4	35.1
41	0	32.0	33.7	35.3

文献

1) 超音波胎児計測の標準化と日本人の基準値の公示．超音波医学．2003; 30: J415-438.
2) Campbell S, Thoms A. Ultrasounds measurement of the fetal head to abdomen circumference ratio in the assessment of growth retardation. Br J Obstet Gynaecol. 1977; 84: 165-74.
3) Hadlock FP, Deter RL, Harrist RB, et al. Estimating fetal age: Computer-assisted analysis of multiple fetal growth parameters. Radiology. 1984; 152: 497-501.
4) Terminology and Diagnostic Committee, Japan Society of Ultrasonics in Medicine. Fetal venous blood flow pattern reference ranges（2013）. J Med Ultrason. 2014; 41: 131-5.
5) Moore TR, Cayle JE. The amniotic fluid index in normal human pregnancy. Am J Obstet Gynecol. 1990: 162: 1168-73.
6) 板橋家頭夫，藤村正哲，楠田聡，他；日本小児科学会新生児委員会．新しい在胎期間別出生児体格標準値の導入について．日小児会誌，2010; 114: 1271-93.

索 引

【数字】

13 トリソミー	41
18 トリソミー	41
21 トリソミー	42

【あ】

アシストハッチング	65
アシドーシス	144
アスピリン	156
アミノ酸	184
アルコール	48
アンチトロンビン欠乏症	78
異型性絨毛	88
一絨毛一羊膜	61
一絨毛二羊膜	61
一卵性双胎	61
一過性骨髄異常増殖症	42
一酸化窒素	185
遺伝子改変動物	80
インスリン様成長因子 I	40, 185
運動発達遅滞	25
栄養	51
栄養制限	80
栄養膜細胞の封入	88
壊死性臍帯炎	89
壊死性腸炎	22, 23
エストリオール	100
オートファジー	35

【か】

ガイドライン	143
学習障害	26
覚醒剤	50
拡張期逆流	110
拡張期切痕	103
拡張期途絶	110
拡張末期血流	138
核内封入体	88
加重型妊娠高血圧腎症	70
片親性ダイソミー	43
活性酸素種	180
活性窒素種	180
過粘度症候群	149
過粘度症候群に伴う合併症	21
可溶性 fms 様チロシンキナーゼ 1	179
可溶性エンドグリン	100, 179
可溶性チロシンキナーゼ 1	100
カルニチン	184
キアズマ	42
危険ドラッグ	50
禁煙	47
組換え	42
クラインフェルター症候群	40
血管内皮細胞	179
血管内皮障害	100
血小板減少	21
血流制限	80
顕微授精	61
倹約表現型仮説	29
高血圧合併妊娠	70
抗血管新生因子	100
交差	42
抗酸化作用	180
甲状腺機能亢進症	73
甲状腺機能低下症	73
梗塞	87
高度絨毛周囲フィブリン沈着	92
高度生殖医療	61, 64
抗リン脂質抗体症候群	72, 78, 88
コヒーシン	42
コピー数変異	43
コルチコステロイド	48, 143
コルネリア デランゲ症候群	45

【さ】

臍帯異常	92
在胎期間別出生時身長曲線	18
在胎期間別出生時体格基準値（reference）	16
在胎期間別出生時体格値	16
在胎期間別出生時体格標準値（standard）	16
在胎期間別出生時頭囲曲線	18
在胎期間別出生体重曲線	18
臍帯動脈	109
サイトメガロウイルス	54, 88
産科合併症	69
ジカウイルス	59
磁気共鳴画像法	151
子宮頸管熟化	139
子宮動脈	112
子宮動脈血流波形	102
子宮内胎児発育不全	61
子宮螺旋動脈のリモデリング	165
自己免疫疾患	72
疾患モデル動物	80
児頭大横径	96, 187
自閉スペクトラム症	26
死亡率	22
姉妹染色体	42
周郭胎盤	92
重症脳室内出血	22, 23
絨毛炎	89
絨毛外栄養膜細胞	34
絨毛過成熟	87
絨毛周囲のフィブリン増加	87
絨毛周囲のフィブリン沈着	88
絨毛膜下血腫	92
出生順位	12
循環器疾患	150
常位胎盤早期剥離	87
小動物用超音波高解像度イメージングシステム	83
静脈管	111
シルデナフィル	165
神経発達症群	24, 26
人口動態統計	12
新生児管理	148
新生児期の合併症	19
推定児体重	96, 188
水溶性スタチン	172
スタンダードスタチン	172
ストロングスタチン	172
生後 24 時間までのグルコース恒常性維持のメカニズム	20
生後 24 時間までの低血糖スクリーニングとその対応	21
成長・発達	24

成長障害	24	超音波ドプラ法	107, 138	分娩誘発	139
性別割合	13	超早産児の出生体重分布	19	ベタメタゾン	133
生理的螺旋動脈拡張	86	治療薬開発	183	ヘルペス	57
染色体異常	88	帝王切開	140	辺縁出血	87
染色体マイクロアレイ解析	43	低血糖	19, 148	辺縁付着	92
全身性エリテマトーデス	72	低血糖の定義とスクリーニング	20	母子保健	7
先天性感染症	54	低出生体重児	7	ホスホジエステラーゼ5阻害薬	165
臓器血流再分配	110	低身長	24	母体合併症	69
早産	10	凍結胚移植	61	母体酸素吸入	183
早産SGA児	27	頭殿長	187	母体年齢	12
早産SGA児の短期予後	21	糖尿病合併妊娠	74		
増殖性血管炎	89	トキソプラズマ	56, 89	【ま】	
ソルコセリル	184			マウス	80
		【な】		膜付着	92
【た】		ニコチン	47	末梢絨毛低形成	87
ターナー症候群	42	二絨毛膜二羊膜双胎	61	麻薬	50
ターミネーション	127, 132	乳幼児身体発育調査	12	慢性絨毛炎	91
体外受精	61	二卵性双胎	61	慢性常位胎盤早期剥離	92
胎児奇形	80	妊娠関連血漿プロテインA	100	慢性組織球性絨毛間炎	91
胎児機能不全	136	妊娠高血圧	70	慢性肺疾患	22, 23
胎児筋緊張	122	妊娠高血圧症候群	69, 87, 171, 176	未熟児網膜症	22, 23
胎児血流速度計測	107	妊娠高血圧腎症	70, 156, 171	ミトコンドリア	176
胎児呼吸様運動	122	妊娠糖尿病	177	無血管絨毛	90
胎児絨毛血栓性血管症	90	囊子	89	メトホルミン	176
胎児心拍数陣痛図	116	脳室周囲白質軟化症	22, 23	メラトニン	179
胎児心拍数図	137	脳性麻痺	25		
胎児体重基準値	99	ノンストレステスト	122, 137	【や】	
胎児胎盤循環	122			薬剤	48
胎児発育基準値	16	【は】		指接着型胎児組織オキシメータ	145
胎児発育不全の定義	2	バイオフィジカルプロファイル スコア	122, 138	羊水過少	136
大腿骨長	96, 187	敗血症	22	羊水混濁	136
胎動	122	梅毒	58, 89	羊水最大ポケット	136
胎動チェック	122	胚盤胞移植	65	羊水注入法	137
胎盤後血腫	87	白血球減少	21	羊水量	122, 124
胎盤障害	80	パルスドプラ法	108	羊水量の調節	124
胎盤体積	103	非感染性疾患	29		
胎盤肉眼所見	86	微小重複/欠失	43	【ら】	
大麻	50	ビタミンD	51	ラッセル・シルバー症候群	44
多血症	20	びまん性絨毛膜ヘモジデローシス	92	硫酸マグネシウム	143
多血症	149	風疹	57, 88	連続的モニタリング	143
多血症合併児の管理	21	腹囲	96, 187	ローリスク新生児の出生体重分布	18
タダラフィル	166	プラバスタチン	171, 172		
脱落膜血管障害	87	フリーラジカル	179	【わ】	
脱落膜の層状壊死	87	プロテインC欠乏症	76	わが国の在胎期間別出生時体格値の特徴	17
多囊胞性卵巣症候群	176	プロテインS欠乏症	77		
タバコ	47	プロトロンビンG20210A変異	76		
知的障害	26	分娩時管理	143		
注意欠如・多動症	26, 27				
中大脳動脈	110				

【A】

AC（abdominal circumference） 96, 187
accerated villous maturation 87
AD/HD（attention-deficit/hyperactivity disorder） 27
AEDV（absent end-diastolic velocity） 110
AFI（amniotic fluid index） 124, 136, 190
AFP（amniotic fluid pocket） 124
AFP（alpha-fetoprotein） 100
AH（assisted hatching） 65
amniotic fluid volume 122
APS（antiphospholipid syndrome） 78
ART（assisted reproductive technology） 14
ASD（autism spectrum disorder） 26
asymmetrical type 5
autophagy 35
avascular villi 90

【B】

β遮断薬 49
Barker 仮説 29
BMI（body mass index） 11
BOLD（blood oxygen level-dependent） 151
BPD（bi-parietal diameter） 96, 187
BPS（biophysical profile score） 117, 122, 138
brain-sparing effect 110

【C】

CAOS（chronic abruptio-oligohydroamnios sequence） 92
cCTG（computerized CTG） 119
chronic abruption 92
chronic histiocytic intervillositis 91
chronic hypertension 70
chronic villitis 91
circumvallate placenta 92
CMA（chromosomal microarray analysis） 43
CNV（copy number variation） 43
cohesin 42
Cornelia de Lange syndrome 45
CPM（confined placental mosaicism） 43
CPR（cerebroplacental ratio） 110, 144
CRL（crown-rump length） 187
CST（contraction stress test） 139
CTG（cardiotocography） 116, 118, 137
cystic hygroma 43

【D】

DCDA（dichorionic diamniotic） 61
DCH（diffuse chorionic hemosiderosis） 92
decidual vasculopathy 87
diabetic pregnancy 74
distal villous hypoplasia 87
dizygous 61
DOHaD（developmental origins of health and disease） 29
DV（ductus venosus） 111, 190
DV-RAV 111

【E】

early diastolic notch 112
early onset 3
early term 14
EDV（end-diastolic velocity） 138
Edwards, John H 41
EF（etiologic fraction） 9
EFW（estimated fetal weight） 96, 188
EUGR（extrauterine growth restriction） 148
EVT（extravillous trophoblast） 34
EWAS（epigenome-wide association study） 31

【F】

Factor Vライデン変異 76
FBM（fetal breathing movements） 122
FET（frozen embryo transfer） 61
fetal thrombotic vasculopathy 90
FGR（fetal growth restriction）の定義 2
FL（femur length） 96, 187
FM（gross fetal body movement） 122
fMRI（functional magnetic resonance imaging） 151
FT（fetal tone） 122

【G】

GDM（gestational diabetes mellitus） 177
GH（gestational hypertension） 70
Graves 病 73
GRIT（Growth Restriction Intervention Trial） 129

【H】

hCG（human chorionic gonadotropin） 100
HC（head circumference） 189
HC/AC 189
HDP（hypertensive disorders of pregnancy） 69, 87, 176

【I】

ICSI（intracytoplasmic sperm injection） 61
ID（intellectual disability） 26
IGF-1 150
IOM（Institute of Medicine） 11
IPD（ischemic placental disease） 100
IVF（in vitro fertilization） 61

【L】

L-arginine 185
L-NAME（L-NG-nitroarginine methyl ester） 166
late onset 3
late preterm 12, 14
LBW（low birth weight）児 7
LDA（low dose aspirin） 171
LFD（light for dates） 10

【M】

marginal insertion 92
MCA（middle cerebral artery） 110, 188
MCA-PSV 110
MCDA（monochorionic diamniotic） 61
MCMA（monochorionic monoamniotic） 61

MFI（maternal floor infarction） 92
monozygous 61
MPFD（massive perivillous fibrin deposition） 92
MRI（magnetic resonance imaging） 151

【N】

NCDs（non-communicable diseases） 29, 30
notch 103
NST（non stress test） 122, 137

【O】

OECD（Organization for Economic Co-operation and Development） 8

【P】

p62/SQSTM 136
PAPP-A（pregnancy-associated plasma protein-A） 100
Patau 症候群 41
PCOS（polycystic ovarian syndrome） 176
PDE5（phosphodiesterase 5）inhibitor 165
PE（preeclampsia） 35, 70, 156, 171
perivillous fibrin deposition 87, 88
PI（pulsatility index） 108
PlGF（placental growth factor） 100, 172
pseudocyst 87

【R】

RDS（respiratory distress syndrome） 22
REDV（reverse end-diastolic velocity） 110
RI（resistance index） 108
RNS（reactive nitrogen species） 180
ROS（reactive oxygen species） 180
RR（relative risk） 9
Russell-Silver syndrome 44

【S】

selective FGR 63
sENG（soluble endoglin） 179
sFlt-1（soluble fms-like tyrosine kinase-1） 171
sFlt-1（soluble fms-like tyrosine kinase） 179
SGA（small for gestational age）の疫学 18
SGA の定義 3, 16
SGA 性血小板減少症 21
SGA 性低身長症 24
SGA 性白血球減少症 21
SLE（systemic lupus erythematosus） 72
Smith-Lemli-Opitz syndrome 45
soluble vascular endothelial growth factor receptor-1 171
SPE（superimposed preeclampsia） 70
symmetrical type 4

【T】

trisomy zygote rescue（trisomy rescue） 44
trophoblast inclusions 88
TRUFFLE（Trial of Umbilical and Fetal Flow in Europe） 120, 130, 132
TTP（time-to-plateau） 152
Turner syndrome 42
two-hit theory 71
two-stage disorder theory 35, 71

【U】

UA（umbilical artery） 109, 189
UtA（uterine artery） 112
UV（umbilical vein）-pulsation 111

【V】

velamentous insertion 92
VUE（villitis of unknown etiology） 91

【W】

well-being 107, 122
Williams-Beuren syndrome 43

胎児発育不全	ⓒ

発　行	2018 年 7 月 20 日　1 版 1 刷

編著者　池　田　智　明
　　　　金　山　尚　裕
　　　　関　沢　明　彦

発行者　株式会社　　中 外 医 学 社
　　　　代表取締役　　青　木　　滋
　　　　〒162-0805　東京都新宿区矢来町 62
　　　　　電　　話　　03-3268-2701(代)
　　　　　振替口座　　00190-1-98814 番

印刷・製本/三報社印刷（株）　　　　　〈HI・KN〉
ISBN 978-4-498-06090-6　　　　Printed in Japan

JCOPY　〈(社)出版者著作権管理機構 委託出版物〉

本書の無断複写は著作権法上での例外を除き禁じられています．複写される場合は，そのつど事前に，(社)出版者著作権管理機構（電話 03-3513-6969, FAX 03-3513-6979, e-mail: info@jcopy.or.jp）の許諾を得てください．